DIAGNÓSTICO DIFERENCIAL
Manual de Bolso

DIAGNÓSTICO DIFERENCIAL

Manual de Bolso

4ª Edição

STEPHEN N. ADLER, M.D., B.S.

Chief, Department of Respiratory Therapy
Mercy Health Center
Oklahoma City, Oklahoma

DIANNE B. GASBARRA, M.D.

Clinical Assistant Professor of Medicine
University of Oklahoma Health Sciences Center
Private Practice
Pulmonary, Critical Care, and Internal Medicine
Mercy Health Center and Deaconess Hospital
Oklahoma City, Oklahoma

DEBRA ADLER-KLEIN, M.D., F.A.C.P.

Assistant Clinical Professor of Medicine
Columbia University
College of Physicians and Surgeons
New York, New York

Revisão Técnica

ALEXSANDRO ANTÔNIO DEPIANTI

Médico do Hospital de Clínicas de Niterói e do
Hospital Universitário Antonio Pedro (UFF)
Pós-Graduação em Radiologia no Instituto de
Pós-Graduação Médica Carlos Chagas

REVINTER

Título original em inglês:
A Pocket Manual of Differential Diagnosis, Fourth Edition

Diagnóstico Diferencial – Manual de Bolso, Quarta Edição

ISBN 85-7309-721-3

Tradução:
ANA CAROLINA GONZALEZ (caps. 1, 2, 4 a 7, 9 a 12)
Acadêmica do 12º Período de Medicina da UFRJ

RÔMULO HENRIQUE GOMES MARQUES (caps. 3, 8 e 13)
Médico pela Universidade Federal de Santa Maria (UFSM)
Médico-Otorrinolaringologista pela Pontifícia Universidade Católica do Rio Grande do Sul (PUC-RS)

Revisão Técnica:
ALEXSANDRO ANTÔNIO DEPIANTI
Médico do Hospital de Clínicas de Niterói e do Hospital Universitário Antônio Pedro (UFF)
Pós-Graduação em Radiologia no Instituto de Pós-Graduação Médica Carlos Chagas

Livraria e Editora REVINTER Ltda.
Rua do Matoso, 170 — Tijuca
20270-130 — Rio de Janeiro, RJ
Tel.: (21) 2563-9700
Fax: (21) 2563-9701
E-mail: livraria@revinter.com.br
www.revinter.com.br

Aos nossos pais

PREFÁCIO

Na prática da medicina clínica, os médicos encontram uma variedade de sintomas, sinais e testes laboratoriais. Cada achado clínico e resultado de exame estão associados a um diagnóstico diferencial, ou seja, uma lista de condições ou entidades mórbidas que podem produzir o achado ou resultado em questão. Diagnósticos diferenciais para vários achados clínicos estão disponíveis, mas costumam estar dispersos em várias referências diferentes. Nosso livro contém a informação coletada de muitas fontes, compilada em uma forma compacta e de fácil acesso. Serve tanto como um guia conveniente na investigação de problemas clínicos, como uma valiosa ferramenta pedagógica. Voltado para os estudantes de medicina, assistentes, residentes e clínicos, esta obra ajuda a tornar o processo de diagnóstico clínico mais eficiente e abrangente. Porém, não serve como um substituto para a integração de dados obtida pela aquisição cuidadosa da anamnese, pelo exame físico e pelo uso criterioso de testes de laboratório por todo médico.

Diagnóstico Diferencial – Manual de Bolso, Quarta Edição, foi completamente revisto e atualizado. A explosão contínua de novos agentes farmacêuticos forçou mudanças freqüentes no texto, em particular com respeito à toxicidade das drogas. Determinados tópicos foram retirados e outros se expandiram, à medida que o espectro da infecção pelo vírus da imunodeficiência humana continua lançando a sua sombra pelo mundo. Adequadamente, uma seção nova foi dedicada a esta doença. A seção de Doenças Infecciosas foi completamente reorganizada, refletindo a sua importância na medicina clínica e a influência da nossa autora mais nova, Dra. Debra Adler-Klein, infectologista e professora em Connecticut. A seção de Oftalmologia foi retirada, mais devido a restrições de espaço do que como um reflexo da sua importância para a medicina interna. A nova edição desfruta da chegada de escritores novos, aos quais damos boas-vindas. Agradecemos a todos os colaboradores antigos e atuais, notavelmente à Dra. Mildred Lam, que aceitou o simples papel de colaboradora e cujo trabalho foi fundamental para a qualidade deste livro. Reconhecemos o seu trabalho duro, a sua capacidade e a sua dedicação à precisão, que grandemente contribuiu para o sucesso do original e de cada edição sucessiva.

O texto é dividido novamente em 13 capítulos, dez dos quais são organizados por sistema de órgãos; os três restantes discutem distúrbios ácido-básicos e eletrolíticos, drogas e doenças infecciosas. Cada capítulo contém títulos múltiplos, representando sintomas, sinais clínicos, exames de laboratório, achados radiológicos e processos mórbidos; aproximadamente 200 títulos separados compõem o texto. O diagnóstico diferencial para cada título é listado, com as entidades mórbidas mais comuns, sendo, geralmente, listadas primeiro. Quando possível, tais entidades são organizadas por mecanismo fisiopatológico. Ao término de cada título, há uma lista de referências, normalmente gerais ou textos de subespecialidades. Os títulos têm referências cruzadas, e o livro tem um índice. Uma bibliografia geral e textos de subespecialidades também estão incluídos ao término de cada capítulo.

Reconhecemos a ajuda secretarial de todos que participaram na produção deste manuscrito, mas especialmente a de Pat Garnett, Paul Gasbarra e Joan Olson. Agradecemos, também, a Erin O'Connor, da Lippincott Williams & Wilkins, por sua ajuda especializada, e ao nosso editor Richard Winters, cujo apoio imediato e incondicional tornou possível esta quarta edição. Apreciamos a paciência das nossas famílias durante as nossas horas de pesquisa e de preparação do manuscrito. Acima de tudo, somos gratos aos nossos muitos pacientes, que foram e sempre serão os nossos melhores professores.

S.N.A.
D.B.G.
D.A.-K.

COLABORADORES

Stephen N. Adler, M.D., B.S.
Chief, Department of Respiratory Therapy
Mercy Health Center
Oklahoma City, Oklahoma
4200 West Memorial Road
Oklahoma City, Oklahoma 73120

Debra Adler-Klein, M.D., F.A.C.P.
Assistant Clinical Professor of Medicine
Columbia University College of Physicians and Surgeons
New York, New York
Infectious Disease Associates
190 West Broad Street
Stamford, Connecticut 06902

Bruce R. Bacon, M.D.
James F. King Professor of Internal Medicine
St. Louis University School of Medicine
Director, Division of Gastroenterology
Department of Internal Medicine
St. Louis University School of Medicine
1402 South Grand Boulevard
St. Louis, Missouri 63104

Wendell K. Clarkston, M.D.
Associate Professor
Departments of Medicine, Gastroenterology, and Hepatology
University of Missouri–Kansas City School of Medicine
Kansas City, Missouri
2411 Holmes Road
Kansas City, Missouri 64108

Dianne B. Gasbarra, M.D.
Clinical Assistant Professor of Medicine
University of Oklahoma Health Sciences Center
Private Practice
Pulmonary, Critical Care, and Internal Medicine
Mercy Health Center and Deaconess Hospital
Oklahoma City, Oklahoma
4200 West Memorial Road
Suite 708
Oklahoma City, Oklahoma 73120

Mildred Lam, M.D.
Associate Professor of Medicine
Department of Medicine
Division of Nephrology
University of Virginia Health Sciences Center
Hospital West
MSB 5th Floor, Room 511
Charlottesville, Virginia 22908

Thomas A. Murphy, M.D.
Associate Professor of Medicine
Department of Medicine
Division of Endocrinology
Case Western Reserve University School of Medicine
2500 MetroHealth Drive
Cleveland, Ohio 44109

Kyung-Whan Min, M.D.
Adjunct Professor of Pathology
University of Oklahoma College of Medicine
Pathologist
Deaconess Hospital
5501 N. Portland Avenue
Oklahoma City, Oklahoma 73112

SUMÁRIO

DIAGNÓSTICO DIFERENCIAL

Manual de Bolso

1 DISTÚRBIOS ÁCIDO-BÁSICOS E ELETROLÍTICOS

1-A. Nomograma Ácido-Básico

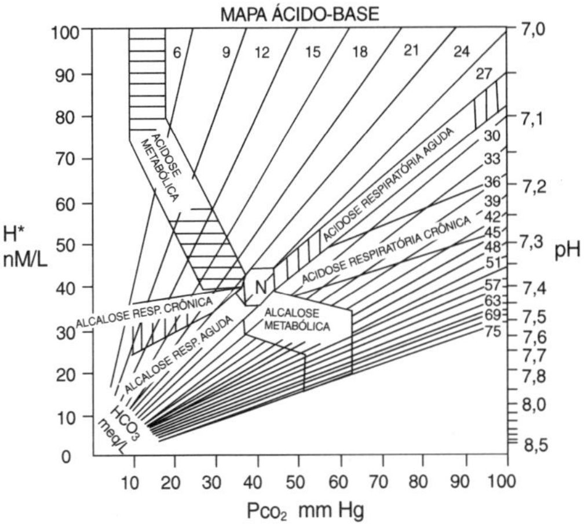

From Goldberg M, et al: Computer-Based Instruction and Diagnosis of Acid-Base Disorders. *JAMA* 1973;223:270. Copyright 1973 by the American Medical Association.

1-B. Acidose Metabólica

Hiato Aniônico (Anion Gap) Aumentado

Insuficiência renal, aguda ou crônica
Cetoacidose
- Diabética
- Alcoólica
- Desnutrição

Acidose láctica (ver 1-E)
Toxinas
- Aspirina
- Metanol
- Etilenoglicol
- Tolueno

Coma hiperosmolar não-cetótico
Erros inatos do metabolismo (p. ex., doença da urina melada, acidúria metilmalônica)

Hiato Aniônico (Anion Gap) Normal

Perda gastrointestinal
- Diarréia
- Alça ileal, ureterossigmoidostomia
- Fístula ou drenagem pancreática ou do intestino delgado
- Resinas de troca iônicas (p. ex., colestiramina)
- Ingestão de cloreto de magnésio ou cálcio

Perda renal
- Acidose tubular renal (ver 6-F)
- Hipoaldosteronismo
- Inibidores da anidrase carbônica

Fase de recuperação da cetoacidose
Expansão rápida do volume de líquido extracelular com líquido isento de bicarbonato (p. ex., acidose dilucional)
Hiperalimentação com excesso de aminoácidos catiônicos
Agentes acidificantes (p. ex., cloreto de amônio)

Referências

1. Shapiro JI, Kaehny WD: Pathogenesis and Management of Metabolic Acidosis and Alkalosis, p. 130. Ver Bibliografia, 4.
2. Rose, p. 540. Ver Bibliografia, 3.

1-C. Acidose Respiratória

Causas Neuromusculares

Ingestão ou *overdose* (p. ex., tranqüilizantes, sedativos, anestésicos, anticolinesterásicos)
Lesão ou infarto cerebral, do tronco cerebral ou da medula espinhal
Doenças neuromusculares primárias
- Síndrome de Guillain-Barré
- Miastenia grave
- Esclerose lateral amiotrófica
- Poliomielite
- Botulismo
- Tétano

Miopatias envolvendo músculos respiratórios, especialmente:
- Distrofia muscular
- Miopatia hipocalêmica
- Paralisia familiar periódica

Hipoventilação primária
Síndrome da apnéia do sono
Paralisia diafragmática

Obstrução das Vias Respiratórias

Vias respiratórias superiores
- Edema ou espasmo laríngeo
- Edema de traquéia, estenose
- Apnéia obstrutiva do sono

Vias respiratórias inferiores
- Mecânica
  - Corpo estranho
  - Líquido aspirado (p. ex., vômito)
  - Neoplasia
- Broncoespasmo
  - Agudo
  - Crônico (p. ex., doença pulmonar obstrutiva crônica)

Causas Cardiopulmonares-Torácicas

Parada cardíaca
Pneumonia grave
Edema pulmonar grave
Síndrome de angústia respiratória (infantil ou adulta)
Doença pulmonar restritiva (p. ex., fibrose intersticial)
Embolia pulmonar maciça
Pneumotórax, hemotórax
Traumatismo torácico

Cifoescoliose
Inalação de fumaça
Mecanismo de ventilação inadequado

Referências

1. Rose, p. 604. Ver Bibliografia, 3.
2. Kaehny WD: Pathogenesis and Management of Respiratory and Mixed Acid-Base Disorders, p. 172. Ver Bibliografia, 4.

1-D. Hiato Aniônico (Anion Gap)

Aumentado

Sem acidose
- Administração de sais de sódio de compostos orgânicos (p. ex., citrato, lactato, acetato)
- Altas doses de penicilina ou carbenicilina
- Alcalose metabólica ou respiratória
- Desidratação

Com acidose
- Insuficiência renal, aguda ou crônica
- Cetoacidose
  - Diabética
  - Desnutrição
  - Alcoólica
- Coma hiperosmolar não-cetótico
- Acidose láctica (ver 1-E)
- Toxi-0nas
  - Aspirina
  - Metanol
  - Etilenoglicol
  - Tolueno
- Erros inatos do metabolismo

Diminuído

Hipoalbuminemia
Hipernatremia grave
Diluição do líquido extracelular
Mieloma múltiplo
Hiperviscosidade
Ingestão de brometo
Hipercalcemia, hipermagnesemia (grave)
Toxicidade por lítio

Referências
1. Emmett M, Narins RG: Clinical Use of the Anion Gap. *Medicine* 56:38, 1977.
2. Rose BD, p. 545. Ver Bibliografia, 3.

1-E. Acidose Láctica

Associada a Oxigenação Tecidual Prejudicada
Choque (p. ex., hipovolêmico, cardiogênico, séptico)
Hipoxemia, insuficiência respiratória
Anemia grave

Ocorrendo na Ausência de Hipoxemia Aparente ou Insuficiência Circulatória
Diabetes não-controlado
Insuficiência hepática
Insuficiência renal
Malignidade, especialmente leucemia ou linfoma
Drogas, toxinas
- Cianeto
- Monóxido de carbono
- Metanol
- Salicilatos
- Ferro
- Estricnina
- Etanol

Convulsões
Atividade muscular excessiva (p. ex., exercício excessivo)
Alcalose, metabólica ou respiratória
Acidose D-láctica (secundária à proliferação bacteriana intestinal excessiva)
Deficiência enzimática congênita (p. ex., doença do armazenamento de glicogênio)

Referências
1. Shapiro JI, Kaehny WD: Pathogenesis and Management of Metabolic Acidosis and Alkalosis, p. 130. Ver Bibliografia, 4.
2. Rose, p. 554. Ver Bibliografia, 3.
3. Kreisberg RA: Lactate Homeostasis and Lactic Acidosis. *Ann Intern Med* 92:227, 1980.

1-F. Alcalose Metabólica

Responsiva ao Cloreto (Cl^- urinário < 10 mEq/L)

Vômitos, aspiração nasogástrica
Fístula ou drenagem gástrica
Diuréticos
Estado pós-hipercapnia
Adenoma viloso do cólon
Diarréia congênita de cloreto
Fibrose cística

Resistente ao Cloreto (Cl^- urinário > 20 mEq/L)

Aldosteronismo primário
Aldosteronismo secundário
- Insuficiência cardíaca congestiva
- Cirrose e ascite
- Hipertensão maligna
- Excesso de hormônio adrenocorticotrópico (ACTH) ou de glicocorticóides (doença de Cushing, síndrome de Cushing, produção ectópica de ACTH)
- Síndrome de Bartter
- Síndrome de Gitelman
- Tumor secretor de renina (p. ex., hemangiopericitoma)

Ingestão de alcaçuz
Uso excessivo de tabaco mastigável
Depleção grave de potássio
Hiperplasia congênita da adrenal
Síndrome de Liddle

Outras

Administração de álcali ou de agentes alcalinizantes, especialmente na presença de insuficiência renal:
- Agentes alcalinizantes (p. ex., citrato, lactato)
- Antiácidos (síndrome do leite-álcali)
- Transfusão maciça de sangue ou substituto do plasma

Hipercalcemia não-paratireóidea (p. ex., metástases ósseas, mieloma múltiplo)
Antibióticos aniônicos não-reabsorvíveis em altas doses (p. ex., penicilina, carbenicilina)
Ingestão de glicose após privação alimentar

Referências

1. Shapiro JI, Kaehny WD: Pathogenesis and Management of Metabolic Acidosis and Alkalosis, p. 130. Ver Bibliografia, 4.
2. Rose, p. 515. Ver Bibliografia, 3.

1-G. Alcalose Respiratória

Causas Centrais
Hiperventilação voluntária
Ansiedade, dor
Hipoxia
Febre
Toxicidade por salicilato
Traumatismo craniano
Tumor cerebral
Infecção do sistema nervoso central
Acidente vascular cerebral
Gravidez
Fase de recuperação da acidose metabólica

Causas Cardiopulmonares
Insuficiência cardíaca congestiva
Pneumonia
Embolia pulmonar
Doença pulmonar intersticial
Síndrome de angústia respiratória do adulto
Altitude elevada

Outras
Insuficiência hepática
Sepse (especialmente por Gram-negativos)
Drogas
- Progesterona, medroxiprogesterona
- Xantinas (p. ex., aminofilina)
- Catecolaminas (quantidades maciças)
- Nicotina

Ventilação mecânica
Exposição a temperaturas elevadas (p. ex., intermação)

Referências
1. Rose BD, p. 629. Ver Bibliografia, 3.
2. Kaehny WD: Pathogenesis and Management of Respiratory and Mixed Acid-Base Disorders, p. 172. Ver Bibliografia, 4.

1-H. Hipernatremia

Perda de Água Livre

Incapacidade de obter ou engolir água (p. ex., coma, demência, infância)
Reflexo da sede prejudicado (p. ex., lesão hipotalâmica)
Aumento das perdas insensíveis

Ingestão Excessiva de Sódio

Administração iatrogênica de sódio
- Bicarbonato de sódio (reanimação cardiopulmonar, tratamento da acidose láctica)

Ingestão acidental ou deliberada de grandes quantidades de sódio
Ingestão ou afogamento em água do mar
Excesso de mineralocorticóides ou glicocorticóides
- Aldosteronismo primário
- Síndrome de Cushing
- Produção ectópica de ACTH

Perda de Água em Excesso de Sódio (sem Ingestão Concomitante de Água)

Perda gastrointestinal (p. ex., vômitos, diarréia, fístula intestinal)
Perda renal
- *Diabetes insipidus* central
    - Traumatismo craniano
    - Pós-hipofisectomia
    - Neoplasia
    - Doenças granulomatosas (p. ex., sarcoidose, tuberculose, granulomatose de Wegener, sífilis, histiocitose)
    - Infecção do sistema nervoso central
    - Lesão vascular (p. ex., acidente vascular cerebral, aneurisma, anemia falciforme, síndrome de Sheehan)
    - Congênita
- Capacidade de concentração renal prejudicada
    - Diurese osmótica
        - Cetoacidose diabética
        - Insuficiência renal crônica, especialmente doença intersticial (p. ex.: doença policística, doença cística medular)
        - Obstrução parcial do trato urinário, diurese pós-obstrutiva
        - Fase diurética da insuficiência renal

Manitol
Alimentação por sonda
Fórmula infantil (especialmente leite de vaca)
Uso excessivo de diuréticos
Hipocalemia
Hipercalcemia
Diminuição da ingesta protéica
Ingestão excessiva prolongada de água
Anemia ou traço falciforme
Mieloma múltiplo
Amiloidose
Sarcoidose
Síndrome de Sjögren
Diabetes insipidus nefrogênico congênito
Drogas
Álcool
Diuréticos
Lítio
Demeclociclina
Fenitoína
Propoxifeno
Sulfoniluréias
Anfotericina B
Metoxiflurano
Colchicina
Vimblastina
Foscarnet
Perda de pele (p. ex., queimaduras, sudorese)
Diálise peritoneal

Hipernatremia Essencial (Reajuste do Estado Osmolar)

Referências

1. Ross EJ, Christie SBM: Hypernatremia. *Medicine* 48:441, 1969.
2. Berl T, Schrier RW: Disorders of Water Metabolism, p. 1. Ver Bibliografia, 4.

1-I. Hiponatremia

Hiponatremia Factícia (Osmolalidade Sérica Normal)

Hiperglicemia
Hiperlipidemia
Hiperproteinemia

Infusão de solução hipertônica com soluto pouco reabsorvível (p. ex., manitol)

Estados com Volume de Líquido Extracelular Diminuído (Perda de Líquido Hipotônico Associada ao Consumo de Água)

Perda gastrointestinal (p. ex., vômitos, diarréia)
Perda do terceiro espaço (p. ex., queimaduras, sudorese, pancreatite hemorrágica)
Perda renal
- Uso de diuréticos
- Perda renal de sal (p. ex., insuficiência renal crônica avançada, doença intersticial, acidose tubular renal)
- Diurese osmótica
- Deficiência de mineralocorticóide

Estados com Volume de Líquido Extracelular Aumentado

Insuficiência cardíaca congestiva
Cirrose e ascite
Síndrome nefrótica
Insuficiência renal, aguda ou crônica

Estados com Volume de Líquido Extracelular Normal ou Ligeiramente Aumentado

Síndrome da secreção inadequada de hormônio antidiurético (SIADH)
- Doença do sistema nervoso central
  - Tumor
  - Traumatismo
  - Infecção (meningite, encefalite, abscesso)
  - Acidente vascular cerebral (trombose ou hemorragia)
  - Síndrome de Guillain-Barré
  - *Delirium tremens*
  - Esclerose múltipla
- Doença pulmonar
  - Tumor
  - Pneumonia
  - Abscesso pulmonar
  - Tuberculose
- Carcinoma (especialmente pulmão, pâncreas, duodeno)
- Dor, estresse (p. ex., estado pós-operatório)
- Psicose aguda
- Insuficiência supra-renal
- Hipotireoidismo

- Ventilação com pressão positiva
- Porfiria
- Drogas
  - Hormônio antidiurético e análogos
  - Nicotina
  - Sulfoniluréias (especialmente clorpropamida)
  - Narcóticos (p. ex., morfina)
  - Barbitúricos
  - Isoproterenol
  - Antiinflamatórios não-esteróides
  - Acetaminofeno
  - Clofibrato
  - Carbamazepina
  - Agentes antipsicóticos (p. ex., fenotiazinas)
  - Antidepressivos (p. ex., amitriptilina, fluoxetina)
  - Colchicina
  - Vincristina
  - Ciclofosfamida
  - Ifosfamida
- Polidipsia psicogênica com ingestão maciça de água (>20–25 L/dia)
- Consumo de cerveja (em excesso) associado a desnutrição
- Essencial (reajuste do estado osmolar)

Referências

1. Berl T, Schrier RW: Disorders of Water Metabolism, p. 1. Ver Bibliografia, 4.
2. Rose, p. 651. Ver Bibliografia, 3.

1-J. Hipercalemia

Pseudo-Hipercalemia

Uso de torniquete
Hemólise *(in vitro)*
Leucocitose, trombocitose

Saída de K^+ do Espaço Intracelular para o Extracelular

Acidose
Exercício intenso
Agentes beta-bloqueadores
Deficiência de insulina
Intoxicação digitálica
Paralisia periódica hipercalêmica
Succinilcolina

Acúmulo de K^+ (Especialmente na Presença de Insuficiência Renal)
Suplementos de K^+
Alimentos ricos em K^+
Substitutos do sal contendo K^+
K^+ intravenoso
Drogas contendo K^+ (p. ex., penicilina potássica)
Transfusão de sangue armazenado
Hemólise
Sangramento gastrointestinal
Destruição celular pós-quimioterapia (especialmente com leucemia, linfoma, mieloma)
Rabdomiólise ou lesão por esmagamento
Necrose ou catabolismo tecidual extenso

Diminuição da Excreção de K^+
Insuficiência renal (aguda ou crônica)
Drogas
- Diuréticos poupadores de K^+ (espironolactona, triantereno, amilorida)
- Agentes β-bloqueadores
- Antiinflamatórios não-esteróides
- Inibidores da enzima conversora de angiotensina
- Trimetoprim
- Pentamidina

Deficiência de aldosterona (ver 6-F, Acidose Tubular Renal, Tipo IV)
Defeito seletivo na excreção de K^+
- Pseudo-hipoaldosteronismo
- Lúpus eritematoso
- Anemia falciforme
- Uropatia obstrutiva
- Transplante renal
- Congênita

Referências
1. Rose, p. 823. Ver Bibliografia, 3.
2. Peterson LN, Levi M: Disorders of Potassium Metabolism, p. 192. Ver Bibliografia, 4.

1-K. Hipocalemia

Troca de K^+ extracelular para intracelular
- Alcalose

- Aumento da insulina plasmática (p. ex., fase de tratamento da cetoacidose diabética)
- Agonistas β-adrenérgicos
- Paralisia hipocalêmica periódica

Diminuição da ingestão
- Ingesta dietética pobre
- Geofagia

Perda gastrointestinal
- Vômitos, aspiração nasogástrica
- Diarréia, uso abusivo de laxantes ou enemas
- Má-absorção
- Ureterossigmoidostomia, alça ileal
- Fístula entérica
- Adenoma viloso

Perda renal
- Terapia diurética
- Aldosteronismo primário
- Aldosteronismo secundário
  - Hipertensão maligna
  - Estenose da artéria renal
  - Insuficiência cardíaca congestiva
  - Cirrose e ascite
  - Excesso de ACTH ou glicocorticóides (doença de Cushing, síndrome de Cushing, produção ectópica de ACTH)
  - Síndrome de Bartter
  - Síndrome de Gitelman
  - Tumor secretor de renina (p. ex., hemangiopericitoma renal)
- Ingestão de alcaçuz
- Uso excessivo de tabaco mastigável
- Acidose tubular renal
- Diurese durante a recuperação de obstrução ou insuficiência renal aguda
- Diurese osmótica
- Drogas e toxinas
  - Carbenicilina, penicilina (altas doses)
  - Anfotericina B
  - L-Dopa
  - Lítio
  - Tálio
- Hipomagnesemia
- Leucemia aguda
- Hiperplasia congênita da supra-renal

Perda pela transpiração
- Exercícios físicos intensos

Intermação
Estados de síntese celular rápida
Hiperalimentação intravenosa
Recuperação de anemia megaloblástica

Referências

1. Rose, p. 776. Ver Bibliografia, 3.
2. Peterson LN, Levi M: Disorders of Potassium Metabolism, p. 192. Ver Bibliografia, 4.

1-L. Hipercalcemia

Hemoconcentração (aumento da albumina sérica)*
Hiperparatireoidismo
Primário
Adenoma da paratireóide
Hiperplasia da paratireóide
Carcinoma da paratireóide
Adenomatose endócrina múltipla
Secundária (p. ex., insuficiência renal crônica)
Ectópico
Malignidade
Metástases ósseas
Fatores humorais (p. ex., peptídio relacionado com o paratormônio, citocinas ativadoras de osteoclastos)
Globulina ligadora de cálcio (mieloma múltiplo)*
Medicamentos
Tiazídicos
Lítio
Teofilina
Imobilização [em associação a estados de renovação óssea rápida (p. ex., adolescência ou doença de Paget)]
Síndrome do leite-álcali
Intoxicação por vitamina D
Intoxicação por vitamina A
Doença granulomatosa (especialmente sarcoidose, tuberculose)
Hipofosfatemia
Recuperação de insuficiência renal aguda induzida pela rabdomiólise
Hipertireoidismo
Insuficiência supra-renal
Acromegalia
Hipercalcemia hipocalciúrica familiar, outras causas congênitas

Referências

1. Popovtzer MM, Knochel JP, Kumar R: Disorders of Calcium, Phosphorus, Vitamin D, and Parathyroid Hormone Activity, p. 241. Ver Bibliografia, 4.

*Cálcio ionizado sérico normal.

1-M. Hipocalcemia

- Hipoalbuminemia*
- Estados de deficiência de vitamina D
  - Deficiência de exposição à luz solar
  - Deficiência dietética
  - Má-absorção (ver 5-G)
    - Pós-gastrectomia ou *bypass* intestinal
    - Psilose, tropical e não-tropical
    - Insuficiência pancreática
    - Doença hepatobiliar com deficiência de sais biliares
    - Uso abusivo de laxativos
  - Metabolismo anormal da vitamina D
    - Insuficiência renal (aguda e crônica)
    - Insuficiência hepática
    - Raquitismo dependente de vitamina D
    - Anticonvulsivantes, indutores de enzima microssomais
- Hipoparatireoidismo
  - Congênito
  - Idiopático (tipos de início na infância e na adolescência)
  - Adquirido
    - Cirúrgico
    - Sobrecarga de ferro (p. ex., após múltiplas transfusões)
    - Irradiação
    - Neoplasia
- Pseudo-hipoparatireoidismo (tipos I e II)
- Hiperfosfatemia
  - Administração de fosfato
    - Enemas, laxativos
    - Administração intravenosa
    - Leite de vaca em fórmulas infantis
  - Insuficiência renal (aguda ou crônica)
  - Rabdomiólise
  - Síndrome de lise tumoral

Malignidade
- Metástases osteoblásticas (especialmente carcinoma de próstata e mama)
- Malignidade com aumento dos níveis de tireocalcitonina (especialmente carcinoma medular da tireóide)

Depleção de magnésio (ver 1-Q)

Drogas
- Diuréticos de alça
- Agentes que causam diminuição da reabsorção óssea (p. ex., actinomicina, calcitonina, mitramicina)
- Agentes quelantes de cálcio (p. ex., citrato, ácido etilenodiamino-tetracético)

Transfusão maciça, plasmaferase

Pancreatite aguda

Fase de cura do raquitismo, osteíte fibrosa, osteopatia tireotóxica ("síndrome do osso faminto")

Paralisia hipercalêmica periódica aguda

Osteopetrose

Tetania neonatal

Referências

1. Popovtzer MM, Knochel JP, Kumar R: Disorders of Calcium, Phosphorus, Vitamin D, and Parathyroid Hormone Activity, p. 241. Ver Bibliografia, 4.

*Cálcio ionizado sérico normal.

1-N. Hiperfosfatemia

Diminuição da Excreção ou Aumento da Quantidade, ou Ambos

Insuficiência renal (aguda ou crônica)

Fosfato oral ou intravenoso

Laxativos contendo fosfato, enemas

Transfusão de sangue armazenado

Acidose (especialmente acidose láctica ou cetoacidose diabética)

Rabdomiólise

Síndrome de lise tumoral

Hemólise, dissolução de hematoma

Aumento da absorção intestinal (p. ex., intoxicação por vitamina D)

Hipertermia maligna

Queimadura por fósforo

Familiar (rara)

Aumento da Reabsorção Tubular Renal

Hipoparatireoidismo
Pseudo-hipoparatireoidismo
Hipertireoidismo
Depleção volumétrica
Temperatura atmosférica elevada
Estado pós-menopausa
Terapia com bifosfonato
Acromegalia
Hipogonadismo juvenil
Calcinose tumoral

Referências

1. Brautbar N, Kleeman CR: Hypophosphatemia and Hyperphosphatemia: Clinical and Pathophysiologic Aspects, p. 789. Ver Bibliografia, 2.

1-O. Hipofosfatemia

Redução da Ingesta e Absorção e/ou Perda Não-Renal Aumentada

Antiácidos quelantes de fosfato
Privação alimentar, caquexia
Vômitos
Diarréia, má absorção
Hemodiálise

Troca Transcelular

Infusão de glicose (com ou sem a administração de insulina)
Síndrome de recuperação nutricional
Alcalose respiratória
Androgênios, esteróides anabólicos
Catecolaminas (secreção excessiva)
Infusão de
- Bicarbonato
- Lactato
- Glucagon

Sepse (especialmente por Gram-negativos)
Tireotoxicose
Intermação
Gota aguda
Intoxicação por salicilatos

Gravidez
Infarto agudo do miocárdio
Síndrome do "Osso faminto" (pós-paratireoidectomia)

Excreção Renal Aumentada
Hiperparatireoidismo primário
Terapia diurética
Expansão volumétrica (incluindo hiperaldosteronismo)
Hipocalemia
Hipomagnesemia
Terapia com esteróide, síndrome de Cushing
Estrogênios, contraceptivos orais
Acidose (especialmente metabólica)
Transplante renal
Defeitos tubulares renais (p. ex., síndrome de Fanconi, raquitismo resistente à vitamina D)
Fosfatúria tumoral (mesenquimoma, neurofibroma, sarcoma pleomórfico, hemangioma esclerosante ou cavernoso)

Mecanismos Múltiplos
Alcoolismo e privação alcoólica
Cetoacidose diabética
Doença hepática, coma hepático
Hiperalimentação
Deficiência de vitamina D
Recuperação de queimaduras graves

Referências
1. Popovtzer MM, Knochel JP, Kumar R: Disorders of Calcium, Phosphorus, Vitamin D, and Parathyroid Hormone Activity, p. 241. Ver Bibliografia, 4.

1-P. Hipermagnesemia

Insuficiência renal aguda e crônica
Aumento da captação de magnésio (especialmente na presença de insuficiência renal)
  Laxativos antiácidos ou enemas que contêm magnésio,
  Tratamento de eclâmpsia (materna e infantil)
  Cetoacidose diabética
Reabsorção renal de magnésio aumentada

Hiperparatireoidismo
Hipercalcemia hipocalciúrica familiar
Hipotireoidismo
Deficiência de mineralocorticóides, insuficiência supra-renal

Referências

1. Alfrey AC: Normal and Abnormal Magnesium Metabolism, p. 320. Ver Bibliografia, 4.

1-Q. Hipomagnesemia

Redistribuição

Pós-paratireoidectomia
Correção da acidose metabólica (especialmente cetoacidose diabética)
Glicose intravenosa, hiperalimentação
Realimentação após privação alimentar
Pancreatite aguda

Ingesta Diminuída ou Perda Extra-Renal Aumentada, ou Ambas

Alcoolismo
Desnutrição, ingesta pobre
Aspiração nasogástrica
Diarréia, má-absorção (especialmente envolvendo o íleo distal)
Ressecção de intestino delgado
Fístula intestinal ou biliar
Sudorese abundante, queimaduras
Lactação

Perda Renal Aumentada

Drogas
- Diuréticos
- Aminoglicosídeos
- Cisplatina
- Anfotericina B
- Ciclosporina
- Pentamidina

Abuso de álcool
Cetoacidose diabética
Diurese osmótica ou salina
Diurese pós-obstrutiva ou pós-insuficiência renal aguda
Doença renal tubulointersticial

Estados hipercalcêmicos
Aldosteronismo primário ou secundário
Depleção de potássio
Hipoparatireoidismo
Hipertireoidismo
SIADH
Síndrome de Bartter, síndrome de Gitelman
Familiar

Referência

1. Alfrey AC: Normal and Abnormal Magnesium Metabolism, p. 320. Ver Bibliografia, 4.

Bibliografia

1. Fauci AS, et al. (eds): *Harrison's Principles of Internal Medicine,* 14/e. New York: McGraw-Hill, 1998.
2. Maxwell MH, Kleeman CR, Narins RG (ed): *Clinical Disorders of Fluid and Electrolyte Metabolism,* 4/e. New York: McGraw-Hill, 1987.
3. Rose BD: *Clinical Physiology of Acid-Base and Electrolyte Disorders,* 4/e. New York: McGraw-Hill, 1994.
4. Schrier RW (ed): *Renal and Electrolyte Disorders,* 5/e. Philadelphia: Lippincott-Raven, 1997.
5. Schrier RW, Gottschalk CW (eds): *Diseases of the Kidney,* 6/e. Boston: Little, Brown and Company, 1997.

2 DOENÇAS INFECCIOSAS

2-A. Febre de Origem Indeterminada nos Estados Unidos*

Infecção

Bacteriana
- Endocardite bacteriana
- Sinusite
- Osteomielite
- Infecção de cateteres intravasculares
- Bronquiectasias
- Mastoidite recidivante
- Focos do abdome superior
  - Colangite
  - Colecistite
  - Empiema de vesícula
  - Abscesso subfrênico, pancreático, hepático e esplênico
- Focos do abdome inferior
  - Apendicite
  - Abscessos apendiculares
  - Diverticulite
  - Abscesso ou doença inflamatória pélvica
  - Abscesso periretal
  - Tromboflebite pélvica séptica
- Focos genitourinários
  - Abscessos perinéfricos, intra-renais
  - Abscesso prostático
  - Pielonefrite
  - Obstrução ureteral
  - Tuberculose renal

- Febre reumática aguda
- Bacteremia sem foco primário, especialmente
  - Meningococcemia
  - Gonococcemia
  - Salmonelose
  - Listeriose
  - Brucelose
  - Ehrliquiose
  - Borreliose
  - Iersiniose
  - Tularemia
  - Leptospirose
- Tuberculose (TB), especialmente *Mycobacterium tuberculosis*, complexo *Mycobacterium avium*, *Mycobacterium kansasii*
- Viral, especialmente vírus Epstein-Barr (EBV) (mononucleose infecciosa), hepatite, Coxsáckie B, citomegalovírus (CMV), vírus da imunodeficiência humana (HIV), parvovírus B19, dengue
- Clamidiose, riquetsiose (especialmente febre Q, psitacose)
- Parasitárias, protozoárias, especialmente
  - Amebíase
  - Malária
  - Triquinose
  - Toxoplasmose
  - *Pneumocystis carinii*
  - Babesiose
- Fúngica, especialmente
  - Histoplasmose
  - Blastomicose
  - Criptococose
  - Coccidioidomicose
  - Esporotricose

Malignidade

- Leucemia, linfoma, especialmente doença de Hodgkin
- Tumor sólido, especialmente carcinoma de
  - Rim
  - Pulmão
  - Pâncreas
  - Fígado
  - Cólon
- Carcinoma metastático
- Carcinomatose
- Mixoma atrial

Doença Vascular do Colágeno

Lúpus eritematoso sistêmico
Artrite reumatóide
Febre reumática
Poliarterite nodosa, vasculite por hipersensibilidade
Granulomatose de Wegener
Arterite temporal
Doença de Still do adulto
Crioglobulinemia
Vasculite de Churg-Strauss
Arterite de Takayasu

Drogas

Antibióticos, especialmente
- Penicilinas
- Cefalosporinas
- Sulfonamidas
- Anfotericina B
- Quinolonas
- Terapia TB, especialmente isoniazida (INZ)

Alopurinol
Fenitoína
Barbitúricos
Procainamida
Quinidina
Terapia com antiinflamatórios não-esteróides
Terapia antineoplásica
Interferon
Bloqueadores H_2
Metildopa

Outros

Embolia pulmonar múltipla
Tromboflebite
Sarcoidose
Hepatite (alcoólica ou granulomatosa)
Doença intestinal inflamatória
Doença de Whipple
Tireoidite
Tireotoxicose
Mielofibrose
Doença do soro
Estados hemolíticos
Traumatismo com hematoma em espaços fechados (especialmente periesplênico, periepático, perivesicular)

Aneurisma dissecante
Febre periódica (especialmente febre familiar do Mediterrâneo)
Gota
Doença de Addison
Insuficiência supra-renal
Doença de Weber-Christian
Neutropenia cíclica
Febre da arranhadura do gato
Doença de Kikuchi
Síndrome pós-pericardiotomia
Febre factícia
Hipertermia habitual

Referências

1. Petersdorf RG, Beeson PB: Fever of Unexplained Origin: Report on 100 Cases. *Medicine* (Baltimore) 40:1, 1961.
2. Petersdorf RG: Fever of Unknown Origin: an Old Friend Revisited (Editorial). *Arch Intern Med* 152:21, 1992.
3. Ver Bibliografia, 1.
4. Ver Bibliografia, 2.
5. Ver Bibliografia, 3.
6. Ver Bibliografia, 8.

*Definida a temperatura >38,3°C diariamente por duas semanas, com causa não-diagnosticada, apesar de uma semana de estudos intensivos no hospital.

2-B. Microorganismos mais Comumente Causadores de Infecções Específicas

Infecção	Agentes infecciosos
Pele e tecido celular subcutâneo	
Celulite	
Orbitária	*Streptococcus pneumoniae, Haemophilus influenzae,* estreptococos do grupo A, *Moraxella catarrhalis, Staphylococcus aureus*
Extremidades – não-diabéticos	Estreptococos do grupo A, *S. aureus*
Extremidades – diabéticos	Estreptococos (grupos A, C, G), *S. aureus, Escherichia coli, Proteus* spp., *Enterobacter* spp., *Pseudomonas aeruginosa, Enterococcus spp., Clostridia* spp.
Fascite necrotizante	Estreptococos (grupos A, C, G), *Clostridia* spp.*Enterobacteriaceae*
Queimaduras	*S. aureus,* estreptococos, *Enterobacter* spp., *Staphylococcus epidermidis, P. aeruginosa,* fungos, vírus herpes simples *(HSV)*
Feridas	
Traumática	Polimicrobiana: *S. aureus* do grupo A e estreptococos anaeróbios, *Enterobacteriaceae, Clostridium perfringens, Clostridium tetani*
Exposição à água	*P. aeruginosa, Aeromonas* spp.

(Continua)

2-B. Microorganismos mais Comumente Causadores de Infecções Específicas *(Cont.)*

Infecção	Agentes infecciosos
Exposição à água salgada	*Vibrio vulnificus, Vibrio damsela*
Pós-operatório	*S. aureus, S. epidermidis,* estreptococos do grupo A, *Enterobacteriaceae*
Não-genitourinária, não-ginecológico não-gastrointestinal	
Genitourinária, ginecológica, gastrointestinal	*S. aureus, S. epidermidis,* estreptococos do grupo A, *Enterobacteriaceae, Enterococcus* spp., *Bacteroides* spp., *Clostridium* spp.
Decúbito	
Polimicrobiana	Estreptococos (anaeróbios e grupos A, C, G), *Enterococcus* spp, *S. aureus, Enterobacteriaceae, Pseudomonas* spp., *Bacteroides* spp.
Mordidas – cachorro	*Streptococcus viridans, Pasteurella multocida, S. aureus, Eikenella corrodens, Bacteroides* spp., *Fusobacterium* spp., fermentador enjônico-4, *S. epidermidis, Capnocytophagia* spp., *dysgonic fermenter-2*
Mordidas – gato	*P. multocida, S. aureus, Bartonela henselae* e *Bartonella quintana,* ambas (angiomatose bacilar, peliose hepática), *B. quitana apenas* (febre de trincheira)
Mordidas – humana	*S. viridans, S. epidermidis, S. aureus, E. corrodens, Peptostreptococcus* spp., *Bacteroides spp., Fusobacterium* spp., *Corynebacterium* spp.

Mordidas – carrapato	*Borrelia burgdorferi* (doença de Lyme), *Erlichia chaffeensis* (erliquiose monocítica humana), *Ehrlichia equi, fagocitofilia* (erliquiose granulocítica humana), *Rickettsia rickettsi* (febre das Montanhas Rochosas), *Babesia microti* (babesiose), *Borrelia recurrentis, Rickettsia conorii* (febre macular), especialmente febre botonosa)
Infecções respiratórias	
Sinusite	
Aguda	*S. pneumoniae, H. influenzae, M. catarrhalis,* estafilococos *do* grupo A, *S. aureus,* anaeróbios, vírus
Crônica	Aguda + *Bacteroides* spp., *Peptostreptococcus, Fusobacterium*
Diabética	Aguda + *P. aeruginosa, Rhizopus* spp. *(Mucoraceae)*
Neutropênica	Aguda + *Aspergillus* spp. (especialmente *Fumigatus)*
Faringite	
Aguda	*Estreptococos* (grupos A, C, G), vírus (especialmente Coxsackie, EBV, vírus órfão humano enteropatogênico, enterovírus, HSV I-II, herpes vírus humano tipo 6, *Corynebacterium diphlateriae, Mycoplasma pneumoniae, Neisseria gonorrhoeae, Candida albicans, Chlamydia pneumoniae*
Neutropênica	Faringite aguda, especialmente *C. albicans,* HSV I-II, CMV
Bronquite	
Aguda	Viral, *M. pneumoniae, C. pneumoniae, H. influenzae, S. pneumoniae, M. catarrhalis, Bordetella pertussis*
Abscesso pulmonar	*Bacteroides* spp., *Fusobacterium spp., Peptostreptococcus* spp., *Prevotella* spp., estreptococos microaerofílico, *Streptococcus viridans*
Pneumonia por aspiração	*Streptococcus* spp., *Bacteroides* spp., *Fusobacterium* spp., *Peptostreptococcus* spp., *Moraxella catarrhalis, Elkenella corrodens*

(Continua)

2-B. Microorganismos mais Comumente Causadores de Infecções Específicas *(Cont.)*

Infecção	Agentes infecciosos
Pneumonia nosocomial por aspiração Pneumonia	Pneumonia aspiração, mais *S. aureus, Enterobacteriaceae, Candida* spp.
Pneumonia adquirida na comunidade (PAC) sem doença coexistente, < 60 anos	*S. pneumoniae, M. pneumoniae*, vírus respiratórios, especialmente da influenza, *Parainfluenzae*, adenovírus, vírus sincicial respiratório, *H. influenzae, Legionella* spp., *C. pneumoniae, Chlamydia psittaci*
Pneumonia pós-influenza	*S. pneumoniae, H. influenzae, S. aureus* (raro)
PAC com doença coexistente, > 60 anos*	*S. pneumoniae, M. pneumoniae*, vírus respiratórios, especialmente da influenza, *H. influenzae, C. pneumoniae, Legionella* spp., *K. pneumoniae, M. catarrhalis*, bactérias anaeróbicas se aspiração (ver Pneumonia por Aspiração), *M. tuberculosis*, fungos
História importante de exposição a pneumonia adquirida na comunidade	*Actinomyces israelii* (especialmente em aspiração de dentes sépticos)
	Coxiella burneti: febre Q (exposição a bovinos ou leite não-pasteurizado)
	Brucella spp.: exposição a bovinos, suínos e caprinos
	Francisella tularensis: exposição a coelhos, carrapatos, e mosca dos cervos
	Pseudomonas pseudomallei: melioidose (exposição em viagem ao Sudeste da Ásia)
	Salmonela spp.: ovos crus, mal-cozidos, frango, massa de biscoito
	Coccidioides immitis: inalação de esporos no Sudoeste dos Estados Unidos

	Histoplasma capsulatum: inalação de microorganismos que caem de animais voadores (morcegos, galinhas, estorninhos)
	Blastomyces dermatitidis: inalação de microorganismos de solo contaminado
	Yersinia pestis: pulga do rato, contato íntimo com pessoas contaminadas
	Legionella spp.: inalação de microorganismos de água contaminada, solo contaminado
	M. pneumoniae: incidência alta em populações fechadas (i.e., internatos, dormitórios de faculdade, acampamentos militares)
Pneumonia nosocomial (com ou sem ventilação mecânica)	Bacilos aeróbicos Gram-negativos (*Enterobacter aerogenes, E. cloacae, P. aeruginosa, P. cepacia, P. putida* e *K. pneumoniae, K. oxytoca, Acinetobacter calcoaceticus* var *anitratum* ou lwoffi, *S. aureus, Legionella* spp.)
Pneumonia nosocomial (com ou sem ventilação mecânica)	Ver pneumonia nosocomial, mais fungos [*C. albicans, Aspergillus* spp. (especialmente *A. fumigatus, A. f.lavus)*]
Pneumonia em hospedeiro imunodeprimido	*S. pneumoniae, S. aureus*, bacilos aeróbicos Gram-negativos, *Legionella* spp., *Nocardia* spp. (especialmente com uso de esteróides, malignidade, linfoma, HIV), *Cryptococcus neoformans* (inalação de microorganismos de fezes de pombo, HIV, malignidade, diabetes melito, uso de esteróides, quimioterapia), *Aspergillus* spp. (inalação de microorganismos do solo ou ar, malignidade, especialmente neutropenia, uso de esteróides, pós-transplante, quimioterapia), ficomicetos: leucemia e linfoma, *Toxoplasma gondii* [ingestão de carne crua ou mal-passada, fezes de gato contendo cistos de *T. gondii* (p. ex., exposição a caixa de dejetos dos felinos)
	Vírus (especialmente influenza, HSV, CMV, vírus varicela-zoster, adenovírus, *M. tuberculosis)*
	Fungos (especialmente *Candida* spp., *Aspergillus* spp.)

(Continua)

2-B. Microorganismos mais Comumente Causadores de Infecções Específicas *(Cont.)*

Infecção	Agentes infecciosos
Infecção pelo vírus da imunodeficiência humana	Ver HIV, Seção Pulmonar
Meningite	*S. pneumoniae, Neisseria meningitidis*, enterovírus, EBV, HIV, HSV II, VZV, CMV, caxumba, eqüino Oriental, eqüino Ocidental, vírus St. Louis, vírus da Califórnia, vírus da raiva, coriomeningite linfocítica, *Borrelia burgdorferi, Ehrlichia* spp.
Jovem, idoso e imunocomprometido	*Listeria monocytogenes*, bacilos Gram-negativos, *C. neoformans, H. influenzae* (raro desde a vacina para influenza tipo b), leptospirose, malária cerebral, triquinose, riquétsias, micobactérias, amebíase, micoplasma, *Treponema pallidum* (sífilis)
Abscesso cerebral	*S. pneumoniae*, estreptococos, *Bacteroides* spp., *Enterobacteriaceae, Propionibacterium acnes, S. aureus, Nocardia* spp.
Otite média	*S. pneumoniae, H. influenzae, M. catarrhalis*, estreptococos do grupo A, *S. aureus*, vírus, bacilos Gram-negativos
Mastoidite	*S. pneumoniae*, estreptococos do grupo A, *S. aureus, H. influenzae, P. aeruginosa*, anaeróbios
Conjuntivite	Viral (adenovírus 8 e 19), *S. aureus, S. pneumoniae, H. influenzae, N. gonorrhoeae, Chlamydia trachomatis*
Ceratite	*S. aureus, S. epidermidis, S. pneumoniae*, estreptococos do grupo A, bacilos Gram-negativos, *P. aeruginosa* (usuários de lente de contato), *Listeria monocytogenes* (especialmente em pacientes diabéticos)
Vaginite	*Candida* spp., *Trichomonas vaginalis*, polimicrobiana (especialmente *Gardnerella vaginalis, Bacteroides* spp.)
Cervicite, uretrite inespecífica	*N. gonorrhoeae, C. trachomatis, Mycoplasma hominis*, ureaplasma, HSV, *Mycoplasma genitalium*

Doença inflamatória pélvica	*N. gonorrhoeae, C. trachomatis, Bacteroides* spp., bacilos Gram-negativos, estreptococos
Outras DST	*Treponema pallidum* (sífilis), papilomavírus humano (HPV) 6, 11, 16, 18 (verrugas anogenitais sexualmente transmitidas), *Haemophilus ducreyi* (cancróide), *C. trachomatis* (linfogranuloma venéreo), *Calymmatobacterium granulomatis* (granuloma inguinal), HSV tipo II (herpes genital)
Prostatite	*N. gonorrhoeae, C. trachomatis*, bacilos gram-negativos, *P. aeruginosa* (normalmente crônico em homens >35 anos de idade), *Enterococcus, M. tuberculosis*, micoplasmas, ureaplasmas
Infecção do trato urinário	
Cistite	Enterobactérias (especialmente *E. coli, Enterococcus, Staphylococcus saprophyticus, C. trachomatis*)
Pielonefrite	Enterobactérias (especialmente *E. coli, Klebsiella* spp., *Enterococcus* spp., *P. aeruginosa, Proteus mirabilis*)
Abscesso perinéfrico	Enterobactérias (especialmente *E. coli, Klebsiella* spp., *Enterococcus* spp., *P. aeruginosa, Proteus mirabilis, S. aureus*)
Sepse, choque séptico	
Hospedeiro não-imunocomprometido	*S. viridans, S. pneumoniae*, estreptococos do grupo B, *S. aureus, S. epidermidis, E. coli, Enterococcus, Klebsiella* spp., *Proteus* spp., *P. aeruginosa*, anaeróbios, *H. influenzae, N. meningitidis*
Adquirida no hospital	Enterobactérias [especialmente *Enterococcus spp.,* S. aureus, *S. epidermidis, S. aureus* meticilina- resistente (MRSA), enterococo resistente à vancomicina (VRE), anaeróbios, Candida spp.]

(Continua)

2-B. Microorganismos mais Comumente Causadores de Infecções Específicas *(Cont.)*

Infecção	Agentes infecciosos
Hospedeiro imunodeprimido, neutropenia	Enterobactérias [especialmente *P. aeruginosa, E. coli, Klebsiella* spp., *S. pneumoniae, S. viridans*, estafilococo coagulase-negativo, *S. aureus, C. albicans, Aspergillus* spp., MRSA, enterococo resistente à vancomicina (VRE), *Lysteria monocytogenes*, anaeróbios, *Fusobacterium* spp. (ver 8-C)]
Pós-esplenectomia	*S. pneumoniae, H. influenzae, N. meningitidis, B. microti*
Infecções do acesso venoso, sepse	Estafilococo coagulase-negativo, *S. aureus, Candida* spp., *Pseudomonas* spp., *Acinetobacter* spp., *Enterobacter* spp.
Em imunodeprimidos	Estafilococo coagulase-negativo, *S. aureus, Candida* spp., *Pseudomonas* spp., *Acinetobacter* spp., *Corynebacterium jeikeium* (JK), *Aspergillus* spp., MRSA, VRE
HIV	Ver 13-A
Síndrome do choque tóxico	*S. aureus* (mediado por toxina), estreptococos beta, grupos A, B, C, G
Gastroenterite	Vírus entéricos (especialmente rotavírus, *Enterobacter* spp., vírus Norwalk), *Shigella* spp., *Salmonella* spp., *C. jejuni, E. coli* 0157:H7, *Clostridium difficile, Entamoeba histolytica, Vibrio cholerae, Yersinia enterocolitica, Lysteria monocytogenes, Vibrio parahaemolyticus, Giardia lamblia, Cyclospora* ssp., *S. aureus, Bacillus cereus*
Associadas ao HIV	Ver 13-E
Peritonite	
Secundária a perfuração intestinal	*E. coli, Klebsiella* spp., *Enterobacter* ssp., *Enterococcus* spp., *S. viridans, Bacteroides fragilis, P. aeruginosa, Clostridium* spp., *Peptostreptococcus* spp.
Peritonite bacteriana espontânea	*S. pneumoniae*, Enterobactérias (especialmente o *E. coli*), *Enterococcus* spp., estreptococos do grupo A, anaeróbios)

Abscesso intra-abdominal	*E. coli, Klebsiella* spp., *Enterobacter* ssp., *Enterococcus* spp., estreptococos, *Bacteroides* spp., *S. aureus, Clostridium* spp., *Peptostreptococcus* spp., *Peptococcus* spp.
Diverticulite	Enterobactérias (especialmente *E. coli, Klebsiella* spp., *Proteus* spp.), enterococos, *Bacteroides fragilis, Peptostreptococcus* spp., *Clostridium* spp.
Apendicite complicada	*E. coli, P. aeruginosa, Bacteroides* spp., *Peptostreptococcus* spp., *Peptococcus* ssp.
Colecistite aguda	*E. coli, Klebsiella* spp., *Enterobacter* spp.., *Enterococcus* spp., *Bacteroides* spp., *Fusobacterium* spp., *Clostridium* spp.
Colangite	*E. coli, Klebsiella* spp., *Enterococcus* spp., *Bacteroides* spp., *Clostridium* spp.
Artrite	
Monoarticular aguda	*N. gonorrhoeae, S. aureus, S. pneumoniae, B. burgdorferi*
Poliarticular aguda	*N. gonorrhoeae, S. aureus, B. burgdorferi, N. meningitidis*, secundária a sífilis, parvovírus B19, vírus da rubéola, EBV, HIV, hepatite B
Crônica	*Mycobacteria* spp., fungos, *Nocardia* spp., *Brucella* spp.
Endocardite	
Em válvula nativa	*S. viridans, S. aureus*, enterococos, *Streptococcus bovis, S. epidermidis*, HACEK (*Haemophilus parainfluenzae, Haemophilus saphrophilus, Actinobacillus, Cardiobacterium, Eikenalla, Kingella*), fungos, *C. psittaci, C. burnetii* , *Brucella* spp., *Bartonella* spp.
Em válvula protética precoce (< 2 meses pós-operatório)	*S. epidermidis, S. aureus*, estreptococos, enterobactérias, difteróides, fungos
Em válvula protética tardia (> 2 meses pós-operatório)	*S. epidermidis, S. viridans, S. aureus, S. bovis*, enterobactérias, enterococos, difteróides, fungos

(Continua)

2-B. Microorganismos mais Comumente Causadores de Infecções Específicas *(Cont.)*

Infecção	Agentes infecciosos
Osteomielite	
Aguda	*S. aureus, S. epidermidis*, estreptococos dos grupos A e B, *E. coli, Salmonella* spp., *Klebsiella* spp., *Pseudomonas* spp., *S. pneumoniae, M. tuberculosis*
Crônica	*S. aureus, Klebsiella* spp., *P. aeruginosa, Enterobacter* spp.

Referências

1. Ver Bibliografia, 1.
2. Ver Bibliografia, 2.
3. Ver Bibliografia, 6.
4. Ver Bibliografia, 8.
5. Ver Bibliografia, 11.

*Doença coexistente: diabetes melito (DM), uso de etanol, doença pulmonar obstrutiva crônica, fibrose hepática congênita, tabagismo , desnutrição, insuficiência renal crônica, hepatopatia, pós-esplenectomia.

2-C. Infecções no Hospedeiro Imunocomprometido

Anormalidades do sistema imune	Infecções, microorganismos
Neutropenia	*E. coli, P. aeruginosa, S. aureus,* S. *epidermis, K. pneumoniae, Enterococcus faecalis, Enterobacter cloacae, Enterobacter aerogenes, Proteus* spp., *Serratia marcescens, C. jeikeium, Bacillus* spp., *Bacteroides* spp., *Capnocytophaga* spp., *Clostridium* spp., *Aeromonas* spp., *Streptococcus* spp., *Legionella* spp., *Leuconostoc* spp., *Rhodococcus* equi, *Candida* spp., *Aspergillus* spp., *Fusarium*, zigomicetos (*Mucor, Rhizopus*), *Pseudallescheria boydii, B. henselae*, HSV, CMV, *Trichosporon* spp., *Leptotrichia buccalis, Stomatococcus mucilaginosus*
Deficiência mediada por célula (ver 13-A)	
HIV, SIDA, linfoma, lúpus eritematoso sistêmico (LES), imunodeficiências congênitas, drogas (corticosteróides, ciclosporina, azatioprina, ciclofosfamida)	*Salmonella* sp., *L. monocytogenes, Legionella* spp., *Nocardia asteroides, Bacillus* sp., *Candida sp., C. neoformans, T. gondii, Cryptosporidia*, HSV, VZV, CMV, *M. tuberculosis*, complexo *Mycobacterium avium, Pneumocystis carinii*
Quimiotaxia defeituosa	
DM, doença de Hodgkin, alcoolismo, uso de corticosteróide, insuficiência renal, LES, síndrome de Job, síndrome do leucócito preguiçoso	Especialmente *Staphylococcus* spp., *Streptococcus* spp., *Candida* spp.

(Continua)

2-C. Infecções no Hospedeiro Imunocomprometido *(Cont.)*

Anormalidades do sistema imune	Infecções, microorganismos
Função defeituosa dos neutrófilos	
Doença granulomatosa crônica, deficiência de mieloperoxidase, síndrome de Chediak-Higashi	Especialmente *S. aureus, E. coli, C. albicans*
Defeitos de linfócitos B	
Mieloma múltiplo, leucemia linfocítica crônica, queimaduras, agamaglobulinemia adquirida e congênita	*S. pneumoniae, H. influenzae, N. meningitidis, N. gonorrhoeae, Salmonella* sp., *Campylobacter* sp.
Infecções pós-transplante	
Transplante de medula óssea	Estafilococos coagulase-negativos, *Staphilococcus aureus, Streptococcus aureus, Corynebacterium* spp., *E. coli, Klebsiella* spp., *Enterobacter* spp., *P. aeruginosa, S. pneumoniae, H. influenzae,* spp., *Aspergillus* spp., *Trichosporon, Fusarium, Rhizopus,* HSV, CMV, EBV, VZV, *P. carinii, T. gondii*
Transplante de rim	*S. aureus, E. coli, P. aeruginosa, Candida* spp., *C. neoformans, L. moncytogenes,* CMV, *M. tuberculosis,* hepatites B e C, *R. equi,* parvovírus humano B19
Transplante de fígado	*S. aureus, E. faecalis, Candida* spp., CMV, *Aspergillus* spp., *E. coli, Enterobacter* sp., *Klebsiella* sp., *C. neoformans,* hepatites B e C, colangite e peritonite polimicrobianas

Transplante cardíaco, transplante de coração e pulmão	*S. aureus, S. epidermidis, E. coli, Klebsiella* spp., *P. aeruginosa, N. asteroides, Aspergillus* spp., CMV, HSV, *P. carinii, C. neoformans, T. gondii*
Infecções do SNC após transplante	Especialmente *N. asteroides, L. monocytogenes, T. gondii, C. neoformans, Candida* sp., zigomicetos (*Mucor*), *A. fumigatus*, VZV (Ver meningite, abscesso cerebral, 8-B)

Referências

1. Hoeprich, pp. 133–140, 838–840, 936–940, 956–960. Ver Bibliografia, 1.
2. Kelley, pp. 1570–1575, 1584–1585, 1764–1767, 1812–1819, 1968–1973. Ver Bibliografia, 2.
3. Schlossberg, pp. 261–278. Ver Bibliografia, 3.
4. Mandell, pp. 2666–2686, 2709–2715, 2717–2732. Ver Bibliografia, 8.

2-D. Drogas Antimicrobianas de Escolha

Microorganismo	Drogas
COCOS GRAM-POSITIVOS	
S. aureus (sensível à meticilina)	Oxacilina, nafcilina, cefazolina, clindamicina, vancomicina, trimetoprim e sulfametoxazol (TMP/SMX)
S. aureus (resistente à meticilina)	Vancomicina, TMP/SMX, doxiciclina, minociclina, rifampicina + quinopristina mais dalfopristina (Synercid) (depende de sensibilidades)
Staphylococcus epidermidis (sensível à meticilina)	Cefazolina, oxacilina, nafcilina
S. epidermidis (resistente à meticilina)	Vancomicina, TMP/SMX
Staphylococcus saprophyticus	TMP/SMX, ampicilina, fluoroquinolonas (FQ)
S. viridans, S. bovis [sensível à penicilina (PCN)]	Penicilina G (PCN G), cefazolina e aminoglicosídeo, ceftriaxona, vancomicina (alergia à PCN)
S. viridans, S. bovis (sensibilidade intermediária à PCN)	PCN G e gentamicina
Estreptococo nutricionalmente variante, estreptococo tolerante	Ampicilina e gentamicina, vancomicina e gentamicina, cefazolina
S. viridans, S. bovis (PCN resistente)	PCN G e gentamicina
Enterococcus spp. (sensível à PCN ou à ampicilina ou ambos)	Ampicilina e gentamicina
Enterococcus spp. (resistente à PCN)	Vancomicina e gentamicina
Enterococcus spp. (VRE) Em geral *Enterococcus faecium*	Penicilina G ou ampicilina em dose alta, quinopristina mais dalfopristina (Synercid), linezolida doxiciclina (não aprovada pelo FDA) (depende das sensibilidades)

S. pneumoniae (sensível PCN)	PCN G, ampicilina, cefazolina, cefuroxima, cefotaxima, ceftriaxona, eritromicina, claritromicina, azitromicina, vancomicina
S. pneumoniae (sensibilidade intermediária à PCN)	Ceftriaxona, cefotaxima, PCN G em alta dose, ampicilina, imipenem, vancomicina
S. pneumoniae (resistência intermediária à PCN)	Vancomicina e rifampicina, cefotaxima em alta dose, ceftriaxona (se não houver infecção meníngea), imipenem, meropenem
S. pyogenes (grupos A, B, C, F, G)	PCN G, ampicilina, cefazolina
BACILOS GRAM-POSITIVOS	
Corynebacterium diphtheriae	Eritromicina, clindamicina, PCN G
Corynebacterium (cepa JK)	Vancomicina, PCN G e gentamicina, FQ, eritromicina
Nocardia spp.	TMP/SMX, sulfonamidas, amicacina e ceftriaxona
Bacillus anthracis	PCN G, FQ, eritromicina, doxiciclina
Bacillus spp.	Vancomicina, clindamicina, imipenem, FQ
Lactobacillus spp.	PCN G ou ampicilina e gentamicina, clindamicina, eritromicina
Leuconostoc spp.	PCN G, ampicilina, clindamicina, eritromicina, minociclina
Listeria monocytogenes	Ampicilina ou PCN G e gentamicina, TMP/SMX
COCOS GRAM-NEGATIVOS	
N. gonorrhoeae	Ceftriaxona, cefixima, cefpodoxima, FQ, TMP/SMX
N. meningitidis	PCN G, ceftriaxona, cefotaxima, cloranfenicol, TMP/SMX
Moraxella (Branhamella) catarrhalis	Ampicilina (apenas β-lactamase negativos), TMP/SMX, cefuroxima, ampicilina-clavulanato, ampicilina-sulbactam, ceftriaxona, cefotaxima, claritromicina, azitromicina

(Continua)

2-D. Drogas Antimicrobianas de Escolha *(Cont.)*

Microorganismo	Drogas
Campylobacter jejuni	FQ, eritromicina, doxiciclina, azitromicina, claritromicina
H. influenzae	Amoxicilina-clavulanato, ampicilina-sulbactam, cefuroxima, TMP/SMX, cefotaxima, ceftriaxona, azitromicina, claritromicina, cloranfenicol
Haemophilus ducreyi	Ceftriaxona, azitromicina, eritromicina, FQ, amoxicilina-clavulanato
E. coli	Ampicilina, TMP/SMX, cefazolina, cefotetano, cefoxitina, ampicilina-clavulanato, ampicilina-sulbactam, FQ, ceftriaxona, mezlocilina, ticarcilina-clavulanato, gentamicina, tobramicina, cefotaxima, imipenem, meropenem
K. pneumoniae	Cefazolina, cefuroxima, cefotetano, cefoxitina
Klebsiella oxytoca	TMP/SMX, FQ, cefotaxima, ceftriaxona, aztreonam, amoxicilina-clavulanato, ampicilina-sulbactam, piperacilina tazobactam , mezlocilina, imipenem
Enterobacter aerogenes	TMP/SMX, FQ, cefotaxima
Enterobacter cloacae	Ceftriaxona, ticarcilina-clavulanato, mezlocilina, tazobactam de piperacilina, aztreonam, imipenem, meropenem, gentamicina, tobramicina, amicacina
P. aeruginosa	Ceftazidima e aminoglicosídeos [gentamicina ou tobramicina (AG)], ticarcilina clavulanato e AG, FQ e AG ou imipenem, meropenem e AG ou aztreonam
Pseudomonas cepacia (Burkholderia cepacia)	TMP/SMX, ceftazidima, ticarcilina-clavulanato, cloranfenicol, imipenem, meropenem
Stenotrophomonas maltophilia (Xanthomonas maltophilia)	TMP/SMX, ticarcilina-clavulanato, cloranfenicol

Complexo *Acinetobacter calcoaceticus-baumanni*	FQ, ceftazidima, ticarcilina-clavulanato, mezlocilina, piperacilina tazobactam, imipenem, TMP/SMX
Proteus mirabilis	Ampicilina, cefazolina, cefotaxima, ceftriaxona, cefotetano, cefoxitina, aztreonam, TMP/SMX, FQ, AG
Proteus vulgaris	Cefotaxima, ceftriaxona, ceftazidima, FQ, imipenem, ticarcilina-clavulanato, ampicilina-sulbactam, aztreonam, mezlocilina, piperacilina tazobactam, piperacilina AG
Serratia marcescens	Cefotaxima, ceftazidima, ceftriaxona, FQ, ticarcilina-clavulanato, imipenem, aztreonam, mezlocilina, meropenem, AG, piperacilina tazobactam
Citrobacter diversus	FQ, imipenem, TMP/SMX, cefotaxima, ceftazidima, aztreonam, meropenem
Citrobacter freundii	FQ, imipenem, TMP/SMX, AG
Providencia rettgeri, Providencia stuartii	Mezlocilin, ticarcilina, cefotaxima, ceftriaxona, FQ, aztreonam, TMP/SMX, imipenem, meropenem
Morganella morganii	FQ, mezlocilina, ticarcilina, piperacilina, cefotaxima, cefotetano, cefoxitina, TMP/SMX, ceftriaxona, aztreonam, imipenem, meropenem, ceftazidima
Bartonelia henselae, Bartonelia quintana	Eritromicina, doxiciclina, claritromicina, azitromicina, ciprofloxacina
Salmonella typhi	FQ, ceftriaxona, cloranfenicol, TMP/SMX, ampicilina (se sensível à ampicilina)
Shigella spp.	FQ, TMP/SMX, ampicilina
Capnocytophagia canimorsus (fermentador disgônico-2), *Capnocytophagia ochraceum* (fermentador disgônico-1)	Clindamicina, PCN G, amoxicilina-clavulanato, ceftriaxona, cefotaxima, FQ, imipenem, cefoxitina

(Continua)

2-D. Drogas Antimicrobianas de Escolha *(Cont.)*

Microorganismo	Drogas
Pasteurella multocida	PCN, amoxicilina-clavulanato, tetraciclina, ampicilina-sulbactam, ticarcilina-clavulanato, piperacilina-tazobactam, ceftriaxona, cefotaxima, ceftazidima, cloranfenicol
Eikenella corrodens	Ampicilina, PCN, tetraciclina, ampicilina-clavulanato, amoxicilina-sulbactam, TMP/SMX, FQ, doxiciclina
ANAERÓBIOS	
Estreptococos anaeróbios, *Peptostreptococcus* spp.	PCN G, ampicilina, metronidazol, clindamicina, cefoxitina, cefotetano, mezlocilina, ticarcilina-clavulanato, imipenem
Grupo do *B. fragilis*	Metronidazol, clindamicina, ampicilina-sulbactam, cefoxitina, cefotetano, ticarcilina-clavulanato, mezlocilina, piperacilina-tazobactam, imipenem, cloranfenicol
Grupo do *Bacteroides melaninogenicus*	Metronidazol, clindamicina, PCN G, ampicilina, cefoxitina, cefotetano, ampicilina-sulbactam, mezlocilina, imipenem, cloranfenicol, meropenem
Bacteroides bivius	Metronidazol, clindamicina, cefoxitina, cefoxitina, cefotetano, ampicilina-sulbactam, mezlocilina, ticarcilina-clavulanato, imipenem, cloranfenicol
Clostridium perfringens	PCN G, clindamicina, cloranfenicol, imipenem, doxiciclina
Clostridium tetani	Metronidazol, PCN G, doxiciclina, imipenem
Clostridium difficile	Metronidazol oral, vancomicina oral, bacitracina
	NPO: metronidazol intravenoso
OUTROS MICROORGANISMOS	
Legionella spp.	Eritromicina e rifampicina, azitromicina +/- rifampicina, FQ +/- rifampicina, claritromicina +/- rifampicina, TMP/SMX +/- rifampicina, doxiciclina

Mycoplasma pneumoniae	Eritromicina, claritromicina, azitromicina, doxiciclina, FQ
Chlamydia pneumoniae	Doxiciclina, eritromicina, FQ, azitromicina, claritromicina
Chlamydia trachomatis	Doxiciclina, azitromicina, eritromicina, FQ, cloranfenicol
Borrelia burgdorferi	Doxiciclina, amoxicilina +/- probenecida, cefuroxima-axetil, claritromicina, ceftriaxona sódica (Rocefin), PCN G, cefotaxima (depende do estágio)
Babesia microti	Clindamicina e quinina
Ehrlichia chaffeensis, Ehrlichia equi, Ehrlichia phagocytophilia	Doxiciclina, tetraciclina, cloranfenicol
Rickettsia spp.	Doxiciclina, tetraciclina, FQ
Leptospira	PCN, ampicilina, doxiciclina
Brucella spp.	Doxiciclina e rifampicina, doxiciclina e gentamicina ou estreptomicina, TMP/SMX ou gentamicina, ou ambos, ciprofloxacina
Helicobacter pylori	Bismuto e metronidazol e tetraciclina e omeprazol OU metronidazol e omeprazol e claritromicina ou amoxicilina e omeprazol e claritromicina
Actinomyces israelii	PCN G, ampicilina, clindamicina, doxiciclina, ceftriaxona
VÍRUS (ver 8-D e Cap. 13)	
Influenza A	Amantadina, rimantadina
Vírus sincicial respiratório	Ribavirina aerossol, imunoglobulina intravenosa
Vírus herpes simples	Aciclovir, valaciclovir, fanciclovir
Vírus varicela-zoster	Aciclovir
Citomegalovírus (hospedeiro imunocomprometido)	Ganciclovir, foscarnet, cidofovir – para retinite apenas

(Continua)

2-D. Drogas Antimicrobianas de Escolha *(Cont.)*

Microorganismo	Drogas
VÍRUS DAS FEBRES HEMORRÁGICAS	
Síndrome pulmonar do hantavírus	Ribavirina (estudo clínico em andamento)
Febre hemorrágica do Congo	Ribavirina
Febre de Lassa	Ribavirina
FUNGOS (Ver Cap. 13 e 8-D)	
Candida albicans	
Oral	Nistatina, fragmentos de clotrimazol, fluconazol, itraconazol
Trato urinário	Fluconazol, anfotericina B
Esofágico	Fluconazol, itraconazol, anfotericina B
Vaginal	Fluconazol, miconazol, clotrimazol, miconazol, terconazol
Sepse	Anfotericina B, fluconazol, complexo lipídio anfotericina B
Peritoneal (diálise peritoneal ambulatorial crônica)	Anfotericina B intraperitoneal , fluconazol
Aspergillus spp.	
Invasivo (pulmonar e extrapulmonar)	Anfotericina B, complexo lipídio anfotericina B, complexo colesteril anfotericina B, anfotericina B lipossômica, anfotericina dispersão coloidal, itraconazol
Coccidiodes immitis	Fluconazol, itraconazol, anfotericina B
Cryptococcus neoformans	Anfotericina B, fluconazol

Blastomyces dermatitidis	Itraconazol, anfotericina B, fluconazol
Histoplasma capsulatum	Anfotericina B, itraconazol
Sporothrix spp.	
Linfocutâneo	Itraconazol, solução saturada de iodeto de potássio, fluconazol, cetoconazol
Extracutâneo e disseminado	Anfotericina B, itraconazol
Penicillium marneffei	
Pulmonar	Itraconazol, anfotericina B, seguido por itraconazol, fluconazol
Phycomycetes mucor, Phycomycetes absidia, Rhizopus	Anfotericina B
Pseudallescheria boydii	Itraconazol, miconazol
Onicomicose	
Tinea versicolor	Cetoconazol, fluconazol, itraconazol, loção de sulfeto de selênio
Tinea capitis	Terbinafina, cetoconazol, itraconazol
Tinea unguium	
Tinea corporis, Tinea cruris, Tinea pedis	Clotrimazol, econazol, creme de cetoconazol, terbinafina, cetoconazol, fluconazol
MICOBACTÉRIAS (Ver Cap. 13 e 8-D)	
Mycobacterium tuberculosis	Isoniazida, rifampicina, pirazinamida e etambutol ou estreptomicina (e piridoxina, vitamina B_6), ciclosserina, etionamida, canamicina, ciprofloxacina, ofloxacina, levofloxacina
Complexo *Mycobacterium avium* intracelular, doença pulmonar e disseminada	Claritromicina + etambutol + clofazimina + amicacina ou estreptomicina ou claritromicina + etambutol + rifabutin

Referências

1. Ver Bibliografia, 1.
2. Ver Bibliografia, 2.
3. Ver Bibliografia, 6.
4. Ver Bibliografia, 8.
5. Ver Bibliografia, 11.
6. Ver Bibliografia, 14.

2-E. Profilaxia Antimicrobiana em Cirurgia

Procedimento cirúrgico[a]	Esquema indicado	Esquema alternativo para alergia documentada
Cardíaco		
Marcapasso	Cefazolina, 1 g IV uma vez ao dia	Vancomicina, 1 g IV uma vez ao dia
Gastrointestinal		
Esofágico, gastroduodenal	Apenas para alto risco:[b] cefazolina, 1 g IV uma vez ao dia	Clindamicina, 900 mg IV uma vez ao dia e gentamicina, 1,5 mg/kg uma vez ao dia (até um máximo de 150 mg)
Trato biliar	Apenas para alto risco:[c] cefotetano, 1 g IV uma vez ao dia	Clindamicina, 900 mg IV uma vez ao dia e gentamicina, 1,5 mg/kg uma vez ao dia (até um máximo de 150 mg)
Colorretal	Cefotetano, 1 g IV uma vez ao dia	Clindamicina, 900 mg IV uma vez ao dia e gentamicina, 1,5 mg/kg uma vez ao dia (até um máximo de 150 mg)
Apendicectomia não-perfurada	Cefotetano, 1 g IV uma vez ao dia	Clindamicina, 900 mg IV uma vez ao dia e gentamicina, 1,5 mg/kg uma vez ao dia (até um máximo de 150 mg)
Genitourinário	Apenas para alto risco:[d] ciprofloxacina, 500 mg VO uma vez ao dia ou ciprofloxacina, 400 mg IV uma vez ao dia	Bactrim (SMX e TMP) 10 mg/kg uma vez ao dia (10 mg/kg com base no peso corporal magro)
Ginecobstétrico		
Histerectomia vaginal	Cefotetano, 1 g IV de 12/12 horas	Clindamicina, 900 mg IV a cada 8 horas, e gentamicina, 6 mg/kg[f] uma vez ao dia (até um máximo de 150 mg)
Histerectomia abdominal	Cefotetano, 1 g IV uma vez ao dia	Clindamicina, 900 mg IV de 8/8 horas, e gentamicina, 1,5 mg/kg uma vez ao dia (até um máximo de 150 mg)

(Continua)

2-E. Profilaxia Antimicrobiana em Cirurgia *(Cont.)*

Procedimento cirúrgico[a]	Esquema indicado	Esquema alternativo para alergia documentada
Parto cesariano	Alto risco apenas:[e] cefotetano, 1 g IV (após clampeamento do cordão)	Clindamicina, 900 mg IV × 1, e gentamicina, 1,5 mg/kg (até um máximo de 150 mg)
Cabeça e pescoço		
Dentro da cavidade oral ou faringe	Cefazolina, 1 g IV uma vez ao dia	Clindamicina, 900 mg IV 1 vez ao dia
Neurocirurgia		
Craniotomia	Cefazolina, 1 g IV a cada 8 horas	Vancomicina, 1 g IV a cada 12 horas
Ortopédico		
Substituição total de articulação, fixação interna de fraturas	Cefazolina, 1 g IV a cada 8 horas ou quando o cateter de Foley é removido	Vancomicina, 1 g IV a cada 12 horas
	Avaliar para conversão para TMP/SMX (Bactrim) DS VO a cada 12 horas ou macrocristais de nitrofurantoína (Macrodantina),100 mg 2 vezes ao dia (alergia a sulfa) se a terapia continuar além das 3 doses IV iniciais	Avaliar para conversão a Bactrim DS VO a cada 12 horas ou macrodantina, 100 mg 2 vezes ao dia (alergia a sulfa) se a terapia continuar além das 3 doses IV iniciais

Torácico		
Não-cardíaco	Cefazolina, 1 g IV uma vez ao dia	Vancomicina, 1 g IV 1 vez ao dia e gentamicina, 1,5 mg/kg uma vez ao dia (até um máximo de 150 mg)
Vascular		
Cirurgia arterial envolvendo a aorta abdominal, prótese ou incisão na coxa	Cefazolina, 1 g IV a cada 8 horas	Vancomicina, 1 g IV a cada 12 horas e gentamicina, 6 mg/kg[f]
Amputação da extremidade inferior ou isquemia	Cefazolina, 1 g IV a cada 8 horas	Vancomicina, 1 g IV a cada 12 horas e gentamicina, 6 mg/kg[f]

DS, dupla potência.
[a]Refere-se às diretrizes para pacientes com anormalidades de válvulas cardíacas.
Esclarecimento sobre os esquema recomendados:
[b]Procedimentos esofágicos ou gastroduodenais: alto risco inclui pacientes com obesidade mórbida, obstrução esofágica, acidez gástrica ou motilidade gastrointestinal diminuída.
[c]Procedimentos do trato biliar: alto risco inclui pacientes com colecistite aguda, vesícula biliar afuncional, icterícia obstrutiva, cálculos do ducto comum ou pacientes com mais de 70 anos.
[d]Procedimentos genitourinários: alto risco inclui pacientes com culturas de urina positivas ou cateter pré-operatório.
[e]Parto cesariano: alto risco inclui pacientes com trabalho de parto ativo ou ruptura prematura de membranas (não pré-termo).
[f]Protocolo de aminoglicosídeos 1 vez ao dia do Stanford Hospital: 6 mg/kg de gentamicina, com base no peso corporal ajustado. Função renal diminuída necessita de uma dose menor de gentamicina. Ligar para a farmácia para maiores detalhes.

Referência

1. Gilbert DN. Med Lett 39:112–114, 1997.

2-F Causas Não-Infecciosas de Infiltrados Pulmonares (Pseudopneumonia)

Insuficiência cardíaca congestiva
Embolia pulmonar
Aspiração
Pneumonite química
Granulomatose de Wegener
Síndrome de Goodpasture
Carcinoma de pulmão (especialmente carcinoma de células alveolares)
Doença metastática
Doença do tecido conjuntivo
Vasculite (especialmente pulmão de lúpus eritematoso sistêmico, pulmão reumatóide)
Embolia gordurosa
Síndrome de angústia respiratória do adulto
Doença pulmonar eosinofílica
Aspergilose broncopulmonar alérgica
Carcinoma bronquioloalveolar
Pneumonite por hipersensibilidade
Pneumonite medicamentosa
Hemorragia pulmonar
Pneumonite por irradiação
Pneumonite intersticial aguda
Sarcoidose
Pneumonite induzida por drogas antineoplásicas (especialmente bleomicina, bussulfan, metotrexato, mitomicina, nitrosouréias, ciclofosfamida)

2-G Diagnóstico Diferencial de Causas Não-Infecciosas de Pleocitose no Líquido Cefalorraquidiano

Vasculite, síndrome de Mollaret, hemorragia subaracnóide, irritação química	Quimioterapia intratecal, anestesia raquidiana, pós-mielografia, pós-convulsão, síndrome de Behçet, sarcoidose, malignidade (especialmente leucemia), encefalopatia por chumbo
Drogas	Antiinflamatório não-esteróide, gamaglobulina intravenosa, carbamazepina, penicilina, isoniazida, ciprofloxacina, metronidazol, monofosfato de timidina, sulfametoxazol, sulfonamida, ornitina cetoácida transaminase-3, azatioprina

Bibliografia

1. Hoeprich PD, Jordan Colin M, Ronald AR: *Infectious Diseases: a Treatise of Infectious Processes*, 5/e. Philadelphia: J B Lippincott Co, 1994.
2. Kelley WN: *Textbook of Internal Medicine*, 3/e. Philadelphia: Lippincott-Raven, 1997.
3. Schlossberg D, Shulman JA: *Differential Diagnosis* of Infectious Diseases, 1/e. Philadelphia: Williams & Wilkins, 1996.
4. Carey CF, Lee HH, Woeltje KF (eds): The *Washington Manual of Medical Therapeutics,* 29/e. Philadelphia: Lippincott-Raven, 1998.
5. Powderly WG (ed): *Manual of HIV Therapeutics.* Philadelphia: Lippincott-Raven, 1997.
6. Gilbert DN, Moellering RC, Sande MA: *The Sanford Guide to Antimicrobial Therapy,* 29/e. Hyde Park, VT: Antimicrobial Therapy, 1999.
7. Reese RE, Betts RF: A Practical Approach to Infectious Diseases, 4/e. New York: Little, Brown, and Company, 1996.

8. Mandell GL, Bennett JE, Dolin R: *Principles and Practices of Infectious Diseases,* 4/e. New York: Churchill Livingstone, 1995.
9. Devita VT, et al: *AIDS. Etiology, Diagnosis, Treatment and Prevention,* 4/e. Philadelphia: Lippincott-Raven, 1997.
10. Wormser GP (ed): *AIDS and Other Manifestations of HIV Infection,* 3/e. Philadelphia: Lippincott-Raven, 1998.
11. Bartlett JG: *Pocket Book of Infectious Disease Therapy* Philadelphia: Williams & Wilkins, 1997.
12. Mandell LA, Niederman MS: *Infectious Disease Clinics of North America: Lower Respiratory Tract Infections,* vol. 12. Philadelphia: Williams & Wilkins, 1998.
13. Gold JWM, Teizak EE, White DA: *The Medical Clinics of North America: Management of the HIV-Infected Patient, Part II. Infections and Malignancies Associated with HIV Infection,* Vol. 81. Philadelphia: WB Saunders, 1997.
14. Sugar AM, Lyman Caron A: *A Practical Guide to Medically Important Fungi and the Diseases They Cause.* Philadelphia: Lippincott-Raven, 1997.
15. Dolin R, Massur H, Saag MS: *AIDS Therapy.* Philadelphia: Churchill Livingstone, 1999.
16. Cotton D, Watts DH: *The Medical Management of AIDS in Women.* New York: Wiley-Liss, 1997.
17. Bartlett JG: *1999 Medical Management of HIV Infection.* Baltimore: Johns Hopkins University, Department of Infectious Diseases, 1999.

3 DROGAS

3-A. Profilaxia da Endocardite Bacteriana em Adultos

CONDIÇÕES CARDÍACAS

Profilaxia de Endocardite Recomendada

- Alto risco
  - Próteses valvulares cardíacas (válvulas biológicas e homoenxertos)
  - Endocardite bacteriana prévia (mesmo sem doença cardíaca)
  - Doença cardíaca congênita cianótica complexa
  - *Shunts* ou comunicações sistêmico-pulmonares feitos cirurgicamente
- Risco moderado
  - Disfunção valvular reumática ou outras adquiridas (mesmo após cirurgia valvular)
  - Miocardiopatia hipertrófica (estenose hipertrófica subaórtica idiopática)
  - Prolapso da válvula mitral com regurgitação valvular e/ ou folhetos espessados
  - Maioria das outras malformações cardíacas congênitas

Profilaxia de Endocardite não Recomendada

- Defeito septal atrial secundário isolado
- Reparo cirúrgico sem resíduo há mais de 6 meses de defeito septal atrial secundário, defeito septal ventricular, ducto arterial patente
- Cirurgia de *bypass* coronariano prévio
- Prolapso de válvula mitral sem regurgitação valvular
- Sopro cardíaco fisiológico, funcional ou inocente

Doença de Kawasaki prévia sem disfunção valvular
Febre reumática prévia sem disfunção valvular
Marcapassos cardíacos e desfibriladores implantados

PROCEDIMENTOS CIRÚRGICOS OU DENTÁRIOS*

Profilaxia de Endocardite Recomendada

Procedimentos dentários com conhecida indução de sangramento gengival ou de mucosa, incluindo procedimento de limpeza
Tonsilectomia e/ ou adenoidectomia
Cirurgias envolvendo mucosa intestinal ou respiratória
Broncoscopia com broncoscóspio rígido
Escleroterapia para varizes esofágicas
Dilatação esofágica
Cirurgia de vesícula biliar
Colangiopancreatografia retrógrada endoscópica com obstrução biliar
Cistoscopia
Dilatação uretral
Cateterismo uretral com infecção do trato urinário
Cirurgia do trato urinário, com infecção do trato urinário
Cirurgia prostática
Incisão e drenagem de tecidos infectados
Histerectomia vaginal em pacientes de alto risco
Parto vaginal ou aborto na presença de infecção
Manipulação de dispositivo intra-uterino ou dilatação e curetagem na presença de infecção

Profilaxia de Endocardite Não Recomendada

Procedimentos dentários não capazes de induzir sangramento gengival (p. ex., ajuste simples de aparelhos ortodônticos ou oclusões acima da linha gengival)
Injeção de anestésico intraoral local (exceto injeções intraligamentares)
Obturação em dentes de leite
Inserção de tubo para timpanostomia
Broncoscopia (broncoscópio flexível, com ou sem biopsia)
Cateterismo cardíaco, incluindo angioplastia
Endoscopia, com ou sem biopsia gastrointestinal
Cesariana
Ecocardiograma transesofágico
Marcapassos cardíacos, desfibriladores ou *stents* coronarianos implantados

Incisão ou biopsia de pele pós-anti-sepsia local
Circuncisão
Na ausência de infecção: cateterismo uretral, dilatação e curetagem, parto vaginal sem complicações, aborto terapêutico, procedimentos de anti-sepsia ou inserção ou retirada de dispositivos intra-uterinos, laparoscopia

---

*Para maiores detalhes, ver referência 1.

Referências

1. Kaschmer AW: Infective Endocarditis, p. 1097. Ver Bibliografia, 6.
2. Dajani AS, et al: Prevention of Bacterial Endocarditis. *JAMA* 264:2919, 1990.
3. Dajani AS, et al: Prevention of Bacterial Endocarditis. *JAMA* 277:1794, 1997.
4. Durack DT: Prevention of Infective Endocarditis: *N Engl J Med* 332:38, 1995.

3-B. Regimes Profiláticos (em Adultos)

Procedimento	Tratamento recomendado
PROCEDIMENTOS DENTÁRIOS, ORAIS, NO TRATO RESPIRATÓRIO SUPERIOR OU ESOFÁGICOS	
Padrão	Amoxicilina, 2 g VO 1 h antes do procedimento
Para pacientes incapazes de tomar medicação oral	Ampicilina, 2 g IV (ou IM) 30 minutos antes do procedimento
Para pacientes alérgicos à Penicilina/Ampicilina/Amoxicilina	Clindamicina, 600 mg VO 1 hora antes do procedimento ou cefalexina* ou cefadroxil,* 2 g, VO 1 h antes do procedimento ou azitromicina ou claritromicina, 500 mg, VO 1 h antes do procedimento
Para pacientes alérgicos à Penicilina/Ampicilina/Amoxicilina, incapazes de tomar medicação oral	Clindamicina 600 mg IV 30 min antes do procedimento ou cefazolina*, 1 g IV ou IM 30 min antes do procedimento
PROCEDIMENTOS NOS TRATOS GENITOURINÁRIO E GASTROINTESTINAL	
Pacientes de alto risco	Ampicilina, 2 g IV ou IM + gentamicina, 1,5 mg/ kg, IV ou IM (não exceder 120 mg) 30 min antes do procedimento; então amoxicilina 1 g, VO 6 h após a dose inicial ou ampicilina, 1 g IV ou IM

Pacientes de alto risco alérgicos a amoxicilina/ampicilina	Vancomicina, 1 g EV administrada em 1 h + gentamicina, 1,5 mg/kg IV ou IM (não exceder 120 mg) 1 h antes do procedimento
Pacientes de risco moderado	Amoxicilina 2 g, VO 1 h antes do procedimento ou ampicilina, 2 g IV ou IM 30 min do início do procedimento
Paciente de risco moderado, alérgicos a ampicilina/amoxicilina	Vancomicina, 1 g IV em 1/ 2 h, completar infusão dentro de 30 min do início do procedimento

*Cefalosporinas não devem ser usadas com pacientes com reações urticariformes ou anafiláticas à penicilina.
Modificado de Dajani AS, et al: Prevention of Bacterial Endocarditis. *JAMA*, 277:1704, 1997; e Karchmer AW: Infective Endocarditis, p 1077.
Ver Bibliografia, 6.

3-C. Roteiro para a Profilaxia do Tétano

História de imunização contra o tétano (doses)	Anos desde a última dose	Feridas pequenas limpas		Todas as outras feridas	
		Dar Td[a]	Dar TIG	Dar Td	Dar TIG[b]
Desconhecida ou < 3	—	Sim	Não	Sim	Sim[c]
≥ 3	> 10	Sim	Não	Sim	Não
≥ 3	5–10	Não	Não	Sim	Não
≥ 3	< 5	Não	Não	Não[d]	Não

[a] Tétano tipo adulto e toxóide diftérico (Td) para pacientes > 8 anos de idade.
[b] Imunoglobulina tetânica humana (TIG) é preferível dar 250 unidades IM.
[c] A dose de 500 unidades IM é preferida para feridas altamente propensas ao tétano.
[d] A não ser que a imunização primária tenha sido "líquido" em lugar de vacina absorvida.

Referências

1. Des Prez RM, Haas DW: Mycobacterium Tuberculosis, p. 2213. Ver Bibliografia, 3.
2. American Thoracic Society and Centers of Disease Control and Prevention: Control of Tuberculosis in the United States. *Am Rev Respir Dis* 146:1623, 1992.
3. Treatment of Tuberculosis and Tuberculosis Infection in Adults and Children. *Am J Respir Crit Care Med* 149:1359, 1994.

3-D. Recomendações para Profilaxia com Isoniazida[a]

Grupo de risco	Idade	Reação à tuberculina (mm)	Duração do tratamento (meses)
Infectados pelo HIV	Todas	> 5[b]	12
Contatos íntimos de pacientes com tuberculose[c]	Todas	> 5	6 (9 para crianças)
Pessoas com lesões fibróticas à radiografia de tórax	Todas	> 5	12
Pessoas recentemente infectadas	Todas	> 10	6
Pessoas com condições clínicas de alto risco[d]	Todas	> 10	6–12
Grupo de alta incidência[e]	< 35 anos	> 10	6
Grupo de baixa incidência	< 35 anos	> 15	6

[a]1. Antes de iniciar a quimioprofilaxia com isoniazida, é essencial excluir infecção ativa (para a qual a terapia com uma única droga é inadequada).
2. Se há suspeita de resistência à isoniazida, um esquema profilático alternativo pode ser apropriado.
3. A isoniazida está contra-indicada na presença de doença hepática ativa.

[b]Pessoas infectadas pelo vírus da imunodeficiência humana (HIV) anérgicas com um risco estimado de infecção por *M. tuberculosis* de 10% também podem ser consideradas candidatas.

[c]Contatos tuberculina-negativos, especialmente crianças, devem receber profilaxia durante 2 ou 3 meses depois que o contato termina e então ser retestados com derivado protéico purificado. Aqueles cujos resultados permanecem negativos devem interromper a profilaxia.

[d]Inclui diabetes melito, terapia prolongada com glicocorticóides sistêmicos, outra terapia imunossupressora, algumas doenças hematológicas e reticuloendoteliais, uso de drogas injetáveis (com soronegatividade para o HIV), doença renal terminal e situações clínicas associadas a rápida perda de peso ou subnutrição crônica.

[e]Inclui as pessoas nascidas em municípios de alta prevalência, membros de populações de baixa renda com má assistência médica, e residentes em instituições de assistência a longo prazo.

Referências

1. George WC, Feinegold SM: Clostridial Infection, p. 1673. Ver Bibliografia, 2.
2. Brand DA, et al: Adequacy of Antitetanus Prophylaxis in Six Hospital Emergency Rooms. *N Engl J Med* 309:636, 1983.
3. Greenstein WA, Hinman AR, Bart KJ, et al, p. 2117. Ver Bibliografia, 3.
4. Centers of Disease Control and Prevention: Diphtheria, Tetanus, and Pertussis: Recommendations for Vaccine Use and Other Preventative Measures. Recommendations for the Immunization Practices Advisory Committee (ACIP). *MMWR Morb Mortal Wkly Rep* 40:1–28, 1991.

Modificado de Recommendations of the American Thoracic Society and the Centers for Disease Control and Prevention, 1994.

3-E. Doenças Sexualmente Transmissíveis Selecionadas: Recomendações Atuais para o Tratamento

Gonorréia

Diagnóstico	Tratamento indicado
Infecção gonocócica em homens e mulheres	Ceftriaxona, 125 mg IM ou Ciprofloxacina,[a] 500 mg uma vez VO ou Ofloxacina,[a] 400 mg uma vez VO ou Cefixima[b] 400 mg, uma vez VO, ou Espectinomicina,[c] 2 g IM uma vez ao dia Terapia para clamídia concomitante é recomendada: Azitromicina,[a] 1 g VO uma vez ao dia ou Doxiciclina,[a] 100 mg VO 2 vezes ao dia durante 7 dias ou Ofloxacina,[a] 300 mg 2 vezes ao dia durante 7 dias ou Estearato de eritromicina, 500 mg 4 vezes ao dia durante 7 dias
Doença inflamatória pélvica	
Pacientes hospitalizadas (pelo menos 4 dias de terapia IV e 14 dias de terapia total)	Cefoxitina, 2 g IV a cada 6 horas, ou cefotetano, 2 g IV a cada 12 horas, mais doxiciclina,[a] 100 mg IV a cada 12 horas, seguidos por doxiciclina,[a] 100 mg VO 2 vezes ao dia até completar 14 dias de terapia ou

(*Continua*)

3-E. Doenças Sexualmente Transmissíveis Selecionadas: Recomendações Atuais para o Tratamento *(Cont.)*

Diagnóstico	Tratamento indicado
	Clindamicina, 900 mg IV a cada 8 horas mais gentamicina, 2 mg/kg IV uma vez ao dia, seguidos por 1,5 mg/kg IV a cada 8 horas[d], seguidos por doxiciclina[a] 100 mg, VO 2 vezes ao dia, até completar 14 dias de terapia ou
Pacientes ambulatoriais	Cefoxitina, 2 g IM uma vez ao dia, mais
	Probenecide, 1 g VO, uma vez ao dia ou
	Ceftriaxona, 250 mg IM uma vez ao dia
	Qualquer regime seguido por doxiciclina, 100 mg 2 vezes ao dia VO durante 14 dias ou
	Ofloxacina,[a] 400 mg VO 2 vezes ao dia por 14 dias mais
	Metronidazol, 500 mg 2 vezes ao dia durante 14 dias ou
	Clindamicina, 450 mg VO 4 vezes ao dia durante 14 dias
Infecção gonocócica disseminada (síndrome artrite-dermatite)	Ceftriaxona, 1 g IV ou IM a cada 24 horas por 7–10 dias ou
	Cefotaxima, 1 g IV a cada 8 horas por 7–10 dias ou
	Ceftizoxima, 1 g IV a cada 8 horas por 7–10 dias
	Em pacientes alérgicos aos β-lactâmicos, espectinomicina, 2 g IM a cada 12 horas

Chlamydia trachomatis	
Uretrite não-gonocócica em adultos	Azitromicina, 1 g VO dose única
	Doxiciclina,[a] 100 g VO 2 vezes ao dia durante 7 dias
	Tetraciclina,[a] 500 mg VO 4 vezes ao dia durante 7 dias
	Estearato de eritromicina, 500 mg VO 4 vezes ao dia durante 7–21 dias
Na gravidez	Estearato de eritromicina, 500 mg 4 vezes ao dia por 7 dias ou
	Amoxicilina, 500 mg 3 vezes ao dia por 10 dias

(Continua)

[a]Contra-indicada na gravidez.
[b]Eficácia na gravidez não estabelecida.
[c]Ineficaz em infecção faríngea. Só recomendada para uso durante a gravidez em pacientes alérgicas aos β-lactâmicos.
[d]Pode ser necessária modificação da dose na insuficiência renal.

3-E. Doenças Sexualmente Transmissíveis Selecionadas: Recomendações Atuais para o Tratamento *(Cont.)*

Sífilis

	Tratamento indicado[a]	
Diagnóstico/estágio	Não alérgico à penicilina	Alérgico à penicilina
Primário, secundário ou latente precoce	Penicilina G benzatina, 2,4 milhões de unidades IM (metade em cada quadril) em dose única	Estearato de eritromicina, 500 mg VO 4 vezes ao dia, ou doxiciclina,[b] 100 mg VO 2 vezes ao dia, durante 14 dias
Tardia latente, latente de duração indeterminada, cardiovascular, terciária benigna	Penicilina G benzatina, 2,4 milhões de unidades IM, uma vez por semana durante 3 semanas	Estearato de eritromicina ou doxiciclina,[b] 100 mg VO 2 vezes ao dia, durante 30 dias
Neurossífilis	Penicilina G cristalina aquosa, 2,4 milhões de unidades IV a cada 4 horas, durante 10–14 dias; ou penicilina G procaína , 2,4 milhões de unidades IM 4 vezes ao dia, e probenecide 500 mg VO 4 vezes ao dia, ambos durante 10-14 dias	Cutirreação para alergia à penicilina; dessensibilizar se necessário
Na gravidez	O mesmo para não-grávida, conforme o estágio	Cutirreação para alergia à penicilina; dessensibilizar se necessário

[a]Em pacientes HIV-positivos, podem ser indicados esquemas de tratamento modificados.
[b]Contra-indicada na gravidez.

3-E. Doenças Sexualmente Transmissíveis Selecionadas

Herpes Simples	
Diagnóstico	Tratamento indicado
Genital primário	Aciclovir, 400 mg VO 3 vezes ao dia por 7–10 dias
Proctite primária	Aciclovir 800 mg VO 3 vezes ao dia por 7–10 dias
Recorrente	Aciclovir, 400 mg VO 3 vezes ao dia por 5 dias
Grave	Aciclovir, 5 mg/kg IV a cada 8 horas por 5–7 dias

Referências
1. Drugs for Sexually Transmitted Diseases. *Med Lett Drugs Ther* 37:117, 1995.
2. Tramont ED: Treponema Pallidum (Syphilis), p. 2117. Ver Bibliografia, 3.

3-F. Drogas Comuns que Necessitam de Ajuste de Dose em Paciente com Insuficiência Renal

Antibióticos
Aciclovir
Ácido nalidíxico
Amantadina
Aminoglicosídeos (p. ex., tobramicina)
Ampicilina
Anfotericina
Aztreonam
Cefalosporinas (exceto cefoperazona, ceftriaxona)
Ciclosserina
Cidofovir
Ciprofloxacina e todas as quinolonas
Claritromicina
Cloroquina
Delavirdina
Didanosina
Doxiciclina
Estavudina
Etambutol
Fanciclovir

Fluconazol
5-Fluorocitosina
Foscarnet
Ganciclovir
Imipenem
Indinavir
Isoniazida (especialmente acetiladores lentos)
Itraconazol
Lanivudina
Meropenem
Metronidazol
Nevirapirina
Nitrofurantoína
Ofloxacina
Penicilinas (exceto cloxacilina, dicloxacilina, nafcilina, oxacilina)
Pentamidina
Pirazinamida
Ribavirina
Rimantadina
Sulfametoxazol-trimetoprim
Sulfissoxazol
Terbinafina
Tetraciclinas (exceto minociclina)
Trimetoprim
Valaciclovir
Vancomicina
Zalcitabina
Zidovudina

Analgésicos
Acetaminofeno
Aspirina
Butorfanol
Codeína
Fenazopiridina (Pyridium)
Fentanil
Meperidina
Metadona
Morfina
Pentazocina
Propoxifeno (Darvon)

Drogas Sedativas e Psiquiátricas
Buspirona
Carbonato de Lítio

Clordiazepóxido (Librium)
Etclorvinol
Hidrato de Cloral
Glutetimida (Doridem)
Lorazepam
Meprobamato
Metaqualona
Midazolam
Venlafaxina

Drogas Cardiovasculares
Acebutolol
Acetazolamida
Ácido etacrínico
Amilorida
Atenolol
Betaxolol
Bretílio
Todos os inibidores da enzima conversora de angiotensina (exceto fosinopril)
Digitoxina (para depuração de creatinina < 10 ml/min)
Digoxina
Disopiramida (Norpace)
Espironolactona
Flecainida
Guanetidina
Hidralazina
Metildopa
Mexiletila
Moricizina
Nadolol
Nitroprussiato
Procainamida
Propafenona
Reserpina
Sotalol
Tiazidas
Tocainida
Triantereno
Verapamil

Antineoplásicos e Imunossupressores
Azatioprina
Bleomicina
Ciclofosfamida
Cisplatina

Daunorrubicina
Doxorrubicina
Estreptozotocina
Etoposida
Fludarabina
Hidroxiuréia
Melfalan
Metotrexate
Mitomicina C
Nitrosuréia
Plicamicina
Estrepto zotocina

Drogas Artríticas
Acetaminofeno
Alopurinol
Aspirina
Cetorolac
Colchicina
Diflunisal
Fenilbutazona
Ouro
Penicilamina
Probenecida
Sulfimpirazona
Sulindac

Anticonvulsivantes
Ácido valpróico
Carbamazepina (Tegretol)
Etossuximida
Fenobarbital
Primidona
Trimetadiona

Outros Fármacos
Ácido nicotínico
Antiácidos com magnésio
Baclofeno
Cetirizina
Cimetidina
Clofibrato
Difenidramina
Famotidina
Fexofenadine
Galamina
Genfibrozil
Hipoglicemiantes

- Acetoexamida
- Clorpropamida
- Insulina
- Metformina
- Tolbutamida

Metoclopramida
Neostigmina
Nizatidina
Pancurônio
Pravastatina
Propiltiouracil
Ranitidina
Sinvastatina
Terbutalina (especialmente parenteral)

Referências

1. Huey WY, Coyne DW: Dosage Adjustments of Drugs in Renal Failure, p. 549. Ver Bibliografia, 1.
2. Swan, SK, Bennett WM: Use of Drugs in Patients with Renal Failure, p. 2963. Ver Bibliografia, 5.

3-G. Roteiro para Terapia Intravenosa com Aminofilina*

Dose de ataque

	Dose (mg/kg)[a]
Nenhuma ingestão de teofilina conhecida nas últimas 24–48 horas	5–6 mg/kg em 15–30 min[b]
Teofilina ingerida nas últimas 48 horas	0–4 mg/kg em 15–30 min[c]
Resposta clínica ruim à dose de ataque inicial e nenhum sinal clínico de toxicidade, ou nível sangüíneo de teofilina < 15 μg/mL	1–3 mg/kg adicionais em 15–30 min

[a]Baseada no peso corporal ideal.
[b]Para elevar o nível sérico em 10 μg/mL.
[c]A terapia é guiada pelo nível sérico de teofilina, se disponível.

Dose de Manutenção (Infusão Contínua)*

	Dose (mg/kg/h)[a,b]
Crianças > 9 anos de idade e adultos fumantes < 55 anos de idade	0,50–0,90
Adultos não-fumantes	0,40–0,60
Obstrução grave das vias respiratórias	0,40
Insuficiência cardíaca leve a moderada	< 0,40
Insuficiência cardíaca grave	< 0,20
Pneumonia	0,20–0,40
Disfunção hepática com bilirrubina sérica < 1,5 mg/dL e albumina sérica > 2,9 g/dL	< 0,45
Disfunção hepática com bilirrubina sérica > 1,5 mg/dL e/ou albumina sérica < 2,9 g/dL	< 0,20

[a]Adolescentes e/ou fumantes geralmente metabolizam teofilina mais rapidamente e muitas vezes recebem doses mais altas.
[b]Pacientes usando propranolol, isoniazida, bloqueadores de canais de cálcio, mexiletina, pentoxifilina, cafeína, eritromicina, claritromicina, tacrina, fluvoxamina, dissulfiram, interferon, alfa-A recombinante humano, metotrexato, mexiletina, ticlopidina, cimetidina, troleandomicina (Tao), tiabendazol, mebendazol, ciprofloxacina, alopurinol, contraceptivos orais, norfloxacina, enoxacina ou ofloxacina metabolizam teofilina mais lentamente e podem requerer uma redução na dosagem. Pacientes usando fenitoína, fenobarbital, carbamazepina, moricizina, aminoglutetimida, furosemida ou rifampicina podem requerer um aumento na dosagem.

Referências

1. Hendeles L, Weinberger M: Poisoning Patients with Intravenous Theophylline (editorial). *Am J Hosp Pharm* 37:49, 1980.
2. Powell JR, et al: Theophylline Disposition in Acutely Ill Hospitalized Patients. *Am Rev Respir Dis* 118:229, 1978.
3. Hendeles L, Weinberger M, Bighley L: Disposition of Theophylline after a Single Intravenous Infusion of Aminophylline. *Am Rev Respir Dis* 118–197, 1978.
4. Physicians' Desk Reference. Montvale, NJ: Medical Economics Data, 1998, p. 1333.

*Determinações de teofilina sérica após 12–36 horas de infusão contínua de aminofilina são úteis.

3-H. Preparações com Glicocorticóide

Nome USP	Nome comercial	Dose por comprimido (mg)	Potência antiinflamatória relativa	Potência mineralocorticóide relativa	Dose equivalente aproximada (mg)	Meia-vida biológica (horas)[a]
Ação curta						
Hidrocortisona (cortisol)	Hydrocortone, Solu-Cortef[b]	5, 10, 20	1,0	1,0	20,0	8–12
Cortisona		5, 10, 20	0,8	0,8	25,0	8–12
Ação intermediária						
Prednisona	Deltasone	1, 2,5, 5, 10	4,0	0,8	5,0	12–36
Metilprednisolona	Medrol, Solu-Medrol[b]	2, 4, 8, 16, 24, 32	5,0	0,5	4,0	12–36
Triancinolona	Aristocort, Aristospan[b]		5,0	0	4,0	12–36

(Continua)

3-H. Preparações com Glicocorticóide *(Cont.)*

Nome USP	Nome comercial	Dose por comprimido (mg)	Potência antiinflamatória relativa	Potência mineralocorticóide relativa	Dose equivalente aproximada (mg)	Meia-vida biológica (horas)[a]
Ação prolongada						
Dexametasona	Decadron, Dolalone[b]	0,25, 0,5, 0,75, 1,5, 4	25	0	0,75	36–72
Betametasona	Celestone	0,6	25	0	0,60	36–72

[a]Aplicar apenas para vias oral e intravenosa de administração.
[b]Forma parenteral.
Modificado de Dayogo-Jack S: Mineral and Metabolic Bone Disease, p. 459.Ver Bibliografia, 1.

Referências

1. Shimmer PP, Parker KL: Adrenocorticotropic Hormone, Adrenocortical Steroids and Their Synthetic Analogs; Inhibitor of the Synthesis and Actions of Adrenocortical Hormones, p. 1549. Ver Bibliografia, 4.
2. Axelrod L; Glucocorticoid Therapy. *Medicine* 55:39, 1976.

3-I. Agentes Hipoglicemiantes

Características das Preparações de Insulina Comumente Usadas*

		Ação		
Classificação	Preparação de insulina	Começo	Pico	Duração (horas)
Ação rápida	Regular	IV: imediato	15–30 min	2
		IM: 5–30 min	30–60 min	2–4
		SC: 15–60 min	2–6 h	4–12
	Semilenta	SC: 30–60 min	3–10 h	8–18
	Lispro	SC: 15–30 min	1–2 h	3–5
Ação intermediária	Protamina Hagedorn neutra	SC: 1,5–4 h	6–16 h	12–24
	Lente	SC: 1–4 h	6–16 h	12–28
Ação prologada	Insulina protamina zíncica (PZI)	SC: 3–8 h	14–26 h	24–40
	Ultralente (bovina)	SC: 3–8 h	8–28 h	24–40
	Ultralente (humana)	SC: 3–8 h	4–10 h	9–36
Insulina mista	Novolin 70/30	30 min	2–12 h	24

[a]A atividade pode ser prolongada na insuficiência renal.
Modificado de Orland MJ: Diabetes Mellitus, p. 398. Ver Bibliografia, 1.

(Continua)

3-I. Agentes Hipoglicemiantes *(Cont.)*

Agentes Hipoglicemiantes Orais

Tipo	Forma disponível (mg)	Faixa de dosagem diária total (mg)	Duração da ação (horas)	Dose dada	Excreção
Sulfoniluréias*					
Tolbutamida (Orinase)	250, 500	500–3.000	6–12	2–3 vezes ao dia	Renal
Clorpropamida (Diabinese)	100, 250	100–500	até 90	1–2 vezes ao dia	Renal
Tolazamida (Tolinase)	100, 250, 500	100–1.000	12–24	1–2 vezes ao dia	Renal
Glipizida (Glucatrol)	5, 10	5–40	12–24	1–2 vezes ao dia	Renal 80%, biliar 20%
Glipizida GITS	5	5–20	24–36	1 vez ao dia	Renal
Gliburida	1,25–2,5	2,5–20	24–60	1–2 vezes ao dia	Renal 50%, biliar 50%
(DiaBeta, Micronase)	5,0				
Gliburida Micronizada	0,75	0,75–12	24–60	1–2 vezes ao dia	Renal 50%, biliar 50%
Acetohexamida (Dymelor)	250–750	250–1.500	12–24	1–2 vezes ao dia	Renal
Glimepirida (Amaryl)	1	1–8	24–60	1 vez ao dia	Renal 80%, biliar 20%

Biguanida					
Metformina (Glucophage)	500–850	500–3.000	12–24	2–3 vezes ao dia	Renal
Inibidor da α-glicosidase					
Acarbose (Precose)	25	75–300	2–6	3 vezes ao dia	A maior parte não é absorvida
Tiazolidinediona					
Troglitazona (Rezulin)	200	200–600	12–24	1 vez ao dia	Não-renal, metabolismo hepático provavelmente significativo
Maleato de rosiglitazona (Avandia)	2, 4, 8	4–8	12–24	1–2 vezes ao dia	Hepática
Ploglitazona	15, 30, 45	15–45	24–36	1 vez ao dia	Hepática

*A atividade é prolongada na insuficiência hepática e renal.
Modificado de Orland MJ: Diabetes Mellitus, p. 398. Ver Bibliografia, 1.

Fatores Causadores de Hiperglicemia em Diabéticos

Ganho de peso ou ingestão aumentada de carboidrato
Infusão intravenosa de carboidrato
 (p. ex., hiperalimentação)
Crescimento puberal
Gravidez
Não uso ou uso incorreto de insulina
Infecção ou inflamação
Cetoacidose
Estresse emocional
Outros estresses agudos (p. ex., IAM, pancreatite, cirurgia)
Endocrinopatias
  Hipertireoidismo
  Feocromocitoma
  Hiperadrenocorticismo
  Hiperlipidemia intensa
  Hiperparatireoidismo primário
  Acromegalia
Atividade ou exercício reduzidos
Doença ou ressecção pancreática
Destruição medicamentosa das células das ilhotas
 pancreáticas (p. ex., estreptozocina,
 isotianato de pentamidina)
Hipocalemia
Hipomagnesemia
Drogas
  Ácido nicotínico
  Inibidores da protease do HIV
  Diazóxido
  Simpaticomiméticos
  Glicocorticóides
  Fenitoína
  Preparações de hormônio tireóideo
  Diuréticos
  Contraceptivos orais e outros estrogênios
Alteração na terapia oral hipoglicêmica
Anticorpos antiinsulina ou anti-receptor de insulina
Estados resistentes à insulina

Fatores que Causam Hipoglicemia em Diabéticos

Perda de peso de ou ingestão de carboidrato diminuída
Infusão de carboidratos intravenosa diminuída
Atividade aumentada
Overdose de insulina e/ou terapia com sulfoniluréia
Interações de drogas com terapia com sulfoniluréia
  Salicilatos

Clopidogrel
Pentamidina
Quinina
Propranolol
Sulfonamidas
Insuficiência renal
Uso de álcool
Hipotireoidismo
Hipoadrenocorticismo
Dosagem diminuída ou interrupção de medicação (p. ex., glicocorticóides, diuréticos, preparações de hormônio tireóideo)
Processos intercorrentes que causam hipoglicemia (p. ex., insulinoma; ver 4-V)

Referências

1. Orland MJ: Diabetes Mellitus and Related Disorders, p. 396. Ver Bibliografia, 1.
2. Smith, RJ: Approach to the Patient with Hypoglycemia, p. 2166. Ver Bibliografia, 2.

3-J. Drogas Vasoativas Intravenosas Selecionadas

Droga	Preparações comuns	Dosagem	Comentários
Epinefrina	5 mg/500 mL	Dose inicial: 1–4 µg/min; reduzir a dose gradualmente para ter efeito	Arritmias vasoconstritoras
Anrinona (Inocor)	1 ampola = 100 mg; diluir a concentração de 1–3 mg/mL em solução salina; não usar dextrose	Dose inicial: 0,75 mg/kg em 2–3 min e então infundir continuamente 5–15 µg/kg/min	Efeitos colaterais: trombocitopenia, distúrbios gastrointestinais, febre, mialgia, disfunção hepática, irritabilidade ventricular e hipotensão
Milrinona (Primacor)	40 mg em 200 mL D5W 5% ou SF	Dose inicial: 50 µg/kg IV lento em 10 min, e então infundir continuamente 0,375-0,750 µg/kg/min; reduzir a dose gradualmente para ter efeito	Efeitos colaterais: hipertensão, arritmias ventriculares e cefaléias
Nitroprussiato de sódio (Nipride)	1 ampola = 50 mg; acrescentar 50 mg a 250 mL D5W 5% apenas	Dose inicial: 0,3–5 µg/kg/min; reduzir a dose gradualmente para ter efeito apenas ou um máximo de 10 µg/min; a dose efetiva média é 3 µg/kg/min	O equipo de infusão deve ser protegido da luz; bomba de infusão é necessária; uma dose total > 3 mg/kg pode estar associada a toxicidade, especialmente quando há insuficiência renal

Nitroglicerina	Normalmente 1 ampola = 50 mg; acrescente 50 mg a 250 mL D5W 5% ou SF; seguir as recomendações dos fabricantes	Dose inicial: 3–10 μg/kg/min; aumentar em 5–10 mg/min a cada 3–5 min até obter resposta. Dose máxima habitual: 300 μg/kg/min	Usar garrafas de vidro ou recipientes de poliolefina e tubulação não-absorvente. Tratar hipotensão com volume e cessação da infusão
Bretílio (Bretylol)	1 ampola = 500 mg; acrescentar 2 g a 500 mL D5W a 5% ou SF	Para taquicardia ventricular, 5–10 mg/kg (não diluído) em 10 min, e então infundir continuamente 1–4 mg/min	Podem ser provocadas arritmias e/ou hipotensão
Procainamida (Pronestyl)	Frasco de 10 mL = 1.000 mg; frasco de 2 mL = 1.000 mg; acrescentar 2 g a 500 mL de D5W a 5% ou SF	Dose de ataque: < 17 mg/kg IV em bureta a < 50 mg/min; então infundir 1–5 mg/min continuamente	Hipotensão é o efeito de toxicidade principal
Lidocaína (Xylocaine)	1 ampola = 50 ou 100; misture previamente 2 g em 500 mL em D5W a 5%	Dose inicial: 50–100 mg IV; pode-se repetir 0,5 mg/kg a cada 10 min até um total de 3 mg/kg, e então infundir 1-4 mg/min continuamente	Não devem ser administrados mais que 200-300 mg de lidocaína em um período de 1 hora. Os efeitos tóxicos habituais são convulsões e confusão
Amiodarona (Cordarone)	Diluir em D5W 5% apenas	Dose de ataque: 150 mg mais de 10 min (pode repetir), então 1 mg/min em 6 horas, e então 0,5 mg/min continuamente	Pode ocorrer náusea com a dose de ataque. Bradicardia sinusal e bloqueio AV podem acontecer

(Continua)

3-J. Drogas Vasoativas Intravenosas Selecionadas *(Cont.)*

Droga	Preparações comuns	Dosagem	Comentários
Esmolol (Brevibloc)	Misturar 2,5 mg em 250 mL D5W ou SF	Dose inicial: 500 µg/kg em 1 min e após infundir a 50 µg/kg/min	A toxicidade inclui hipotensão, bloqueio cardíaco, parada cardíaca, broncoespasmo
Diltiazém (Cardizem)	250 mg/250 mg (1 mg/mL)	5–20 mg IV em dose de ataque inicialmente, depois infundir de 5–20 mg/h e reduzir a dose gradualmente para ter efeito	Hipotensão Bradicardia
Ibutilida (Corvert)	1 mg em 50 ml D5W 5% ou 1 mg/10 ml	1 mg IV em bureta em 10 min, podendo ser repetida uma vez (se o peso é < 60 kg, usar 0,01 mg/kg)	5% de risco de pró-arritmias graves
Nicardipina (Cardene)	25 mg em 250 ml de SF ou D5W 5%	Infundir a 2-15 mg/hora	Hipotensão, cefaléia

AV, Atrioventricular; D5W, dextrose a 5% em água; SF, soro fisiológico.

Referências

1. Botteron GW, Smith JM: Cardiac Arrhythmias, p. 130. Ver Bibliografia, 1.
2. Carey CF, Schaiff AA: Intravenous Admixture, Preparation and Administration Guide, p. 546. Ver Bibliografia, 1.

3-K. Interações de Drogas e Doenças com Warfarin (Coumadin)

Tempo de Protrombina Aumentado

Acetaminofeno
Ácido etacrínico
Ácido mefenâmico
Ácido nalidíxico
Ácido valpróico
Agentes hipoglicêmicos
Álcool*
Alopurinol
Amiodarona
Anestésicos inalatórios
Antibióticos aminoglicosídeos (orais)
Antidepressivos tricíclicos
Ativador do plasminogênio tecidual (t-PA)
Azitromicina
Bromelinas
Câncer
Cefalosporinas (parenterais)
Cetoconazol
Cetoprofeno
Ciclofosfamida*
Cimetidina
Ciprofloxacina
Claritromicina
Clofibrato
Clorpropamida
Colestiramina*
Desnutrição
Dextrano
Dextrotiroxina
Diarréia
Diazóxido
Diflunisal
Disopiramida
Dissulfiram
Diuréticos*
Doença hepática
Doença vascular do colágeno
Doxiciclina
Drogas hepatotóxicas
Enoxacina
Eritromicina
Esteatorréia

Esteróides anabolizantes
Estreptoquinase
Febre
Fenilbutazona
Fenitoína*
Fenoprofeno
Fluconazol
Fluorouracil
Fluoxetina
Genfibrozil
Glucagon
Heparina
Hidrato de cloral*
Hipertireoidismo
Ibuprofeno
Idade
Indometacina
Inibidores da monoaminoxidase
Insuficiência cardíaca congestiva
Isoniazida (600 mg/dia)
Itraconazol
Levamisol
Lovastatina
Má absorção ou deficiência de vitamina K
Metildopa
Metilfenidato
Metimazol*
Metronidazol
Miconazol
Moricizina*
Naproxeno
Narcóticos
Norfloxacina
Ofloxacina
Omeprazol
Oxifembutazona
Paroxetina
Penicilina
Pentoxifilina
Piperacilina
Pirazolonas
Piroxicam
Prednisona
Preparações tireóideas
Propafenona
Propiltiouracil*

Propranolol
Quimotripsina
Quinidina
Quinina
Ranitidina*
Salicilatos (> 1 g/dia)
Sertralina
Sinvastatina
Sulfametoxazol-trimetoprim
Sulfimpirazona
Sulfonamidas
Sulindac
Tamoxifeno
Tempo de protrombina (TP)/taxa internacional normalizada (INR) incertos
Tetraciclinas
Ticarcilina
Ticlopidina
Tolbutamida
Tolmetina
Uroquinase
Vacina para influenza
Vitamina E
Zafirlukast

*Pode aumentar ou diminuir o tempo de protrombina.

Tempo de Protrombina Diminuído/Taxa Internacional Normalizada

Álcool*
Aminoglutetimida
Anti-histamínicos
Azatioprina
Barbitúricos
Carbamazepina
Ciclofosfamida
Ciclosporina
Clima quente prolongado
Clordiazepóxido
Clortalidona
Colestiramina*
Contraceptivos orais
Dicloxacilina
Dieta rica em vitamina K
Diuréticos*
Edema

Espironolactona
Estrogênos
Etclorvinol
Etretinato
Glicocorticóides
Glutetimida
Gravidez (para a mãe apenas)
Griseofulvina
Haloperidol
Hidrato de cloral*
Hidróxido de alumínio
Hiperlipidemia
Inseticidas
Meprobamato
Metimazol
Mixedema
Moricizina*
Nafcilina
Paraldeído
Primidona
Ranitidina*
Resistência hereditária
Rifampicina
Síndrome nefrótica
Sucralfato
TP/INR incertos
Trazodona
Vitamina C (alta dose)
Vitamina K

Referência

1. *Physicians' Desk Reference*. Montvale, NJ: Medical Economics Data, 1998, p. 866.

*Pode aumentar ou diminuir o tempo de protrombina.

3-L. Lista Parcial de Drogas Usadas durante a Gravidez

Tipo de medicação	Uso seguro na gravidez[a]	Informação limitada, relativamente segura[b]	Riscos associados ao uso[c]	Evitar na gravidez[d]
Analgésicos	Acetaminofeno	Hidromorfona[e]	Salicilatos	
		Codeína[e]	Ibuprofeno	
		Meperidina[e]	Indometacina	
		Oxicodona com aspirina[e]		
		Morfina[e]		
Antibióticos	Ampicilina	Amicacina	Cloranfenicol	Cloroquina
	Eritromicina	Anfotericina B	Metronidazol	Ciprofloxacina
	Penicilina	Nitrofurantoína	Isoniazida	Norfloxacina
	Carbenicilina	Ampicilina com sulbactam	Estreptomicina	Tetraciclinas
		Amoxicilina com ácido clavulânico	Sulfonamidas	
		Miconazol	Rifampicina	
		Aztreonam	Trimetoprim	
		Ticarcilina	Canamicina	
		Oxacilina		
		Meticilina		
		Cefalosporinas		

(Continua)

3-L. Lista Parcial de Drogas Usadas durante a Gravidez *(Cont.)*

Tipo de medicação	Uso seguro na gravidez[a]	Informação limitada, relativamente segura[b]	Riscos associados ao uso[c]	Evitar na gravidez[d]
		Clindamicina		
		Gentamicina		
		Tobramicina		
Anticoagulantes		Dipiridamol		Warfarin
		Heparina		
Antieméticos		Meclizina	Trietilperazina	
		Trimetobenzamida	Proclorperazina	
		Metoclopramida		
Antiepilépticos		Etossuximida	Clonazepam	
			Fenitoína	
			Ácido valpróico	
			Primidona	
			Fenobarbital	
Anti-histamínicos	Tripelenamina		Bromofeniramina	Hidroxizina
			Terfenadina	
			Astemizol	

			Difenidramina	
Anti-hipertensivos		Hidralazina	Atenolol	Captopril
		Metildopa	Nitroprussiato	Reserpina
		Clonidina	Diazóxido	Enalapril
		Metoprolol	Labetalol	Lisinopril
		Prazosin	Timolol	
			Propranolol	
			Nadolol	
Preparações para asma		Beclometasona	Albuterol	
		Aminofilina	Isoproterenol	
		Cromolin sódico	Metaproterenol	
		Terbutalina		
		Brometo de ipratrópio		
Drogas cardíacas	Digoxina	Procainamida	Diltiazem	
		Atropina	Nifedipina	
		Quinidina		
		Lidocaína		
		Verapamil		
		Disopiramida		
		Hidrato de terpin		

(Continua)

3-L. Lista Parcial de Drogas Usadas durante a Gravidez *(Cont.)*

Tipo de medicação	Uso seguro na gravidez[a]	Informação limitada, relativamente segura[b]	Riscos associados ao uso[c]	Evitar na gravidez[d]
Preparações para tosse		Guaifenesina		
Diuréticos[f]	Furosemide	Bumetanida Ácido etacrínico Acetazolamida Hidroclorotiazida		
Hipoglicemiantes[g]	Insulina			Clorpropamida Tolbutamida Gliburida
Laxantes	Leite de magnésia *Psyllium*	Docusato		
Sedativos				Barbitúricos Benzodiazepinas
Preparações tireóideas	Tiroxina		Metimazol Propiltiouracil Iodeto	
Outras drogas	Sulfato ferroso	Alopurinol	Glicocorticóides	Agentes antineoplásicos

Caopectato	Clofibrato	Anfetaminas	Bromocriptina
Probenecida	Antagonistas H_2	Ácido etilenodiaminotetracético	Lítio
Antiácidos	Vacinas (influenza, pólio, raiva, tétano)	Drogas para anestesia geral	Dissulfiram
		Haloperidol	Estrogênios, dietilestilbestrol
		Penicilamina	Isotretinoína
		Fenotiazinas	Quinina
			Antidepressivos tricíclicos
			Vacinas (rubéola, caxumba, sarampo, varíola)
			Misoprostol

[a]Nenhuma droga pode ser usada com certeza de que não haverá efeito adverso.
[b]Muitas drogas nesta coluna são novas e os dados são limitados, mas nenhum efeito adverso consistente foi atribuído ao seu uso.
[c]Essas drogas têm algum risco associado quando usadas na gravidez. O benefício potencial deve ser pesado contra possíveis efeitos adversos.
[d]Essas drogas têm efeitos fetais adversos bem documentados. Elas não devem ser usadas na gravidez.
[e]Possível dependência e abstinência neonatal podem acontecer depois do uso a longo prazo. Depressão neonatal pode acontecer com uso intraparto.
[f]Diuréticos podem depletar o volume intravascular materno e, em exemplos raros, podem estar associados a trombocitopenia neonatal. Diuréticos não estão indicados na hipertensão induzida pela gravidez como agentes de primeira escolha.
[g]Não existe lugar para os agentes hipoglicemiantes orais no tratamento do diabetes durante a gravidez. Agentes hipoglicemiantes orais foram associados a hipoglicemia prolongada em recém-nascidos; insulina e dieta estão indicados para manter o controle rígido da glicemia.
De Nauser TD, McGahan MM: Pregnancy and Medical Therapeutics, p. 534. Ver bibliografia, 1.

Bibliografia

1. Carey CF, Lee HH, Woeltje KF (eds): *The Washington Manual of Medical Therapeutics,* 29/e. Philadelphia: Lippincott-Raven, 1998, p. 130.
2. Kelly WN (ed): *Textbook of Internal Medicine,* 3/e. Philadelphia: Lippincott-Raven, 1997.
3. Mandell GL, et al. (eds): *Principles and Practice of Infectious Diseases,* 4/e. New York: Churchill Livingstone, 1997.
4. Hardman JG, Limbird LE: *Goodman & Gillman's The Pharmacological Basis of Therapeutics.* New York: McGraw-Hill, 1996.
5. Schrier RW, Gottschalk CW: *Diseases of the Kidney,* 6/e. Boston: Little, Brown and Company, 1997.
6. Braunwald E (ed): *Heart Disease,* 5/e. Philadelphia: WB Saunders, 1997.

4 INFECÇÃO PELO VÍRUS DA IMUNODEFICIÊNCIA HUMANA

4-A. Infecção e Febre

Infecções

Bacterianas

- *Streptococcus pneumoniae*
- *Salmonella spp.*
- *Haemophilus influenzae*
- *Staphylococcus aureus*
- *Pseudomonas aeruginosa*
- *Moraxella catarrhalis*
- *Rhodococcus equi*
- *Nocardia spp.*
- *Legionella spp.*
- Sífilis
- Listeria
- *Bartonella henselae* ou *Bartonella quintana*
- *Campylobacter* spp.
- *Shigella* spp.
- *Clostridium difficile*
- *Chlamydia* spp.
- *Borrelia burgdorferi*

Viral

- Vírus da imunodeficiência humana (HIV) (especialmente infecção aguda)
- Citomegalovírus (CMV)
- Vírus herpes simples (HSV) tipos I e II
- Vírus Epstein-Barr (EBV)
- Vírus varicela-zoster (VZV)

- Hepatites A, B, C
- Vírus do papiloma humano (HPV)
- Vírus do sarampo
- Papovavírus, especialmente o vírus JC
- Herpesvírus humano 6 (HHV-6)

Protozoários

- *Pneumocystis carinii*
- *Toxoplasma gondii*
- *Cryptosporidium parvum*
- *Microsporidia* spp., especialmente *Enterocytozoon bieneusi, Encephalitozoon* spp.
- *Isospora belli*
- *Giardia lamblia*
- *Entamoeba histolytica*
- *Babesia microti*
- *Cyclospora cayetanenisis*

Nematódeo

- *Strongyloides stercoralis*

Fungo

- *Cryptococcus neoformans*
- *Candida* spp.
- *Histoplasma capsulatum*
- *Coccidioides immitis*
- *Aspergillus* spp.
- *Mucormicoses*
- *Fusarium spp.*
- *Blastomyces*

Mycobacterium

- *Mycobacterium tuberculosis*
- Complexo *Mycobacterium avium*
- *Mycobacterium chelonae*
- *Mycobacterium fortuitum*
- *Mycobacterium kansasii*
- *Mycobacterium marinum, Mycobacterium scrofulaceum, Mycobacterium genavense, Mycobacterium gordonae, Mycobacterium simiae Mycobacterium xenopi, Mycobacterium celatum*

Malignidades

Linfoma, especialmente linfoma não-Hodgkin (LNH), linfoma do sistema nervoso central (SNC), doença de Hodgkin

Sarcoma de Kaposi

Câncer de células escamosas (especialmente de pele, ânus)

Tumores de órgãos sólidos (ver 8-A)

Câncer metastático
Carcinomatose
Drogas
- Trimetoprim e sulfametoxazol (TMP/ SMX)
- Sulfonamidas
- Dapsona
- Fenitoína
- Penicilinas
- Anfotericina B
- Barbitúricos
- Clindamicina
- Interferon
- Pentamidina
- Cefalosporina
- Carbamazepina
- Medicamentos para tuberculose (especialmente isoniazida (INH), rifampicina e estreptomicina)
- Salicilatos
- Bleomicina

Outros

Vacinações
Insuficiência adrenal

Referências

1. Hoeprich, pp. 635–637. Ver Bibliografia, 1.
2. Kelley, pp. 1888–1900. Ver Bibliografia, 2.
3. Schlossberg, pp. 283–285. Ver Bibliografia, 3.
4. Currier, JS: Pyogenic Infections, pp. 23, 205–209. Ver Bibliografia, 5.
5. Mandell, pp. 536–537. Ver Bibliografia, 8.
6. Wormser, pp. 306–308. Ver Bibliografia, 10.
7. Sugar, pp. 16, 66–67. Ver Bibliografia, 14.
8. Bartlett, p. 366. Ver Bibliografia, 17.
9. Devita, pp. 204–205, 248–249. Ver Bibliografia, 9.

4-B. Complicações Oculares

Retinite
- CMV
- Toxoplasmose

- VZV
- Fungo (especialmente *C. neoformans e H. capsulatum)*
- *Treponema pallidum*
- Idiopática

Uveíte
- *T. pallidum*
- *Mycobacteria* spp.
- VZV
- Drogas, especialmente rifabutina, cidofovir

Neurite óptica
- *T. pallidum*
- *C. neoformans*

Coroidite
- *P. carinii*
- *Mycobacterium spp.*

Outras
- Retinopatia pelo HIV
- Endoftalmite fúngica *(Candida* spp.)
- Vírus herpes-zoster (HZV) oftálmico
- Úlceras de córnea fúngicas ou bacterianas
- Sarcoma de Kaposi (conjuntiva, pálpebra, órbita)
- LNH (pálpebra)
- *Molluscum contagiosum (conjuntiva, pálpebra)*
- Ceratite por HSV
- Síndrome de Reiter (conjuntivite, artrite, uretrite ou cervicite)
- Blefarite, conjuntivite, ceratite pelo VZV

Referências

1. Powderly, pp. 124–132. Ver Bibliografia, 5.
2. Devita, pp. 233, 272, 453. Ver Bibliografia, 9.
3. Wormser, pp. 559–581. Ver Bibliografia, 10.
4. Jabs DA: Ophthalmologic Disease, pp. 652–665. Ver Bibliografia, 15.

4-C. Complicações Hematológicas

Distúrbios dos Eritrócitos Plasmáticos

Etiologias da anemia
- Infecção pelo HIV
- Infecção pelo complexo *M. avium*
- Infecção pelo parvovírus B 19
- Drogas, especialmente
  - TMP/SMX

- Sulfonamidas
- Interferon ou ribavirina
- Azidotimidina (AZT)
- Ganciclovir
- Pentamidina
- Didesoxicitidina (DDC) Zalcitabina
- Lamivudina (3TC) (Epivir)

Anemia ferropriva
Anemia hemolítica auto-imune (AHAI)
Deficiência de vitamina B_{12}
Perda sangüínea
Infiltração da medula óssea com infecção (especialmente CMV, complexo *M. avium*)
Infiltração da medula óssea com malignidade (especialmente linfoma)
Hiperesplenismo
Púrpura trombocitopênica trombótica (PTT)

Distúrbios dos Leucócitos

Etiologias de neutropenia ou leucopenia

- Infecção pelo HIV
- Drogas, especialmente
  - DDC (Zalcitabina)
  - 3TC (Epivir)
  - TMP/ SMX
  - Ganciclovir
  - AZT (Retrovin)
- Infiltração da medula óssea com infecção (especialmente CMV, complexo *M. avium*)
- Infiltração da medula óssea com malignidade (especialmente linfoma)
- Hiperesplenismo

Distúrbios Plaquetários

Etiologias de trombocitopenia

- Infecção pelo HIV
- CMV
- Parvovírus B19
- Infecções fúngicas (especialmente por *Cryptococcus e Histoplasma*)
- Infecções disseminadas por *M. tuberculosis e M. avium*
- Hepatite B e C
- HHV-6
- Púrpura trombocitopênica trombótica (PTT)

Drogas Causadoras de Múltiplas Anormalidades Hematológicas na Infecção pelo Vírus da Imunodeficiência Humana

Zidovudina (Retrovir ou AZT)
Ganciclovir
TMP/SMX
Sulfonamidas
Interferon ou ribavirina, ou ambos
Pirimetamina
3TC (Epivir)
Quimioterapia antineoplásica
Dapsona
Didanosina (DDI)
DDC (Zalcitabina)
Anfotericina B
Pentamidina
Fluconazol
Rifabutina
Claritromicina

Referências

1. Hoeprich, pp. 635–636. Ver Bibliografia, 1.
2. Kelley, p. 1874. Ver Bibliografia, 2.
3. Blinder MA: Hematologic Problems, pp. 158–164. Ver Bibliografia, 5.
4. Mandell, pp. 1225–1226. Ver Bibliografia, 8.
5. Devita, pp. 429–433. Ver Bibliografia, 9.
6. Wormser, pp. 542–546. Ver Bibliografia, 10.
7. Mitsuyasu RM: Hematologic Disease, pp. 666–679. Ver Bibliografia, 15.

4-D. Complicações Malignas

Sarcoma de Kaposi
Linfoma, especialmente LNH, linfoma primário do SNC, doença de Hodgkin
Carcinoma cervical
Carcinoma de células escamosas da pele
Neoplasia anogenital
Carcinoma escamocelular do ânus
Carcinoma de células basais da pele
Seminoma

Referências

1. Hoeprich, p. 638. Ver Bibliografia, 1.
2. Kelley, pp. 1895–1897. Ver Bibliografia, 2.
3. Von Roenn JH, Tajuddin A-K: Kaposi's sarcoma, pp. 220–222. Ver Bibliografia, 5.
4. Kaplan L: Lymphomas, pp. 228–235. Ver Bibliografia, 5.
5. Mandell, pp. 1240–1246. Ver Bibliografia, 5.
6. Devita, pp. 295–317, 319–330. Ver Bibliografia, 8.
7. Wormser, pp. 457, 459, 529–540. Ver Bibliografia, 9.
8. Bartlett, pp. 141–142. Ver Bibliografia, 10.

4-E. Complicações Gastrointestinais

Oral e Orofaringe

Infecções
- *Candida* spp.
- HSV
- CMV
- EBV, leucoplaquia pilosa oral
- *Cryptococcus spp.*
- *Histoplasma spp.*
- Infecções bacterianas, especialmente gengivite, doença periodontal ulcerativa necrotizante
- Úlceras aftosas
- Carcinoma de células escamosas
- Sarcoma de Kaposi
- Linfoma
- VZV (dermátomo do trigêmeo)
- Papilomavírus humano
- Angiomatose epitelióide bacilar

Esôfago

Infecções
- Candida spp.
- CMV
- HSV
- Idiopática

Colite

Infecções
- *Salmonella* spp.
- *Shigella* spp.
- Complexo *M. avium*

C. parvum
Microsporidia spp.
I. belli
CMV
Campylobacter spp.
C. difficile
Giardia lamblia
Entamoeba histolytica
HSV
Cyanobacteria
Strongyloides stercoralis
T. gondii

Enterocolite
Infecções
Salmonella spp.
Campylobacter spp.
CMV
Shigella spp.
Entamoeba hystolitica
M. tuberculosis
Complexo *M. avium*
C. difficile
Adenovírus
Vibrio spp., especialmente *V. vulnificus* e *V. parahaemolyticus*

Trato Hepato Biliar
Infecções
C. parvum
CMV
Complexo *M. avium*
M. tuberculosis
Hepatite viral crônica, especialmente B e C
B. henselae, B. quintana
Sarcoma de Kaposi
Candida spp.
Drogas
TMP/SMX
INH
Rifampina
Didanosina (DDI, Videx)
Zidovudina (AZT, Retrovir)
Pirazinamida
Pentamidina

Hepatite Granulomatosa

Infecções

- Micobactéria *(M. tuberculosis, complexo M. avium)*
- *H. capsulatum*
- *C. neoformans*
- *Coccidioides immitis*
- CMV
- *P. carinii*

Colangite Esclerosante

Infecções

- *C. parvum*
- *Microsporidia* spp.
- CMV

Pancreatite

Infecções

- CMV
- HIV
- *C. parvum*
- *C. neoformans*

Outras

- Sarcoma de Kaposi
- Linfoma
- Hiperlipidemia

Drogas

- Pentamidina
- Didanosina (DDI, Videx)
- Zalcitabina (DDC, HIVID)
- TMP/SMX

Proctite

Infecções

- HSV
- *Neisseria gonorrhoeae* (GC)
- HPV
- *Condylomata*
- *T. pallidum (sífilis)*
- *Chlamydia trachomatis*
- *C. parvum*
- *Microsporidia* spp.
- Complexo *M. avium*
- CMV

Outros

- Sarcoma de Kaposi
- Carcinoma de células escamosas anorretal

Referências

1. Hoeprich, pp. 635–637, 642–643. Ver Bibliografia, 1.
2. Kelley, pp. 1645–1651, 1764–1765, 1790–1794, 1878–1880, 1889–1890. Ver Bibliografia, 2.
3. Schlossberg, pp. 285, 289–292. Ver Bibliografia, 3.
4. Mandell, pp. 1229–1231. Ver Bibliografia, 8.
5. Devita, pp. 356–361, 365–391. Ver Bibliografia, 9.
6. Wormser, pp. 313, 505–527. Ver Bibliografia, 10.
7. Dolin, pp. 767–782. Ver Bibliografia, 15.
8. Hellen HM: Management of Enteric Protozoan Infections, pp. 367–377. Ver Bibliografia, 16.

4-F. Complicações do Sistema Nervoso Central

Meningite

Infecções

- Infecção aguda pelo HIV
- Bacteriana, especialmente *por S. pneumoniae, Neisseria meningitidis, Haemophylus influenzae*
- *Listeria monocytogenes*
- *Salmonella* spp.
- Fúngica, especialmente *C. neoformans, H. capsulatum, Candida* spp., mucormicoses, *C. immitis*
- Espiroquetas, especialmente *T. pallidum* (sífilis), *B. burgdorferi*
- Micobactéria, especialmente *M. tuberculosis,* complexo *M. avium, Mycobacterium kansasii*

Outros

- Malignidade, especialmente linfoma

Encefalite

Infecções

HIV

Vírus herpes simples I (HSV I)

CMV

Vírus herpes simples II (HSV II)

T. gondii

Papovavírus [leucoencefalopatia multifocal progressiva (LMP)]

Lesões Expansivas

Infecções

T. gondii

C. neoformans

Abscessos cerebrais piogênicos

Nocardia asteroides

Salmonella spp.

L. monocytogenes

S. pneumoniae

M. tuberculosis (tuberculomas)

Aspergillus spp.

Streptococcus mitis

Staphylococcus epidermidis

Outras

Malignidade, especialmente linfoma no SNC, sarcoma de Kaposi, câncer metastático

PML

Mielite

Infecções

HIV

CMV

HSV

VVZ

T. pallidum (sífilis)

T. gondii

M. tuberculosis

Outras

Idiopáticas

Infarto, Hemorragia, Ataque Isquêmico Transitório, Acidente Cardiovascular

Infecções

Vasculite por *T. pallidum* (sífilis)

T. gondii

C. neoformans

Vasculite por VVZ

M. tuberculosis

Aspergillus spp.

Outras

Endocardite marântica

Anticorpo anticardiolipina

Trombocitopenia

Idiopática

Referências

1. Hoeprich, pp. 636–641. Ver Bibliografia, 1.
2. Kelley, pp. 1765, 1893. Ver Bibliografia, 2.
3. Schlossberg, pp. 293–295. Ver Bibliografia, 3.
4. Mandell, pp. 1236–1240. Ver Bibliografia, 8.
5. Devita, pp. 331–353. Ver Bibliografia, 9.
6. Wormser, pp. 321–322, 431–473, 621–686. Ver Bibliografia, 10.
7. Sugar, pp. 59–62, 78–82. Ver Bibliografia, 14.
8. Mariuz P, Boster EM, Luft BJ: Toxoplasmosis in HIV-Infected Women, pp. 326–328. Ver Bibliografia, 16.

4-G. Complicações Pulmonares

Infecções

Pneumonia ou pneumonite

- Bacteriana
  - *S. pneumoniae*
  - *H. influenzae*
  - *S. aureus*
  - *P. aeruginosa*
  - *Escherichia coli*
  - *Legionella* spp.
  - *M. pneumoniae*
  - *C. pneumoniae*
  - Outros bacilos Gram-negativos
  - *Nocardia* spp., especialmente *N. asteroides*
  - *Rhodococcus equi*

Micobactéria, especialmente *M. tuberculosis,* complexo *M. avium,* e *M. kansasii*

Viral, especialmente influenza A e B

Fúngica, especialmente *C. neoformans, H. capsulatum, C. immitis, Aspergillus* spp. (especialmente fumigatus), *Penicillium marneffei, Blastomyces dermatitidis*

Protozoários, especialmente *P. carinii, T. gondii*

Viral, especialmente CMV, HSV, adenovírus, VVZ

Malignidades

- Sarcoma de Kaposi
- Linfoma, especialmente LNH, doença de Hodgkin
- Carcinoma broncogênico
- Carcinoma metastático

Outros

Embolia pulmonar
Embolia pulmonar séptica
Hipertensão pulmonar primária
Pneumotórax (especialmente associado a pneumonia por *P. carinii*)
Pneumonite intersticial inespecífica
Bronquiectasia
Enfisema
Pneumonite intersticial linfocítica
Drogas

Referências

1. Hoeprich, pp. 552, 636–637. Ver Bibliografia, 1.
2. Schlossberg, pp. 297–299. Ver Bibliografia, 3.
3. Goodenberger DH: Pulmonary Aspects, pp. 84–93. Ver Bibliografia, 5.
4. Mandell, pp. 1231–1236. Ver Bibliografia, 8.
5. Devita, pp. 260–280, 405–421. Ver Bibliografia, 9.
6. Wormser, pp. 373–388, 389–429. Ver Bibliografia, 10.
7. Sugar, pp. 22–27, 78–80, 89–90. Ver Bibliografia, 14.
8. Feinberg J, Baughman RP: Pulmonary Disease, pp. 707–721. Ver Bibliografia, 15.

4-H. Complicações Hematológicas

Infecções Cutâneas Superficiais

Molusco contagioso
HSV I e II
HPV cutâneo
Condyloma
Candidíase
Foliculite
VVZ
Infecções de pele bacterianas, especialmente *S. aureus*
Dermatofitose
Sarcoptes scabiei (escabiose norueguesa crostosa)
Micobactéria, especialmente *M. tuberculosis*, complexo *M. avium*, *Mycobacterium marinum*, *M. kansasii*, *M. hemophilum*
P. carinii cutâneo
Impetigo

Infecções Sistêmicas com Manifestações Dermatológicas
- Infecção aguda pelo HIV
- Síndrome de Reiter
- Infecção por *P. carinii*
- *T. pallidum* (sífilis)
- *Bartonella* spp.
- Angiomatose bacilar
- *C. neoformans*
- *H. capsulatum*
- *P. marneffei*
- *M. tuberculosis*

Manifestações Dermatológicas Não-Infecciosas
- Dermatite seborréica
- Psoríase
- Prurido
- Dermatite atópica
- Ictiose adquirida
- Porfiria cutânea tardia
- Hiperpigmentação
- Fotodermatite

Malignidades cutâneas
- Sarcoma de Kaposi
- Linfoma de célula B
- Linfoma de célula T
- Carcinoma invasivo de células escamosas
- Neoplasia anogenital
- Carcinoma de células basais de pele

Outras
- Reações medicamentosas, especialmente prurido, eritema multiforme, síndrome de Stevens-Johson, exantema morbiliforme
- Erupções medicamentosas fixas, especialmente ulcerações penianas secundárias ao foscarnet
- Foliculite pustular eosinofílica
- Necrólise epidérmica tóxica
- Fotossensibilidade
- Porfiria cutânea tardia
- Vitiligo
- Púrpura trombocitopênica
- Penfigóide bolhoso
- Síndrome sicca
- Poliarterite nodosa
- Vasculite leucocitoclástica cutânea
- Alopécia
- Úlceras aftosas

Referências
1. Hoeprich, pp. 636–637, 646. Ver Bibliografia, 1.
2. Kelley, pp. 1766, 1874, 1888–1892, 1895–1897. Ver Bibliografia, 2.
3. Schlossberg, pp. 296–297. Ver Bibliografia, 3.
4. Pennys NS: Dermatologic Manifestations, pp. 95–100. Ver Bibliografia, 5.
5. Mandell, pp. 1228–1229. Ver Bibliografia, 9.
6. Wormser, pp. 314–317. Ver Bibliografia, 10.
7. Sugar, pp. 34–40. Ver Bibliografia, 14.

4-I. Infecções e Complicações da Infecção pelo Vírus da Imunodeficiência Humana na Definição da Supervisão da Síndrome de Imunodeficiência Humana em 1993: Adultos e Adolescentes*

Candidíase esofágica, brônquica, da traquéia, pulmonar
Criptococose extrapulmonar
Coccidioidomicose extrapulmonar
Histoplasmose extrapulmonar ou disseminada
Retinite por CMV
Bronquite, pneumonite, esofagite, úlcera mucocutânea com mais de 1 mês de duração por HSV
Isosporíase ou criptosporidiose intestinal crônica, com mais de 1 mês de duração
M. tuberculosis (em qualquer local)
Complexo *M. avium, M. kansasii* extrapulmonar
Pneumonia por *P. carinii*
Bacteriemia recorrente por *Salmonella*
Toxoplasmose no SNC
Síndrome consuntiva secundária ao HIV
Encefalopatia por HIV
Sarcoma de Kaposi
Linfoma de Burkitt
Linfoma imunoblástico
Linfoma primário do SNC
PML

*Adaptado dos Centros para Controle e Prevenção de Doenças, 1993: Sistema de classificação Revisado para HIV Infection and Expanded Surveillance Case Definition for AIDS Among Adolescents and Adults. MMWR 1992;41(Nº RR-17):4–19.

4-J. Indicações para o Início da Terapia Anti-Retroviral no Paciente Infectado com o Vírus da Imunodeficiência Humana

Quando iniciar a terapia

Categoria clínica	Contagem de células T CD^{4+} e HIV RNA	Recomendação
Sintomático (AIDS, candidíase, febre inexplicada)	Qualquer valor	Tratar
Assintomático	CD4 < $500/mm^3$ ou ARN do HIV > 20.000 reação em cadeia de polimerase (PCR) ou > 10.000 de ADN ramificado (ADNb)	O tratamento deve ser encorajado. A força dessa recomendação se baseia no prognóstico para sobrevida livre de doença e a vontade do paciente em aceitar a terapia
Assintomático	CD4 > $500/mm^3$ e ARN do HIV < 20.000 (PCR) ou < 10.000 (ADNb)	Alguns especialistas retardariam a terapia e observariam; porém, a maioria dos especialistas trataria. Esta seria uma abordagem agressiva

4-K. Tratamento Indicado para a Infecção pelo Vírus da Imunodeficiência Humana Estabelecida

Coluna A	Coluna B
Indinavir	Zidovudina (ZDV) (AZT) + didanosina (DDI)
Nelfinavir	Estavudina (d4T) + DDI
Ritonavir	d4T + lamivudina (3TC)
Ritonavir + saquinavir	ZDV + 3TC
Efavirenz (Sustiva)	Abacavir (Ziagen) + nucleosídeo inibidor da transcriptase reversa (NRTI)

*Preferido (forte evidência de benefício clínico e supressão contínua de carga viral plasmática): um inibidor de protease altamente ativo mais dois NRTI (uma droga da coluna A e duas da coluna B). As drogas são listadas ao acaso, não em ordem de prioridade.
Alternativa (menos bem estudado; menos provável de proporcionar supressão viral contínua): nevirapine ou delavirdine + dois NRTI (coluna B); saquinavir (capa de gel mole) + dois NRTI (coluna B); três NRTI (ainda experimental, incluir abacavir, com possivelmente maior toxicidade).
Não geralmente recomendado (forte evidência de benefício clínico, mas a supressão viral inicial não é contínua na maioria dos pacientes): dois NRTI (coluna B).
Não recomendado (evidência contra uso, virologicamente indesejável ou toxicidades superpostas, ou ambos): todas as monoterapias, d4T + ZDV, DDC + d4T, DDC + DDI, CDC + 3TC, cápsulas de gel duras de saquinavir (Invirase).

4-L. Características dos Nucleosídeos. Inibidores da Transcriptase Reversa

Nome da droga	Recomendações de dosagem	Efeitos colaterais	Monitoração Laboratorial
Zidovudina (ZDV, AZT, Retrovir)	100 mg; cápsulas 300 mg; suspensão oral, IV; 200 mg VO a cada 8 horas ou 300 mg VO a cada 12 horas. Não há necessidade de comida ou água	Neutropenia, anemia, cefaléia, fadiga, mialgias, acidose láctica com esteatose hepática (rara mas potencialmente fatal)	Hemograma completo, provas de função hepática (PFH)
Didanosina (DDI, Videx)	Pastilhas de 25, 50, 100, ou 150 mg; pó em sachê 167 mg; ≥ 60 kg, 200 mg VO a cada 12 horas; ≤ 60 kg, 125 mg VO a cada 12 horas. Tomar de estômago vazio (≥ 30 min antes da refeição ou ≥ 2 horas depois da refeição)	Pancreatite, neuropatia periférica, náusea, diarréia, dor abdominal, exantema, acidose láctica com esteatose hepática (rara mas potencialmente fatal)	Lipase ± triglicerideos
Zalcitabina [didesoxicitidina (DDC), HIVID]	Pastilhas de 0,375 mg, 0,75 mg; 0,75 mg, VO, a cada 8 horas. Separe o DDC e os compostos que contêm magnésio ou alumínio por mais de 1 hora.	Neuropatia periférica superposta à toxicidade do DDI e do d4T, causando neuropatia periférica, estomatite, anemia, trombocitopenia, acidose láctica com esteatose hepática (rara mas potencialmente fatal)	Hemograma, lipase

Estavudina (d4T, Zerit)	Pastilhas de 15, 20, 30 e 40 mg ≥ 60 kg; 40 mg VO a cada 12 horas ≤ 60 kg: 30 mg VO a cada 12 horas	Toxicidade superposta com DDI, DDC, causando neuropatia periférica, náusea, vômitos, diarréia. acidose láctica com esteatose hepática (rara mas potencialmente fatal)	PFH, lipase
Lamivudina (3TC, Epivir)	Pastilhas de 150 mg; 150 mg, VO a cada 12 h	Erupção cutânea leve, cefaléia, diarréia, acidose lática com esteatose hepática (rara mas potencialmente fatal)	Hemograma, PFH
Abacavir (Ziagen)	Pastilhas de 300 mg; 300 mg VO a cada 12 horas	Hipersensibilidade ao abacavir; febre, mal-estar, erupção cutânea, fadiga, dor abdominal (não reprovocar). Cefaléia, náusea, acidose láctica com esteatose hepática (rara mas potencialmente fatal)	

4-M. Características dos Inibidores da Transcriptase Reversa Não-Nucleosídeos

Nome da droga	Recomendações de dosagem	Efeitos colaterais	Monitoração laboratorial
Nevirapina (NVP, Viramune)	Pastilhas de 200 mg; 200 mg VO por dia × 14 dias, então 200 mg VO a cada 12 horas	Erupção cutânea, febre, cefaléia, náusea, trombocitopenia, hepatite	Hemograma, PFHs
Delavirdina (Rescriptor)	Pastilhas de 100 mg; 400 mg VO a cada 8 horas com o estômago vazio; administração separada de antiácidos, DDI + bloqueadores H_2 por ≥ 1 hora	Erupção cutânea, cefaléia, PFH aumentadas. Drogas contra-indicadas: rifabutina, rifampicina, astemizol, alprazolam, midazolam, cisaprida	PFHs
Efavirenz (Sustiva)	Pastilhas de 50, 100, 200 mg; 600 mg VO qhs	Erupção cutânea (grave em 5%), insônia, confusão, vertigem, pesadelos, agitação, alucinações, PFHs aumentadas. Drogas contra-indicadas: astemizol, triazolam, midazolam, cisaprida, alcalóides do *ergot*. Drogas que necessitam monitoramento com o efavirenz: Warfarin, rifampicina, rifabutina, claritromicina, etinilestradiol	PFHs

4-N. Características dos Inibidores da Protease

Nome da droga	Recomendações de dosagem	Efeitos colaterais	Monitoração laboratorial
Saquinavir (Fortovase)	Cápsulas de 200 mg; 120 mg, VO 3 vezes ao dia. Tomar com dieta rica em gorduras. Contra-indicado com a terfenadina; astemizol pode causar risco de arritmia. Cisaprida, alcalóides do *ergot*, rifampicina, rifabutina	Náusea, diarréia, dor abdominal, cefaléia, PFH aumentadas, hiperglicemia, redistribuição de gordura e anormalidades de lipídios	Hemograma; glicose: PFH; cretinofosfoquina se (CPK)
Indinavir (Crixivan)	Cápsulas de 200, 400 mg; 800 mg VO a cada 8 horas 1 hora antes ou depois das refeições ou pode ser tomado com um lanche ou refeição de baixo teor de gordura. Beber 1,5 L de água por dia. Se tomado com DDI, fazer um intervalo de 2 horas. Contra-indicações: alcalóides do ergot, rifampicina, astemizol, terfenadina, cisaprida, midazolam, triazolam	Nefrolitíase, hematúria, cefaléia, náusea, fadiga, vertigem, erupção cutânea, trombocitopenia, visão borrada, hiperglicemia, redistribuição de gordura e anormalidades de lipídios	Bilirrubina (bilirrubina indireta aumentada)

(Continua)

4-N. Características dos Inibidores da Protease *(Cont.)*

Nome da droga	Recomendações de dosagem	Efeitos colaterais	Monitoração laboratorial
Ritonavir (Norvir)	Cápsulas de 100 mg, 600 mg/7,5 mL, solução VO. Aumentar a dose: dia 1 e 2 300 mg, VO, 2 vezes ao dia, dia 3 a 5 400 mg, VO. 2 vezes ao dia, do dia 14 em diante, 600 mg, VO 2 vezes ao dia. Tomar com alimento	Náusea, vômitos, diarréia, parestesias periorais e de extremidades, paladar alterado, astenia, PFH aumentadas, colesterol aumentado, triglicerídeos aumentados, CPK aumentada, ácido úrico, hiperglicemia, redistribuição de gordura, e anormalidades de lipídios. Contra-indicações: rifampicina, rifabutina, (diminuir para um quarto da dose padrão), astemizol, cisaprida, meperidina, piroxicam, propoxifeno, clozapina, pimozide, alprazolam, diazepam, flurazepam, midazolam, triazolam, clorazepato, zolpidem, alcalóides do ergot [dihidroergotamina (DHE) 45, ergotamina (várias), bupropiona, amiodarona, flecainida, encainida, quinidina, propafenona]	PFH, colesterol, triglicerídeos, CPK; ácido úrico

Nelfinavir (Viracept)	Pastilhas de 250 mg; pó de 50 mg/g; 1.250 mg, VO a cada 12 horas com alimento 750 mg VO a cada 8 horas com alimento (ou dose pediátrica 20-30 mg/kg por dose 3 vezes ao dia, com alimento)	Diarréia leve, náusea, hiperglicemia, redistribuição de gordura e anormalidades de lipídios Contra-indicações: terfenadina, astemizol, cisaprida (pode causar risco de arritmias), rifampicina, midazolam, triazolam, alcalóides do *ergot*, DHE 45, ergotamina (várias formas), níveis diminuídos de etinilestradiol e noretindrona, usar método contraceptivo alternativo	PFH, CPK

4-O. Interações de Drogas entre Inibidores da Protease e Outras Drogas que Requerem Alteração de Dose

	Indinavir	Ritonavir	Saquinavir	Nelfinavir
Fluconazol	Nenhuma mudança de dose	Nenhuma mudança de dose	Não há dados	Nenhuma mudança de dose
Cetoconazol e itraconazol	Diminuir a dose para 600 mg, a cada 8 horas	Aumenta o cetoconazol mais de três vezes; ajuste de dose necessário	Aumenta três vezes os níveis de saquinavir; nenhuma mudança de dose	Nenhuma mudança de dose
Rifabutina	Reduzir a rifabutina à metade da dose, 150 mg por dia	Considere droga alternativa ou reduzir a rifabutina a um quarto da dose, 150 mg q.o.d	Não recomendado com mesilato de saquinavir (Invirase) ou saquinavir (Fortovase)	Reduzir rifabutina à metade da dose, 150 mg por dia
Rifampicina	Contra-indicada	Desconhecido	Não recomendado com Invirase ou Fortovase	Contra-indicado

Contraceptivos orais	Modestos aumentos dos níveis de *Ortho-novum*; nenhuma alteração de dose	Níveis de etinilestradiol diminuídos; usar método contraceptivo alternativo ou adicional	Não há dados	Níveis diminuídos de etinilestradiol e noretindrona; usar método contraceptivo alternativo ou adicional
Outras	Suco de *grapefruit* reduz os níveis de indinavir em 26%	Desipramina aumentada 145%; reduzir a dose; níveis de teofilina aumentados, aumente a dose	Suco de *grapefruit* aumenta os níveis de saquinavir	—

4-P. Drogas que não Devem Ser Usadas com Inibidores da Protease

Categoria da droga	Indinavir	Ritonavir	Saquinavir	Nelfinavir	Alternativas
Analgésicos	Nenhum	Meperidina, piroxicam, propoxifeno	Nenhum	Nenhum	Ácido acetilsalicilico, oxicodona, acetaminofeno
Cardíacas	Nenhum	Amiodarona, encainida, flecainida, propafenona, quinidina	Nenhum	Nenhum	Experiência limitada
Antimicobacterianas	Rifampicina	Rifabutina, rifampicina	Rifampicina, rifabutina	Rifampicina	Para rifabutina: claritromicina, etambutol, azitromicina
Bloqueadores dos canais de cálcio	Nenhum	Bepridil	Nenhum	Nenhum	Experiência limitada
Anti-histamínicos	Astemizol, terfenadina	Astemizol, terfenadina	Astemizol, terfenadina	Astemizol, terfenadina	Loratadina, fexofenadina
Gastrointestinais	Cisaprida	Cisaprida	Cisaprida	Cisaprida	Experiência limitada
Antidepressivos	Nenhum	Bupropiona	Nenhum	Nenhum	Fluoxetina, desipramina

Neurolépticos	Nenhum	Clozapina, pimozide	Nenhum	Nenhum	Experiência limitada
Psicotrópicos	Midazolam, triazolam	Clorazepato, diazepam, estazolam, flurazepam, midazolam, triazolam, zolpidem, alprazolam	Nenhum	Midazolam (Versed), triazolam (Halcion)	Temazepam, lorazepam
Alcalóides do *ergot* (vasoconstritores)	Nenhum	Diidroergotamina (DHE) 45, ergotamina (várias formas)	Nenhum	DHE 45, ergotamina (várias formas)	Nenhum

Referências

1. Centers for Disease Control and Prevention: The Report of the NIH Panel to Define Principles of Therapy of HIV Infection and Guidelines for the Use of Anti-retroviral Agents in HIV-Infected Adults and Adolescents. *MMWR Morb Mortal Wkly Rep* 47:1–32, 1998.
2. Carpenter CJ, Fischl MA, Hammer SM, et al: Anti-retroviral Therapy for HIV Infection in 1998: Updated Recommendations of the International AIDS Society—U S A Panel. *JAMA* 280:78–86, 1998.
3. Flexner C: HIV-Protease Inhibitors. *N Engl J Med* 338:1281–1292, 1998.
4. Ver Bibliografia, 1.
5. Ver Bibliografia, 5.
6. Ver Bibliografia, 6.
7. Ver Bibliografia, 10.
8. Devita: Pharmacology of Anti-retroviral Agents, pp. 479–493. Ver Bibliografia, 9.
9. Inouye RT, Hammer SM: Initiation of Therapy, pp. 248–246. Ver Bibliografia, 15.
10. Ver Bibliografia, 17.
11. Wormser, pp. 296–302. Ver Bibliografia, 10.
12. Wormser, pp. 717–732. Ver Bibliografia, 10.

Bibliografia

1. Hoeprich PD, Jordan CM, Ronald AR: *Infectious Diseases: A Treatise of Infectious Processes*, 5/e. Philadelphia: JB Lippincott Co, 1994.
2. Kelley WN. *Textbook of Internal Medicine*, 3/e. Philadelphia: Lippincott-Raven, 1997.
3. Schlossberg D, Shulman JA: *Differential Diagnosis of Infectious Diseases*, 1/e. Philadelphia: Williams & Wilkins, 1996.
4. Carey CF, Lee HH, Woeltje KF (eds): *The Washington Manual of Infectious Diseases*, 1/e. Philadelphia: Lippincott-Raven, 1998.
5. Powderly WG (ed): *Manual of HIV Therapeutics*. Philadelphia: Lippincott-Raven, 1997.
6. Gilbert DN, Moellering RC, Sande MA: *The Sanford Guide to Antimicrobial Therapy* 1999, 29/e. Hyde Park, VT: Antimicrobial Therapy, 1998.

7. Reese RE, Betts RF: *A Practical Approach to Infectous Diseases*, 4/e. New York: Little, Brown and Company, 1996.
8. Mandell GL, Bennett JE, Dolin R*: Principles and Practices of Infectious Diseases*, 4/e. New York: Churchill Livingstone, 1995.
9. Devita VT et al: *AIDS. Etiology, Diagnosis, Treatment and Prevention*, 4/e. Philadelphia: Lippincott-Raven, 1997.
10. Wormser GP (ed): *AIDS and Other Manifestations of HIV Infection*, 3/e. Philadelphia: Lippincott-Raven, 1998.
11. Bartlett JG: *Pocket Book of Infectious Disease Therapy*. Philadelphia: Williams & Willkins, 1997.
12. Mandell LA, Niederman MS (eds): *Infectious Disease Clinics of North America: Lower Respiratory Tract Infections*. Philadelphia: Williams & Wilkins, 1998.
13. Gold JWM, Teizak EE, White DA (eds): *The Medical Clinics of North America: Management of the HIVInfected Patient, Part II. Infections and Malignancies Associated with HIV Infection*. Philadelphia: WB Saunders, 1997.
14. Sugar AM, Lyman CA: *A Practical Guide to Medically Important Fungi and the Diseases They Cause*. Philadelphia: Lippincott-Raven, 1997.
15. Dolin R, Massur H, Saag MS: AIDS Therapy. Philadelphia: Churchill Livingstone, 1999.
16. Cotton D, Watts DH: *The Medical Management of AIDS in Women*. New York: Wiley-Liss, 1997.
17. Bartlett JG: *1999 Medical Management of HIV Infection*. Baltimore: Johns Hopkins University, Department of Infectious Diseases, 1999.

5 PELE E FÂNEROS

5-A. Alopecia

Não-Cicatrizante

Idade (modelo de calvície)

Alopecia androgênica (p. ex.; secundária a disfunção ovariana ou supra-renal)

Tração ou outros traumatismos (tricotilomania, exposição ao calor)

Drogas

- Agentes citotóxicos
- Contraceptivos orais (retirada)
- Anfetaminas
- Anticoagulantes (heparina, cumarínicos)
- β-bloqueadores
- Levodopa
- Lítio
- Colchicina
- Bromocriptina
- Tálio
- Bismuto
- Bórax
- Vitamina A, retinóides
- Etionamida
- Imunoglobulina
- Interferon
- Itraconazol
- Terfenadina
- Agentes redutores de colesterol
- Cimetidina

- Captopril
- Isoniazida
- Anticonvulsivantes
- Propiltiouracil

Doença sistêmica grave, parto, perda de peso, outros estresses (eflúvio do telogênio)

Doença cutânea

- Dermatite seborréica
- Eczema
- Tínea capidis
- Psoríase
- Cosméticos, outros irritantes locais

Lúpus eritematoso

Hipotireoidismo, hipertireoidismo

Hipopituitarismo

Sífilis, secundária

Estados de deficiência nutricional *(kwashiorkor*, marasmo, ou deficiência de zinco, ferro ou biotina)

Infecção pelo vírus da imunodeficiência humana (HIV)

Alopecia areata

Hereditária

Congênita

Cicatrizante

Agentes químicos e físicos

- Queimaduras
- Congelamento
- Traumatismo mecânico
- Ácido, álcali
- Radiação
- Alopecia por "pente quente"

Infecção

- Bacteriana (incluindo infecções piogênicas, sífilis terciária, lepra, lúpus vulgar)
- Fúngica (p. ex., tínea)
- Viral (especialmente varicela-zoster, varíola)
- Protozoários (leishmaniose)

Doenças sistêmicas

- Lúpus eritematoso sistêmico ou discóide
- Esclerodermia ou morféia
- Sarcoidose
- Dermatomiosite
- Amiloidose
- Neoplasia
  - Carcinoma metastático
  - Linfoma

Doença cutânea
- Carcinoma de célula basal
- Líquen plano
- Penfigóide cicatricial
- Necrobiose lipoídica diabética
- Foliculite *decalvans*

Congênita
Idiopática (pseudopelada de Brocq)

Referências

1. Helm, pp. 5–24. Ver Bibliografia, 2.
2. Bolognia JL, Braverman IM: Skin Manifestations of Internal Disease, pp. 312–315. Ver Bibliografia, 2.
3. Sauer, pp. 279–284. Ver Bibliografia, 3.

5-B. Eritema Multiforme

Infecções
- Virais [especialmente vírus herpes simples (HSV), Epstein-Barr, vírus Coxsackie, echovirus, influenza]
- Bacteriana (p. ex., *Yersinia, Francisella tularensis*)
- *Mycoplasma pneumoniae*
- Clamídia (linfogranuloma venéreo)
- Fúngica (especialmente histoplasmose, coccidioidomicose)
- Parasitária (*Trichomonas,* malária)

Vacinas [p. ex., varíola, pólio, bacilo Calmette-Guérin (BCG)]

Drogas, toxinas
- Antibióticos (especialmente penicilina, sulfonamidas, tetraciclinas, etossuximida)
- Metais (arsênico, mercúrio, ouro)
- Anti-histamínicos
- Barbitúricos
- Fenitoína
- Carbamazepina
- Sulfonamidas
- Antiinflamatórios não-esteróides (AINE)
- Codeína
- Quinina
- Hidralazina
- Salicilatos
- Tiazidas
- Fenilbutazona
- Fenolftaleína

Neoplasias e distúrbios hematológicos
- Linfoma
- Leucemia
- Carcinoma
- Mieloma múltiplo
- Policitemia vera

Fatores físicos e reações de contato
- Radiação
- Luz solar
- Frio
- Carvalho venenoso
- Esponja-de-fogo *(Tedania ignis)*

Doença vascular do colágeno
- Lúpus eritematoso sistêmico ou discóide
- Artrite reumatóide
- Poliarterite nodosa
- Granulomatose de Wegener
- Dermatomiosite
- Síndrome de Reiter

Sarcoidose

Menstruação, gravidez

Síndrome de Loeffler

Ingestão de cerveja

Idiopática

Referências

1. Ver Bibliografia, 1.
2. Helm, pp. 165–167. Ver Bibliografia, 2.

5-C. Eritema Nodoso

Infecção
- Bacteriana
  - Estreptococos
  - *Yersinia*
  - Febre da arranhadura de gato
  - *Salmonella*
  - *Campylobacter*
  - *M. pneumoniare*
  - Tularemia
- Fúngica
  - Histoplasmose
  - Coccidioidomicose

- Blastomicose
- *Trichophyton*
- Tuberculose
- Lepra
- Leptospirose
- Clamídia (linfogranuloma venéreo, psitacose)
- Viral (hepatite)

Drogas
- Penicilinas
- Sulfonamidas
- Salicilatos
- Iodados
- Brometos
- Contraceptivos orais

Sarcoidose
Síndrome de Behçet
Leucemia, linfoma
Terapia com radiação
Doença intestinal inflamatória
Idiopática
Gravidez

Referências

1. Helm, pp. 81–93. Ver Bibliografia, 2.
2. Sauer, pp. 118–119. Ver Bibliografia, 3.

5-D. Hirsutismo e Hipertricose Generalizada

Anorexia, desnutrição
Medicamentos
- Minoxidil
- Corticosteróides
- Esteróides androgênicos
- Progestinas
- Danazol
- Fenitoína
- Ciclosporina
- Hexaclorobenzeno
- Diazóxido
- Penicilamina

Distúrbios endócrinos
- Síndrome adrenogenital
- Hiperplasia, adenoma ou carcinoma da supra-renal

- Tumor hipofisário (especialmente doença de Cushing, acromegalia, tumor secretor de prolactina)
- Síndrome do ovário policístico
- Tumor ovariano
- Síndrome de hiperandrogenismo, resistência à insulina, acantose *nigricans* (HAIR-AN)
- Hipotireoidismo

Doença do sistema nervoso central
- Encefalite
- Esclerose múltipla
- Traumatismo craniano

Dermatomiosite

Condições hereditárias ou congênitas
- Porfiria cutânea
- Síndrome de Hurler
- Doença de Morquio
- Leprechaunismo
- Doença de Lange
- Hipertricose lanuginosa

Hamartoma

Idiopática

Referências

1. Kovacs WJ, Wilson JD: Hirsutism and Virilization, pp. 292–294. Ver Bibliografia, 1.
2. Ver Bibliografia, 4.

5-E. Erupção Maculopapular Generalizada

Medicamentos (especialmente antibióticos)

Infecções
- Virais
  - Sarampo (paramixovírus)
  - Rubéola
  - Exantema súbito (herpes vírus 6)
  - Eritema infeccioso (parvovírus humano)
  - Mononucleose infecciosa (vírus Epstein-Barr)
  - Citomegalovírus
  - Hepatite B
  - Outras viroses (incluindo adenovírus, enterovírus, reovírus, arbovírus, rabdovírus)
  - HIV (retrovírus)
  - Vacina com vírus vivo (p. ex., sarampo)

- Bacteriana, especialmente
  - Estreptococos
  - Estafilococos
  - *Salmonella*
  - Meningococcemia crônica
- Outras
  - Micoplasma
  - Sífilis secundária
  - Leptospirose
  - Febre da mordida do rato *(Spirillum minus)*
  - Riquétsia (p. ex., febre maculosa das montanhas rochosas, murino, tifo)
  - Psitacose
  - Toxoplasmose
  - Lepra
  - Triquinose

Lúpus eritematoso sistêmico
Dermatomiosite
Sarcoidose
Pitiríase rósea
Doença do enxerto *versus* hospedeiro
Doença de Kawasaki

Referências

1. Helm, pp. 181–187. Ver Bibliografia, 2.
2. Goldsmith, pp. 70–73, 79. Ver Bibliografia, 3.

5-F. Petéquias e Púrpuras

Distúrbios Plaquetários

Trombocitopenia (ver 7-J)

- Medicamentos, especialmente
  - Agentes citotóxicos
  - Aspirina
  - Fenitoína
  - AINE
  - Quinidina
  - Quinina
  - Ouro
  - Etanol
  - Diuréticos tiazídicos
  - Estrogênios
  - Heparina

- Inseticidas
- Coagulação intravascular disseminada
  - Infecção persistente
  - Bacteriana (especialmente meningocócica, gonocócica, estafilocócica, Gram-negativos)
    - Viral (especialmente enterovírus, arbovírus, adenovírus; infecção pelo HIV)
    - Riquétsia (febre maculosa das montanhas rochosas, tifo causado por piolho)
    - Tuberculose miliar
    - Malária
  - Anafilaxia
  - Neoplasia (especialmente leucemia, linfoma e carcinoma de pulmão, próstata ou pâncreas)
  - Púrpura trombocitopênica trombótica
- Púrpura trombocitopênica auto-imune
- Púrpura pós-transfusional
- Insuficiência medular
- Seqüestro esplênico de plaquetas
- Síndrome Wiskott-Aldrich

Distúrbios da função plaquetária (p. ex., trombastenia de Glanzmann, doença de von Willebrand)

Trombocitose

Causas vasculares/extravasculares

Vasculite (púrpura palpável)

- Púrpura de Henoch-Schönlein
- Poliarterite nodosa
- Síndrome de Churg-Strauss
- Granulomatose de Wegener
- Lúpus eritematoso sistêmico
- Artrite reumatóide
- Endocardite bacteriana subaguda
- Hepatite B
- Doença sangüínea
- Crioglobulinemia
- Síndrome de Sjögren
- Púrpura hiperglobulinêmica
- Macroglobulinemia de Waldenström
- Distúrbios linfoproliferativos (especialmente doença de Hodgkin, linfossarcoma)
- Medicamentos
  - Antibióticos (penicilina, sulfonamidas, tetraciclina)
  - Tiazidas
  - AINE

Hidralazina
Cimetidina
Fenitoína
Alopurinol
Quinidina
Propiltiouracil
Cetoconazol
Ouro

Idade
Elevação prolongada da pressão venosa (tosse, manobra de Valsalva) ou outros traumatismos
Esteróides (endógeno ou exógeno)
Amiloidose
Embolia gordurosa ou por colesterol, ou ambos
Síndrome Ehlers-Danlos
Pseudoxantoma elástico
Telangiectasia hemorrágica hereditária
Escorbuto
Púrpura pigmentar progressiva

Referências

1. Handin RI: Bleeding and Thrombosis, pp. 339–340. Ver Bibliografia, 1.
2. Handin RI: Disorders of Platelets and Vessel Wall, pp. 730–733. Ver Bibliografia, 1.
3. Helm, pp. 83–84, 94. Ver Bibliografia, 2.

5-G. Prurido

Prurido com Lesões de Pele Diagnosticadas

Infestação (especialmente escabiose, piolhos, pulgas)
Xerose (pele seca; p. ex., secundária a pouca umidade ou excesso de banho)
Infecção, especialmente bacteriana, fúngica , varicela
Dermatite eczematosa (p. ex. atópica, contato)
Urticária (ver 9-J)
Psoríase
Dermatite herpetiforme
Penfigóide bolhoso
Líquen plano
Miliária
Mastocitose
Micose fungóide

Prurido sem Lesões de Pele Diagnosticadas

Infestação, especialmente
- Ancilostomíase
- Oncocercíase
- Ascaríase
- Triquinose

Medicamentos
- Opiáceos
- Aspirina
- Estrogênios, progestinas, androgênios
- Eritromicina
- Sulfoniluréias
- Fenotiazinas
- Quinidina
- Complexo de vitamina B
- Radiação ultravioleta A/psoraleno (PUVA)

Doença hepática
- Obstrução extra-hepática do ducto biliar
- Obstrução intra-hepática do ducto biliar
  - Cirrose biliar
  - Colestase medicamentosa (contraceptivos orais, fenotiazinas, clorpropamida)
  - Colestase intra-hepática da gravidez

Neoplasia, especialmente
- Linfoma, leucemia
- Malignidade abdominal
- Malignidade do sistema nervoso central
- Paraproteinemia
- Tumor carcinóide

Policitemia vera

Deficiência de ferro

Diabetes melito

Hipertireoidismo

Insuficiência renal crônica (com ou sem hiperparatireoidismo secundário)

Neurodermatite

Referências

1. Helm, pp. 156–160. Ver Bibliografia, 2.
2. Greco PJ, Ende J: Pruritus. *J Gen Int Med* 7:340–349, 1992.

5-H. Pústulas Generalizadas

Acne vulgar
Acne rosácea
Infecção piogênica (especialmente disseminação de gonococos, *Pseudomonas*, menigococos)
Infecção viral (especialmente varíola, vacina)
Foliculite eosinofílica na infecção pelo HIV
Criptococose disseminada
Sífilis secundária
Medicamentos, especialmente
- Antibióticos
- Fenitoína
- Halogênios (iodeto, brometo)
- Corticosteróides
- Lítio
- Isoniazida
- Diltiazem
- Furosemida
- Carbamazepina
- Esteróides androgênicos
- Contraceptivos orais

Psoríase pustular
Síndrome de Sweet (dermatose neutrofílica febril aguda)
Síndrome de Behçet
Doença do ovário policístico
Doença de Cushing, deficiência de 21-hidroxilase

Referências

1. Helm, pp. 189–198. Ver Bibliografia, 2.
2. Bolognia JL, Braverman IM: Skin Manifestations of Internal Disease, p. 315. Ver Bibliografia, 1.
3. Webster GF: Pustular Drug Reactions. *Clin Dermatol* 11:541–543, 1993.

5-I. Telangiectasia

Variante normal (especialmente com exposição ou sol ou ao vento)
Doença endócrina
- Doença hepática crônica (especialmente cirrose alcoólica)
- Gravidez, terapia com estrogênio ou progesterona
- Terapia com esteróide tópico (por longo tempo)
- Hipertireoidismo

Doença colagenovascular
- Lúpus eritematoso sistêmico ou discóide
- Dermatomiosite
- Artrite reumatóide
- Esclerose sistêmica, síndrome de telangiectasia

Doença transmitida geneticamente
- Síndrome Osler-Weber-Rendu (telangiectasia hemorrágica hereditária)
- Ataxia-telangiectasia
- Doença de Fabry
- Xeroderma pigmentoso

Estados associados a vasodilatação prolongada (p. ex., veias varicosas, rosácea, policitemia vera)

Doença vascular periférica (p. ex., livedo reticular, eritema *ab igne*)

Doença neoplásica, especialmente
- Câncer de mama
- Carcinoma do ducto biliar
- Tumor carcinóide
- Linfoma cutâneo de células T
- Angioendoteliomatose maligna

Dermatite por irradiação

Mastocitose

Referências

1. Ver Bibliografia, 1.
2. Ver Bibliografia, 3.

5-J. Urticária

Sensibilidade antígeno-específica (p. ex., comidas, aditivos de comida, *Hymenoptera venom*)

Agentes físicos
- Pressão, irritação mecânica, vibratória, água (aquagênica)
- Frio
- Calor
- Luz (p. ex., luz solar)
- Urticária colinérgica)

Condições atópicas (p. ex., rinite alérgica, asma)

Drogas
- Opiáceos, barbitúricos
- Antibióticos (especialmente penicilina, sulfonamidas)
- Meios de contraste radiográficos

- AINE, aspirina
- Tiazídicos
- Inibidores da enzima conversora de angiotensina
- D-Tubocurarina
- Corantes azo
- Quinina
- Curare

Transfusão sangüínea ou de componentes sangüíneos
Infecções
- Bacteriana *(Campylobacter enteritis)*
- Fúngica (candidíase)
- Viral (Hepatite B, monoinfecciosa, Coxsackie)
- Protozoários, helmintos

Vasculite
- Lúpus eritematoso
- Artrite reumatóide
- Síndrome de Sjögren
- Doença sangüínea
- Hepatite B aguda
- Crioglobulinemia

Mastocitose (urticária pigmentosa)
Malignidade oculta (especialmente linfoma, carcinoma)
Urticária de contato
- Plantas (urtiga)
- Animais
- Persulfato de amônia (descolorante de cabelos)

Gravidez, pré-menstrual
Angioedema (hereditário ou adquirido)
Estresse emocional
Idiopática

Referências

1. Bolognia JL, Braverman IM: Skin Manifestations of Internal Disease, p. 322. Ver Bibliografia, 1.
2. Austen KF: Diseases of Immediate Type Hypersensitivity, pp. 1864–1868. Ver Bibliografia, 1.
3. Habif TD: Clinical Dermatology, pp. 735–737. St. Louis: Mosby, 1996.

5-K. Vesículas e Bolhas Generalizadas*

Agentes físicos
- Radiação
- Queimaduras
- Químicas

- Cosméticos
- Irritação mecânica, traumatismo
- Metais (níquel, cromo)

Plantas (hera e carvalho venenosos, prímula)
Resinas
Drogas

- Barbitúricos
- Penicilinas
- Sulfonamidas
- Nitrofurantoína
- Ácido nalidíxico
- Bacitracina
- Neomicina
- Benzocaína
- Tiazidas
- Furosemida
- AINE
- Fenitoína
- Mefenitoína
- Alopurinol
- Fenolftaleína

Infecções

- Bacterianas
  - Disseminação de gonococos, *Pseudomonas*
  - Impetigo, erisipela
  - Necrólise epidérmica tóxica
  - Síndrome da pele escaldada estafilocócica
- Virais
  - Herpes simples
  - Herpes zoster
  - Varicela
  - Varíola
  - Vacina
  - Enterovírus (p. ex., doença mão-pé-boca)
- Sífilis congênita
- Riquetsiose pustulosa

Eritema multiforme bolhoso, síndrome de Stevens-Johnson (ver 9-B)
Pênfigo (vulgar, foliáceo, eritematoso, paraneoplásico)
Penfigóide (bolhoso, cicatricial)
Dermatite eczematosa aguda, especialmente dermatite de contato
Dermatite herpetiforme
Epidermólise bolhosa
Porfiria
Lúpus eritematoso discóide ou sistêmico

Pitiríase rosácea (tipo vesicular)
Diabetes melito
Herpes gestacional
Dermatose pustular subcorneana
Erupção varioliforme de Kaposi
Doença da imunoglobulina A linear

Referências

1. Helm, pp. 162–177. Ver Bibliografia, 2.
2. Ver Bibliografia, 1.

*Vesículas são menores do que 0,5 cm e bolhas são maiores do que 0,5 cm.

5-L. Hipopigmentação

Vitiligo
- Diabetes
- Doença tireóidea (tireoidite)
- Anemia perniciosa
- Doenças colagenosas vasculares

Substâncias químicas (éter monobenzil de hidroquinona, mercúrio)
Congênita
Leucoderma químico
Heterogênea
Nevo despigmentado
Hipomelanose pós-inflamatória
Tínea versicolor
Albinismo oculocutâneo
Escleroderma
Esclerose tuberosa
Sarcoidose
Linfoma cutâneo de células T
Síndrome de Vogt-Kayanagi-Harada
Psoríase
Sífilis secundária

Referências

1. Johnson, pp. 187–194. Ver Bibliografia, 6.
2. Fauci, pp. 316–317. Ver Bibliografia, 1.
3. Sauer, pp. 253–255. Ver Bibliografia, 3.

Bibliografia

1. Fauci AS, Braunwald E, Isselbacher KJ, et al. (eds): *Harrison's Principles of Internal Medicine*, 14/e. New York: McGraw-Hill, 1997.
2. Helm KF, Marks JG: *Atlas of Differential Diagnosis in Dermatology*. New York: Churchill Livingstone, 1998.
3. Sauer GC, Hall JC: *Manual of Skin Diseases*. Philadelphia: Lippincott–Raven, 1996.
4. Habif TP: *Clinical Dermatology*. St. Louis: Mosby, 1996, p. 748.
5. Goldsmith LA: et al: *Adult and Pediatric Dermatology*. Philadelphia: FA Davis Co, 1997.
6. Johnson BL: *Ethnic Skin, Medical and Surgical*. St. Louis: Mosby, 1998, pp. 187–194.

6 SISTEMA CARDIOVASCULAR

6-A. Dor Torácica

Lesões de pele e subcutâneas [incluindo adipose dolorosa, tromboflebite da veia toracoepigástrica (doença de Mondor)]
Lesões da mama
- Fibroadenose
- Mastite cística crônica
- Abscesso mamário agudo ou mastite
- Carcinoma

Distúrbios musculoesqueléticos
- Contusão ou fratura de costela
- Periostite
- Hematoma periósteo
- Costocondrite (síndrome de Tietze)
- Cartilagem costal flutuante
- Sutura ou câimbra dos músculos intercostais
- Miosite intercostal
- Estiramento do músculo peitoral ou de outros
- Distúrbios do manguito do ombro (p. ex., bursite subacromial)
- Herniação discal cervical
- Osteoartrite da espinha dorsal
- Síndrome do desfiladeiro torácico

Neuralgia
- Herpes zoster
- Tabes dorsais
- Neurofibroma
- Neoplasia

Doença pericárdica
- Pericardite (ver 2-I)
- Neoplasia
- Ausência congênita do pericárdio esquerdo

Doença do mediastino
- Enfisema mediastinal
- Neoplasia
- Mediastinite

Doença cardiovascular
- Infarto agudo do miocárdio
- Angina pectoris
- Doença valvular aórtica
- Miocardiopatia hipertrófica
- Prolapso da valva mitral
- Dissecção aórtica aguda
- Aneurisma da aorta torácica
- Miocardite
- Hipertensão pulmonar primária
- Ruptura de aneurisma do seio de Valsalva

Doença pleural ou pulmonar
- Pleurite de qualquer etiologia (p. ex., pneumotórax; ver 12-F)
- Traqueobronquite
- Pneumonia
- Hipertensão pulmonar (ver 12-O)
- Tromboembolismo pulmonar
- Neoplasia
  - Carcinoma broncogênico
  - Tumor metastático
  - Mesotelioma
  - Outras lesões parenquimatosas

Doença gastrointestinal
- Lesões esofagianas
  - Esofagite
  - Espasmo esofagiano
  - Síndrome de Mallory-Weiss
  - Ruptura esofagiana
  - Corpo estranho
  - Carcinoma
  - Divertículo de Zenker
  - Síndrome de Plummer-Vinson
- Doença ulcerosa péptica (com ou sem perfuração)
- Distensão gástrica
- Gastrite
  - Doença biliar
  - Colecistite aguda

Cólica biliar
Distensão hepática
Pancreatite
Abscesso subfrênico
Infarto esplênico
Síndrome da flexura esplênica
Tireoidites
Causas psicogênicas

Referências

1. Williams, ES: Approach to the Patient with Chest Pain, p. 317. Ver Bibliografia, 5.
2. Braunwald E: The History, p. 1. Ver Bibliografia, 1.

6-B. Edema

Localizado

Obstrução e/ou insuficiência venosa ou linfática
Trombose venosa
Cisto de Baker
Compressão ou invasão tumoral (p. ex., síndrome da veia cava superior)
Lesão cirúrgica ou pela radiação
Filariose
Doença inflamatória
Processo alérgico
Trauma químico ou físico
Picadas ou mordidas
Membro paralisado ou imobilizado
Linfedema congênito

Generalizado

Insuficiência cardíaca congestiva biventricular (ver 2-G)
Estenose tricúspide
Cor pulmonale (ver 12-O)
Doença pericárdica (ver 2-I, 2-J)
Pericardite constritiva crônica
Derrame pericárdico
Estados hipoalbuminêmicos
Cirrose hepática
Síndrome nefrótica
Enteropatia perdedora de proteínas
Desnutrição
Doença crônica grave
Insuficiência renal aguda e crônica com sobrecarga de volume

Obstrução da veia cava inferior
Mixedema
Gravidez
Sobrecarga iatrogênica de sal
  Alimentação enteral
  Administração de líquido intravenoso
  Drogas
    Carbenicilina e similares
    Tamoxifeno
    Estrogênios
    Corticosteróides
    Minoxidil
    Bloqueadores dos canais de cálcio
      (p. ex., nifedipina)
    Guanetidina
    Diazóxido
Triquinose
Edema cíclico idiopático
Edema angioneurótico idiopático

Referências

1. Perloff JK, Braunwald E: Physical Examination of the Heart and Circulation, p. 15. Ver Bibliografia, 1.
2. Shayman JA: Approach to the Patient with Edema, p. 948. Ver Bibliografia, 3.

6-C. Palpitação*

Palpitação sem Arritmia

Distúrbios não-cardíacos
  Ansiedade
  Exercício
  Anemia
  Febre
  Depleção de volume
  Hipotensão postural
  Tireotoxicose
  Síndrome da menopausa
  Hipoglicemia
  Feocromocitoma
  Aneurisma aórtico
  Síndrome de enxaqueca
  Fístula arteriovenosa
  Flutter diafragmático

- Drogas
  - Agentes simpaticomiméticos
  - Bloqueadores ganglionares
  - Digitálicos
  - Nitratos
  - Aminofilina
  - Atropina
  - Café, chá
  - Tabaco
  - Álcool
  - Extrato da tireóide

Distúrbios cardíacos
- Regurgitação aórtica
- Estenose aórtica
- Ducto arterioso patente
- Defeito do septo ventricular
- Defeito do septo atrial
- Cardiomegalia acentuada
- Insuficiência ventricular esquerda aguda
- Síndrome do coração hipercinético
- Insuficiência tricúspide
- Pericardite
- Prótese de valva cardíaca
- Marcapasso

Palpitação com Arritmia (ver 2-O)

Extra-sístoles
Bradiarritmias
Taquiarritmias

Referências

1. Goldman L: Chest Discomfort and Palpitation, p. 58. Ver Bibliografia, 2.

*Palpitação é a sensação de batimento cardíaco alterada. Esta entrada foi modificada de Shander D: Palpitation and Disorders of Heartbeat, p. 117. Ver Bibliografia, 2.

6-D. Hipertensão*

Sistólica e Diastólica

Pseudo-hipertensão (p. ex., tamanho errado do manguito)

- Primária (essencial)
- Causas renais
  - Parenquimatosa
  - Vascular
  - Renopriva (após nefrectomia bilateral)
  - Tumor secretor de renina
  - Síndrome de Liddle
- Causas endócrinas
  - Acromegalia
  - Hipotireoidismo
  - Hipercalcemia
  - Causas supra-renais
    - Hiperplasia supra-renal congênita
    - Síndrome de Cushing
    - Aldosteronismo primário
    - Feocromocitoma
  - Tumores cromafins extra-supra-renais
  - Exógenas
    - Contraceptivos orais
    - Estrogênios
    - Glicocorticóides
    - Mineralocorticóides (p. ex., alcaçuz)
    - Agentes sìmpaticomiméticos
    - Alimentos contendo tiramina e inibidores da monoaminoxidase
- Coartação da aorta
- Induzida por gravidez
- Causas neurogênicas
  - Aumento da pressão intracraniana
  - Estado pós-operatório
  - Porfiria aguda
  - Intoxicação por chumbo
  - Tetraplegia (aguda)
  - Síndrome diencefálica
  - Disautonomia familiar
- Aumento do volume intravascular
  - Policitemia vera
  - Causas iatrogênicas
- Queimaduras
- Apnéia do sono
- Causas psicogênicas
- Abstinência de drogas
- Outras drogas
  - Cocaína
  - Ciclosporina
  - Eritropoietina

Sistólica

Aumento do débito cardíaco ou do volume sistólico ou ambos
- Regurgitação valvular aórtica
- Febre
- Fístula arteriovenosa, ducto arterioso patente
- Doença de Paget
- Beribéri
- Tireotoxicose (endógena ou exógena)
- Anemia
- Circulação hipercinética
- Ansiedade
- Bloqueio cardíaco total

Aorta enrijecida

Referências

1. Kaplan NM: Systemic Hypertension: Mechanisms and Diagnosis, p. 807. Ver Bibliografia, 1.
2. Weinberger, MH: Systemic Hypertension, p. 175. Ver Bibliografia, 5.

*Modificado de Kaplan NM: Systemic Hypertension: Mechanisms and Diagnosis, p. 811. Ver Bibliografia, 1.

6-E. Distensão Jugular Venosa

Causas Extratorácicas

Obstrução venosa local de qualquer causa (p. ex., bócio cervical)

Sobrecarga circulatória de origem não-cardíaca

Causas Intratorácicas

Manobra de Valsalva

Bócio retroesternal

Síndrome da veia cava superior
- Benigna
- Maligna

Doença pericárdica (ver 2-I, 2-J)
- Tamponamento cardíaco
- Pericardite constritiva

Doença cardíaca
- Insuficiência cardíaca direita ou esquerda, ou ambas, de qualquer etiologia (p. ex., doença da valva tricúspide, ver 2-G)

Miocardiopatia restritiva
Mixoma atrial direito
Estados cardíacos circulatórios hipercinéticos
Doença pleuropulmonar
Hipertensão pulmonar de qualquer etiologia (ver 12-O)
Asma brônquica
Bronquite crônica e enfisema
Pneumotórax hipertensivo

Referência

1. Friedman HH: Jugular Venous Pulse, p. 49.
Ver Bibliografia, 4.

6-F. Sopros Cardíacos*

Sistólicos

Sistólico precoce
Fisiológicos (inocentes)
Defeito do septo ventricular pequeno
Defeito do septo ventricular grande com hipertensão pulmonar
Regurgitação tricúspide ou mitral aguda grave
Regurgitação tricúspide sem hipertensão pulmonar
Mesossistólicos
Fisiológicos (inocentes)
Sopro vibratório
Estados hipercinéticos
Sopro de ejeção pulmonar
Sopro de ejeção aórtica da idade avançada
Obstrução do fluxo ventricular esquerdo
Estenose valvular aórtica
Estenose aórtica supravalvular
Miocardiopatia hipertrófica
Prótese valvular aórtica
Dilatação aórtica
Sopros de regurgitação mitral (ocasionalmente)
Sopros do fluxo aórtico na regurgitação aórtica
Coarctação da aorta
Ruído anormal à ausculta da artéria supraclavicular
Obstrução do fluxo pulmonar direito
Estenose arterial pulmonar supravalvular
Estenose da válvula pulmonar
Estenose subpulmonar (infundibular)
Sopro de fluxo do defeito do septo atrial

- Dilatação idiopática da artéria pulmonar
- Hipertensão pulmonar de qualquer causa (ocasionalmente)

Sistólico tardio

- Prolapso da valva mitral
- Prolapso da valva tricúspide

Holossistólicos

- Regurgitação mitral
- Regurgitação tricúspide secundária a hipertensão pulmonar
- Defeito do septo ventricular
- Ducto arterioso patente ou janela aorticopulmonar com hipertensão pulmonar

Diastólicos

Diastólico precoce

- Regurgitação aórtica
- Regurgitação pulmonar associada a hipertensão pulmonar congênita ou doença valvular

Mesodiastólicos

- Estenose mitral
- Prótese valvular mitral
- Estenose tricúspide
- Mixoma atrial
- Trombo válvula de esfera atrial esquerda
- Sopro de Austin Flint
- Aumento do fluxo atrioventricular diastólico
  - Estados hipercinéticos
  - Regurgitação mitral e tricúspide
  - Desvio da esquerda para a direita (p. ex., defeito do septo ventricular)
  - Valvulite reumática aguda
  - Bloqueio cardíaco completo
- Estenose da artéria coronária

Pré-sistólicos

- Estenose mitral
- Estenose tricúspide
- Mixoma atrial
- Desvio da esquerda para a direita
- Bloqueio cardíaco completo
- Estenose pulmonar grave
- Quarta bulha cardíaca
- Insuficiência aórtica grave

Contínuo

Pseudo-sopro (p. ex., atrito pericárdico)

Fístula arteriovenosa traumática ou cirúrgica
Ducto arterioso patente
Fístula aorticopulmonar pós-cirurgia
Fístula arteriovenosa pulmonar
Janela aorticopulmonar sem hipertensão pulmonar grave
Embolia pulmonar
Fístula arteriovenosa coronária
Ruptura de aneurisma do seio de Valsalva
Coarctação da aorta
Circulação colateral da artéria brônquica
Síndrome de Lutembacher
Artéria coronária esquerda anômala
Fístula arteriovenosa intercostal
Zumbido venoso cervical
Sopro mamário
Síndrome do arco aórtico
Estenose de ramo da artéria pulmonar ou oclusão parcial

Referências

1. Craige E, Braunwald E: The Physical Examination, p. 35. Ver Bibliografia, 1.
2. Williams ES: Essential Features of the Cardiac History and Physical Examination, p. 315. Ver Bibliografia, 2.
3. Friedman HH: Cardiovascular Problems: Heart Murmurs, p. 74. Ver Bibliografia, 4.

*Ver também 2-N.

6-G. Insuficiência Cardíaca Congestiva

Insuficiência Cardíaca Esquerda

Doença cardíaca hipertensiva
Doença da artéria coronária
Disfunção diastólica do ventrículo esquerdo
Infarto agudo do miocárdio
Doença valvular mitral e aórtica
Miocardiopatia (ver 2-H)
Doença pericárdica (ver 2-I, 2-J)
Arritmias
Doença cardíaca congênita
Endocardite
Drogas cardiotóxicas (p. ex., adriamicina)
Miocardite
Febre reumática aguda
Doença cardíaca traumática

Tireotoxicose
Deficiência de tiamina
Anemia
Fístula arteriovenosa (p. ex., doença de Paget)
Doença cardíaca neoplásica
Síndrome do choque tóxico
Tromboembolismo pulmonar
Pós-cardioversão
Gravidez
Trombo atrial esquerdo

Insuficiência Ventricular Direita*

- Associada a hipertensão venosa pulmonar (pós-capilar)
  - Doença cardíaca (ver antes, Insuficiência Ventricular Esquerda)
  - Doença venosa pulmonar
    - Granuloma ou neoplasia do mediastino
    - Mediastinite e fibrose
    - Retorno venoso pulmonar anômalo
    - Estenose venosa pulmonar congênita
    - Doença venoclusiva pulmonar idiopática (pré-capilar)
- Associada a hipertensão arterial pulmonar (pré-capilar)
  - Doença pulmonar e pleural
    - Bronquite crônica, enfisema e asma
    - Doença granulomatosa (p. ex., sarcoidose)
    - Pneumonia
    - Doença fibrótica
    - Neoplasia
    - Doença supurativa crônica (p. ex., bronquiectasia)
    - Fibrose cística
    - Doença vascular colagenosa
    - Outros processos restritivos (ver 12-N)
    - Após ressecção pulmonar
    - Displasia broncopulmonar
    - Fibrotórax
  - Deformidade da parede torácica
    - Cifoescoliose
    - Toracoplastia
  - Hipoplasia pulmonar congênita (síndrome de Down)
  - Hipoventilação alveolar
    - Neuromuscular
    - Hipoventilação alveolar primária
    - Obesidade
    - Síndrome de apnéia do sono
  - Hipertensão pulmonar de alta altitude

Doença intracardíaca
- Fluxo aumentado associado a grande *shunt* da esquerda para direita
  - Ducto arterioso patente
  - Defeito do septo atrial
  - Defeito do septo ventricular
  - Aneurisma do seio de Valsalva
- Fluxo diminuído
  - Tetralogia de Fallot
  - Estenose da artéria pulmonar periférica (ou estenoses)
  - Ausência unilateral ou estenose da artéria pulmonar

Doença vascular (ver 12-O)
- Doença tromboembólica pulmonar
- Hipertensão pulmonar primária
- Cirrose hepática e/ ou trombose parcial
- Quimicamente induzida (p. ex., aminorex)
- Circulação fetal persistente
- Arterite pulmonar
- Estenose periférica da artéria pulmonar
- Estenose unilateral ou ausência da artéria pulmonar

Sem hipertensão pulmonar
- Estenose pulmonar
- Estenose tricúspide (não-reumática)
- Regurgitação tricúspide não associada a hipertensão pulmonar
- Diminuição da complacência ventricular direita
- Anomalia de Ebstein
- Mixoma atrial

Referência

1. Grossman W, Braunwald E: Pulmonary Hypertension, p. 780. Ver Bibliografia, 1.

* Ver 12-O.

6-H. Miocardiopatia*

Dilatada

Congênita
- Familiar
- Distrofia muscular de Duchenne
- Distrofia muscular fascioescapuloumeral
- Distrofia muscular dos cíngulos
- Distrofia miotônica
- Doença de Refsun
- Ataxia de Friedreich

- Adquirida
  - Idiopática
  - Inflamatória
    - Miocardite infecciosa (p. ex., doença de Chagas, vírus Coxsackie)
    - Síndrome da imunodeficiência adquirida
    - Não-infecciosa
      - Doenças do colágeno
      - Miocardite de células gigantes
      - Doença de Kawasaki
  - Metabólica
    - Hipoxia
    - Nutricional
      - Deficiência de tiamina
      - *Kwashiorkor*
      - Pelagra
      - Escorbuto
      - Hipervitaminose D
      - Obesidade
      - Deficiência de selênio
      - Deficiência de carnitina
  - Endócrina
    - Acromegalia
    - Tireotoxicose
    - Mixedema
    - Uremia
    - Doença de cushing
    - Feocromocitoma
    - Diabetes
    - Hipofosfatemia
    - Hipocalcemia
  - Metabolismo alterado
    - Gota
    - Porfiria
    - Oxalose
  - Desequilíbrio de eletrólitos
- Drogas, toxinas
  - Álcool
  - Disopiramida
  - Daunorrubicina
  - Doxorrubicina (Adriamicina)
  - Ciclofosfamida
  - Cocaína
  - Bleomicina
  - 5-Fluorouracil
  - Fosfato (envenenamento)

- Fenotiazinas e antidepressivos
- Lítio
- Monóxido de carbono
- Emetina
- Cloroquina
- Acetaminofeno, paracetamol
- Chumbo
- Arsênico
- Hidrocarbonetos
- Antimônio
- Cobalto
- Picada de cobras ou insetos

Infiltrativa
- Displasia ventricular direita
- Doença vascular do colágeno
- Amiloidose
- Hemocromatose
- Neoplasia
- Sarcoidose
- Doença de Whipple

Hematológica
- Leucemia
- Púrpura trombocitopênica trombótica
- Anemia falciforme
- Policitemia vera

Hipersensibilidade
- Metildopa
- Penicilina
- Sulfonamidas
- Tetraciclina
- Fenindiona
- Miocardite de células gigantes
- Rejeição de transplante cardíaco

Periparto

Vasculite

Agentes físicos
- Irradiação
- Traumatismo
- Intermação
- Hipotermia
- Taquicardia crônica

Restritiva

Pseudomiocardiopatia (p. ex., pericardite constritiva)

Amiloidose

Idiopática (familiar ou não-familiar)

Hemocromatose
Sarcoidose
Esclerodermia
Diabética
Pseudoxantoma elástico
Neoplasia
Fibroelastose endocárdica
Infiltração gordurosa
Drogas
  Serotonina
  Ergotamina
  Busulfan
  Metissergida
  Mercúrio
Endocardite de Löffler (síndrome hipereosinofílica)
Fibrose endomiocárdica
Doença cardíaca carcinóide
Doença de Whipple
Doença de Fabry
Doença do armazenamento de glicogênio
Doença de Gaucher
Doença de Hurler
Esfingolipidose

Hipertrófica

Miocardiopatia hipertrófica idiopática
Miocardiopatia idiopática não-obstrutiva
Doença do armazenamento de glicogênio (doença de Pompe)
Ataxia de Friedreich
Lentiginose

Referências

1. Wynne J, Braunwald E: The Cardiomyopathies and Myocarditides, p. 1404. Ver Bibliografia, 1.
2. Dec GW, Fuster V: Idiopathic Dilated Cardiomyopathy. *N Engl J Med* 331:1564–1575, 1994.
3. Kushwaha SS, Fallon JT, Fuster V: Restrictive Cardiomyopathy. *N Engl J Med* 336:267–276, 1997.

*A distinção entre miocardiopatia pela diminuição da capacidade funcional não é absoluta e a sobreposição ocorre freqüentemente.

6-I. Pericardite*

- Idiopática[†]
- Infecção
  - Viral [p. ex., síndrome da imunodeficiência adquirida (AIDS)][†]
  - Bacteriana[†]
  - Micobacteriana[†]
  - Micoplásmica
  - Fúngica[†]
  - Parasitária[†]
  - Por espiroqueta (p. ex., doença de Lyme)
- Infarto agudo do miocárdio
- Uremia[†]
- Neoplasia[†]
- Dissecção aórtica com hemopericárdio
- Doença de hipersensibilidade ou do tecido conjuntivo[†]
  - Pós-infarto do miocárdio (síndrome de Dressler)
  - Pós-pericardiotomia
  - Drogas
    - Penicilina
    - Metissergida
    - Daunorrubicina e doxorrubicina
    - Minoxidil
    - Dantrolene
    - Bleomicina
    - Ciclofosfamida
    - Practolol
  - Lúpus eritematoso sistêmico
    - Idiopático
    - Relacionado com droga
      - Hidralazina
      - Procainamida
      - Fenitoína
      - Isoniazida
      - Metildopa
  - Doença do tecido conjuntivo misto
  - Esclerodermia
  - Granulomatose de Wegener
  - Artrite reumatóide
  - Poliarterite nodosa
  - Polimiosite
  - Síndrome de Reiter
  - Espondilite anquilosante
  - Doença hamatológica
      - Febre reumática aguda

- Traumatismo[†]
  - Feridas penetrantes
  - Perfuração cardíaca induzida por marcapasso ou cateter
  - Trauma fechado de tórax
  - Ressuscitação cardiopulmonar
  - Cirurgia cardiotorácica
  - Cardioversão
  - Fístula pancreático-pericárdica
- Quilopericárdio
- Pseudo-aneurisma
- Pericardite por colesterol
  - Idiopática
  - Artrite reumatóide
  - Hipercolesterolemia
  - Mixedema
  - Tuberculose
- Talco ou outra substância estranha
- Sarcoidose
- Pós-irradiação[†]
- Ruptura esofágica
- Etiologias incomuns mistas
  - Doença cardíaca congênita (p. ex., defeito do septo atrial)
  - Febre familiar do Mediterrâneo
  - Mixoma atrial direito
  - Doença de Degos
  - Doença de Gaucher
  - Metaplasia mielóide
  - Amiloidose
  - Silicose
  - Arterite de células gigantes
  - Vítima de picada de peixe-escorpião
  - Pseudomixoma peritoneal
  - Anemia grave crônica (p. ex., talassemia)
  - Pancreatite
  - Doença de Whipple
  - Artrite gotosa aguda
  - Associada a defeito do septo atrial
  - Tromboembolismo pulmonar
  - Doença de Takayasu
  - Nanismo de Mulibrey[†]
  - Hemopericárdio não-traumático
  - Doença inflamatória intestinal
  - Doença de Behçet

Referências

1. Lorell BH, Braunwald E: Pericardial Disease, p. 1478. Ver Bibliografia, 1.
2. Hancock IW: Pericardial Diseases, p. 461. Ver Bibliografia, 5.

*Ver também 2-J.
†Pode estar comumente associado(a) ao desenvolvimento de pericardite constritiva.

6-J. Derrame Pericárdico

Pericardite de qualquer causa* (ver 2-I)
Insuficiência cardíaca congestiva
Hipoalbuminemia
Cirrose
Síndrome nefrótica
Desnutrição
Pancreatite aguda
Quilopericárdio*
- Congênito, idiopático
- Neoplasia (p. ex., linfoma)
- Após cirurgia cardiotorácica
- Obstrução benigna do ducto torácico

Hemopericárdio†
- Traumatismo
  - Penetrante ou não-penetrante
  - Iatrogênico
- Anticoagulantes
- Agentes quimioterápicos
- Infarto do miocárdio
- Ruptura cardíaca
- Ruptura da artéria pulmonar ou aórtica
- Coagulopatia
- Uremia

Mixedema*

Referências

1. Lorell BH, Braunwald E: Pericardial Disease, p. 1485. Ver Bibliografia, 1.
2. Roberts WC, Spray TL: Pericardial Heart Disease. Curr Prob Cardiol 2(3):55, 1977.

*Pode estar associado(a) pericardite constritiva crônica.
†Pode estar associado(a) tamponamento cardíaco agudo.

6-K. Hipotensão e Choque

Hipovolemia
- Perdas externas
  - Hemorragia
  - Perda gastrointestinal
  - Fístulas
  - Perda renal
    - Diuréticos
    - Diabetes insípido
    - Diurese osmótica (p. ex., diabetes melito)
    - Fase diurética da insuficiência renal aguda
    - Nefropatia perdedora de sal
    - Diurese pós-obstrutiva
  - Perda cutânea
    - Queimaduras
    - Lesões exsudativas
    - Transpiração e perda insensível sem reposição
- Perdas internas
  - Hemorragia (p. ex., terapia anticoagulante)
    - Hemotórax
    - Hemoperitônio
    - Hemorragia retroperitoneal
    - Lesão de partes moles
    - Fratura
  - Seqüestro de líquidos
    - Ascite
    - Obstrução ou infarto intestinal
    - Peritonite
    - Fleimão (p. ex., pancreatite)
    - Síndrome de Budd-Chiari

Causas cardiovasculares
- Arritmia (ver 2-O)
- Lesões regurgitantes
  - Regurgitação aórtica ou mitral aguda
  - Ruptura do septo interventricular
  - Aneurisma gigante ventricular esquerdo

- Lesões obstrutivas
  - Estenose valvular
  - Miocardiopatia hipertrófica
  - Mixoma atrial
  - Trombo valvular ou intracardíaco (incluindo prótese valvular)
- Miopatia
  - Infarto agudo do miocárdio
  - Contusão
  - Miocardiopatia restritiva ou dilatada (ver 2-H)
  - Defeitos ou aneurismas da parede ventricular
  - Outros distúrbios miocárdicos (associados a baixo débito cardíaco) (ver 2-G)
- Doença pericárdica (ver 2-I, 2-J)
  - Tamponamento cardíaco
  - Pericardite constritiva
- Lesões aórticas
  - Dissecção aguda
  - Coarctação
  - Ruptura (p. ex., traumatismo ou aneurisma)
- Doença cardíaca congênita
- Obstrução da veia cava

Doença pleuropulmonar
- Pneumotórax hipertensivo
- Ventilação com pressão positiva
- Embolia pulmonar (incluindo trombo, líquido amniótico, ar, tumor)
- Hipertensão pulmonar primária ou secundária
- Reação de Eisenmenger

Infecção
- Sepse
- Infecções específicas (p. ex., dengue)
- Síndrome do choque tóxico

Anafilaxia

Doença endócrina
- Insuficiência supra-renal
- Hipoglicemia ou hiperglicemia
- Hipocalcemia ou hipercalcemia
- Mixedema ou tempestade tireoidiana
- Feocromocitoma
- Insuficiência hipofisária, incluindo diabetes insípido

Hipoxia

Acidose ou alcalose grave

Síndrome séptica não-bacteriana

Hipotermia ou hipertermia

Insuficiência hepática

Drogas e toxinas
- *Overdose* de drogas e envenenamento (p. ex., barbitúricos)
- Agentes hipertensivos
- Outros vasodilatadores (p. ex., nitroglicerina)
- Metais pesados
- Anestesia (p. ex., propofol)
- Policitemia vera
- Crise falcêmica

Síndrome de hiperviscosidade

Causas neuropáticas
- Falência do tronco cerebral
- Disfunção da medula espinhal
- Insuficiência autonômica

Referências

1. Leier CV: Approach to the Patient with Hypotension and Shock, p. 361. Ver Bibliografia, 5.
2. Jimenez EJ: Shock, p. 359. Ver Bibliografia, 5.

6-L. Parada Cardíaca (Colapso Cardiopulmonar Súbito)

Arritmia (com ou sem intoxicação digitálica)
- Taquiarritmia
  - Fibrilação ventricular (p. ex., síndromes com QT prolongado)
  - Taquicardia ventricular
- Bradiarritmias
  - Bradicardia sinusal
  - Ritmo juncional
  - Bloqueio atrioventricular
  - Ritmo idioventricular
- Assistolia

Obstrução de via respiratória superior
- Lesão estrutural
- Síndrome de apnéia do sono
- Corpo estranho

Insuficiência respiratória crônica e/ou aguda com hipoxemia e/ou hipercapnia (ver 12-M)

Hipoxia de qualquer causa (p. ex., envenenamento por monóxido de carbono)

Hipertensão pulmonar

Inalação de fumaça

Acidose ou alcalose grave

Hipoglicemia

Síncope (ver 11-D)
Crise addisoniana
Overdose de drogas, alergia ou reação adversa
- Narcóticos
- Insulina
- Sedativos
- Digitálicos
- Quinidina
- Cocaína
- Disopiramida
- Procainamida e outros antiarrítmicos
- Fenotiazinas
- Antidepressivos tricíclicos
- Nitratos
- Aminofilina
- Propranolol
- Warfarin
- Penicilinas
- Sulfonamidas
- Agentes anti-hipertensivos

Choque de qualquer etiologia (ver 2-K), especialmente
- Hipovolemia
- Pneumotórax hipertensivo
- Tamponamento cardíaco ou pericardite constritiva
- Anafilaxia
- Sepse
- Ruptura ou dissecção aórtica
- Embolia pulmonar (de qualquer tipo)
- Infarto agudo do miocárdio
- Outras causas cardíacas comuns
    - Doença cardíaca coronária severa
    - Doença cardíaca hipertensiva
    - Doença valvular (p. ex., estenose aórtica, ver 2-N)
    - Disfunção valvular ou trombose de prótese
    - Miocardite e miocardiopatia (ver 2-H)
    - Ruptura cardíaca
    - Doença cardíaca congênita incluindo anatomia anômala da artéria coronária
    - Prolapso da valva mitral
    - Doença do sistema de condução primária ou nodal
    - Trombose intracardíaca
    - Obstrução não-aterosclerótica das artérias coronárias
        - Êmbolo
        - Arterite
        - Dissecção (p. ex., na gravidez, de Marfan)

- Espasmo
- Anormalidades congênitas
- Obstrução do óstio da artéria coronária (p. ex., sífilis)

Anormalidades eletrolíticas (especialmente potássio, cálcio, magnésio)
Hipotermia e hipertermia
Choque elétrico
Afogamento
Ferrões e picadas de insetos
Distúrbios neurológicos
- Acidente valvular encefálico
- Hemorragia
- Convulsão
- Compressão do tronco cerebral por qualquer causa
- Infecção

Síndrome de morte súbita infantil
Dieta protéica líquida
Programas dietéticos rápidos modificados

Referências

1. Myerburg RJ, Castellanos A: Cardiovascular Arrest and Sudden Cardiac Death, p. 742. Ver Bibliografia, 1.
2. Myerburg RJ, Castellanos A: Cardiovascular Collapse, Cardiac Arrest and Sudden Cardiac Disease, p. 221. Ver Bibliografia, 2.

6-M. Complicações da Reanimação Cardiopulmonar

Cerebral
- Encefalopatia hipóxica

Oronasofaríngea
- Laceração
- Dentes fraturados
- Epistaxe
- Lesão da laringe

Pescoço
- Lesão da coluna cervical
- Lesão vascular e hematoma

Pulmão e parede torácica
- Pneumotórax e pneumomediastino
- Enfisema subcutâneo

- Fraturas do esterno e de costelas
- Hemotórax
- Contusão pulmonar
- Atelectasia
  - Tubo endotraqueal malposicionado
  - Corpo estranho
  - Secreções
- Aspiração

Coração e pericárdio
- Hemopericárdio e tamponamento cardíaco
- Laceração cardíaca ou de vasos coronarianos
- Ruptura ventricular

Lesão visceral
- Dilatação gástrica aguda
- Laceração hepática, esplênica ou gastroesofágica

Insuficiência renal aguda

Embolia gordurosa

Sobrecarga de volume

Alcalose metabólica
- Administração de bicarbonato de sódio
- Pós-hipercapnia

Bacteremia

Referência

1. Myerburg RJ, Castellanos A: Cardiovascular Arrest and Sudden Cardiac Death, p. 742. Ver Bibliografia, 1.

6-N. Doença Valvular*

Válvula Aórtica

Estenose
- Valvular
  - Congênita
  - Reumática
  - Calcificação (senil)
  - Aterosclerose
  - Reumatóide
  - Ocronose
- Supravalvular
- Subvalvular

Regurgitação
- Congênita
  - Valva aórtica bicúspide

        - Isolada
        - Associada a
            - Coarctação
            - Defeito do septo ventricular
            - Ducto arterioso patente
    - Válvula aórtica tricúspide
        - Isolada
        - Associada a
            - Defeito do septo ventricular
            - Estenose valvular aórtica
            - Estenose aórtica supravalvular
            - Estenose aórtica subvalvular
            - Aneurisma congênito do seio de Valsalva
            - Fenestrações das cúspides
    - Válvula aórtica quadricúspide
- Adquirida
    - Valvular
        - Doença cardíaca reumática
        - Endocardite bacteriana
        - Doença de válvula aórtica calcificada
        - Aterosclerose
        - Ruptura valvular traumática
        - Dissecção aórtica
        - Cirurgia pós-cirurgia de válvula aórtica
            - Pós-valvulotomia
            - Derrame ao redor da prótese
            - Endocardite
    - Miscelânea
        - Espondilite anquilosante
        - Síndrome de Reiter
        - Artrite reumatóide
        - Doença de Whipple
        - Doença de Crohn
        - Artropatia de Jaccoud
        - Lúpus eritematoso sistêmico
        - Esclerodermia
        - Degeneração mixomatosa
        - Pseudoxantoma elástico
        - Mucopolissacaridose
        - Osteogênese imperfeita
        - Fenestrações das cúspides
        - Metissergida
    - Dilatação ou distorção aórtica
        - Dilatação senil
        - Necrose medial cística com ou sem síndrome de Marfan

Doença de Takayasu
Policondrite recidivante
Sífilis
Espondilite anquilosante
Artrite psoriática
Colite ulcerativa com artrite
Síndrome de Reiter
Arterite de células gigantes
Síndrome de Ehlers-Danlos
Hipertensão
Síndrome de Cogan
Síndrome de Behçet

Válvula Mitral

Estenose
- Congênita
- Reumática
- Síndrome carcinóide
- Endocardite marântica
- Lúpus eritematoso sistêmico
- Calcificante
- Síndrome de Lutembacher
- Amiloidose
- Artrite reumatóide
- Doença de Hunter-Hurler
- Metissergida

Regurgitação
- Congênita
    - Regurgitação mitral isolada
    - Miocardiopatia hipertrófica
    - Distúrbios do tecido conjuntivo
        - Síndrome de Ehlers-Danlos
        - Síndrome de Hurler
        - Síndrome de Marfan
        - Pseudoxantoma elástico
        - Osteogênese imperfeita
    - Defeito do coxim atrioventricular
    - Fibroelastose endocárdica
    - Complexo valvular mitral para-agudo
    - Síndrome do coração esquerdo hipoplásico
    - Artéria coronária esquerda anômala da artéria pulmonar
    - Estenose mitral congênita
    - Transposição corrigida de grandes vasos com ou sem malformação de Ebstein
    - Anel supravalvular do átrio esquerdo

- Adquirida
  - Coronariopatia
  - Reumática (aguda ou crônica)
  - Síndrome de prolapso da válvula mitral
    - Disfunção de músculo papilar
    - Coronariopatia com ou sem infarto do miocárdio
    - Neoplasia
    - Abscesso miocárdico
    - Granuloma
    - Sarcoidose
    - Amiloidose
  - Cordoalha tendínea anormal ou rota (p. ex., proliferação mixomatosa idiopática)
  - Endocardite bacteriana
  - Anel mitral calcificado
    - Hipertensão sistêmica idiopática
    - Estenose aórtica
    - Diabetes
    - Insuficiência renal crônica com hiperparatireoidismo secundário
  - Dilatação ventricular esquerda ou aneurisma (p. ex., miocardiopatia dilatada)
  - Doença valvular aórtica
  - Ruptura de prótese valvular
  - Traumatismo
  - Pós-cirurgia cardíaca
  - Artrite reumatóide
  - Espondilite anquilosante
  - Esclerodermia
  - Lúpus eritematoso sistêmico
  - Mixoma atrial esquerdo
  - Ruptura espontânea
  - Síndrome carcinóide
  - Átrio esquerdo gigante
  - Doença de Kawasaki
  - Síndrome hipereosinofílica

Válvula Pulmonar

- Estenose
  - Congênita
    - Estenose valvular
    - Displasia valvular (p. ex., síndrome de Noonan)
    - Tetralogia de Fallot
    - Síndrome de estenose aórtica supravalvular
  - Adquirida
    - Lesões valvulares intrínsecas

Doença reumática
Síndrome carcinóide
Endocardite
Neoplasia primária
Lesões extrínsecas
Neoplasia
Aneurisma aórtico ou septal
Aneurismas do seio de Valsalva
Pericardite constritiva
Regurgitação
Congênita
Válvula pulmonar ausente
Regurgitação pulmonar isolada
Associada:
Tetralogia de Fallot
Defeito septal ventricular
Estenose valvular pulmonar
Dilatação idiopática da válvula pulmonar
Adquirida
Dilatação do anel valvular secundária a hipertensão pulmonar de qualquer causa (ver 2-G, Insuficiência Cardíaca Direita)
Dilatação idiopática da artéria pulmonar
Endocardite bacteriana
Pós-cirurgia da valva pulmonar
Doença reumática
Traumatismo
Sífilis
Síndrome carcinóide
Síndrome de Marfan
Induzida por cateter de artéria pulmonar

Válvula Tricúspide

Estenose
Doença cardíaca reumática (aguda e crônica)
Síndrome carcinóide
Fibroelastose
Atresia tricúspide
Fibrose endomiocárdica
Regurgitação
Dilatação ventricular direita de qualquer causa (p. ex., estenose mitral)
Hipertensão pulmonar (ver 2-G, (Insuficiência Cardíaca Direita)
Doença cardíaca reumática
Disfunção do músculo papilar ventricular direito

Válvula ou cordoalha mixomatosa (geralmente em associação a prolapso da valva mitral com ou sem defeito do septo atrial)
Traumatismo
Endocardite bacteriana
Síndrome carcinóide
Anomalia de Ebstein
Canal atrioventricular comum
Aneurisma septal ventricular
Mixoma atrial direito
Pericardite constritiva
Fibrose endomiocárdica
Metissergida
Lúpus eritematoso sistêmico
Lesão por irradiação
Tireotoxicose
Lesão isolada
Após excisão cirúrgica
Síndrome de Marfan
Artrite reumatóide

Referências

1. Braunwald E: Valvular Heart Disease, p. 1007. Ver Bibliografia, 1.
2. Weiss JL: Valvular Heart Disease, p. 435. Ver Bibliografia, 5.

*Ver também 2-F.

6-O. Arritmias

Batimentos Prematuros

Extra-sístole
- Sinusal (rara)
- Atrial
- Juncional atrioventricular
- Ventricular

Parassístole
Batimento capturado
Batimento recíproco
Condução atrioventricular melhor (p. ex., 3:2), interrupção mais pobre (p. ex., 2:1)

Condução supernormal durante bloqueio atrioventricular avançado
Retomada do ritmo após bigeminismo inaparente

Bradicardia (< 60 batimentos/minuto)
Bradicardia sinusal
Ritmo juncional atrioventricular
Arritmia sinusal
Marcapasso atrial em suporte
Bloqueio sinoatrial (segundo e terceiro graus)
Pausa ou parada sinusal
Bigeminismo ventricular ou atrial não-condutor
Síndrome do seio carotídeo hipersensível
Bloqueio atrioventricular (segundo e terceiro graus)
Taquiarritmias supraventriculares com bloqueio atrioventricular de alto grau (raras)
Ritmos de escape (resultantes de bradicardia de qualquer causa)
  Juncional atrioventricular
  Idioventricular
Síndrome sinusal doente

Referências

1. Marriott, HJL: Ver Bibliografia, 6.
2. Shander, D: Palpitation and Disorders of the Heartbeat, p. 117. Ver Bibliografia, 4.
3. Zipes, DP: Specific Arrhythmias; Diagnosis and Treatment, p. 646. Ver Bibliografia, 1.

Taquicardia (Freqüência Ventricular > 100 Batimentos/Minuto)

	Freqüência atrial	Freqüência ventricular	Resposta ventricular à massagem do seio carotídeo
QRS NORMAL (< 0,10 SEGUNDOS)			
Ritmo regular			
Taquicardia sinusal	100–200 (geralmente < 160)	100–200 (geralmente < 160)	Diminuição gradual com retorno à freqüência prévia. Sem efeito ou terminação abrupta
Reentrada nodal atrioventricular (AV)	140–250	140–250	
Taquicardia atrial com bloqueio	140–250	Variável (geralmente 75–200)	Pode diminuir abrupta e transitoriamente a freqüência ventricular, em geral contra-indicada
Flutter atrial	250–320	Variável (geralmente 75–175)	Pode diminuir transitoriamente a freqüência ventricular, exibindo ondas de *flutter*
Taquicardia juncional AV paroxística	100–180	100–180	Sem efeito ou terminação abrupta
Taquicardia juncional AV não paroxística	Depende do mecanismo atrial	65–130	Sem efeito ou diminuição gradual com retorno à freqüência prévia; geralmente contra-indicada

(Continua)

Taquicardia (Freqüência Ventricular > 100 Batimentos/Minuto) *(Cont.)*

	Freqüência atrial	Freqüência ventricular	Resposta ventricular à massagem do seio carotídeo
QRS NORMAL (< 0,10 SEGUNDOS)			
Taquicardias recíprocas usando uma via acessória na síndrome de Wolff-Parkinson-White	150–250	150–250	Sem efeito ou terminação abrupta
Taquicardia ventricular	Igual ou menor do que a freqüência ventricular	60–250 (geralmente > 150 e pode estar ligeiramente irregular)	Freqüência atrial pode diminuir, sem efeito na freqüência ventricular
Ritmo irregular			
Fibrilação atrial	350–600	Variável	Diminuição transitória na freqüência ventricular
Taquicardia atrial paroxística com bloqueio variável	140–250	Variável	Pode diminuir abrupta e transitoriamente a freqüência ventricular, em geral contra-indicada
Flutter atrial com bloqueio variável	250–300	Variável	Diminuição transitória da freqüência ventricular, exibindo ondas de *flutter*
Taquicardia atrial multifocal	100–200	100–200	Sem efeito ou diminuição gradual

Causas de Combate Básico aos Padrões de Ritmo

- Ritmo regular com freqüência normal
  - Ritmo sinusal normal
  - Ritmo juncional acelerado
  - Ritmo idioventricular acelerado
  - *Flutter* atrial com condução 4:1
  - Taquicardia atrial com bloqueio
- Batimentos precoces
  - Extra-sístoles
  - Parassístoles
  - Batimentos de captura
  - Restabelecimento intermitente da condução durante bloqueio cardíaco
  - Retomada do ritmo após bigeminismo inaparente
- Pausas
  - Contrações atriais prematuras não-condutoras (PACs) (mais comum)
  - Bloqueio atrioventricular (AV) de segundo grau (tipos I e II)
  - Saída de bloqueio sinoatrial (SA) de segundo grau
  - Condução oculta
  - Extra-sístoles juncionais ocultas
- Bradicardia
  - Bradicardia sinusal
  - Bigeminismo atrial não-condutor
  - Bloqueio AV de segundo e terceiro graus
  - Bloqueio SA de segundo e terceiro graus
- Bigeminismo
  - PACs e contrações ventriculares prematuras (PVCs) 3:2 SA e bloqueio AV
  - Taquicardia atrial ou *flutter* com condução alternada 4:1 e 2:1
  - Trigeminismo atrial não-condutor
  - Batimento recíproco
  - Extra-sístoles juncionais ocultas
- Anárquicos
  - Fibrilação atrial
  - *Flutter* atrial com condução variável
  - Taquicardia atrial multifocal
  - Marcapasso em demanda
  - PVCs multifocais
  - Parassístoles
  - Combinações dos casos acima
- Taquicardia regular
  - Taquicardia sinusal
  - Taquicardia atrial paroxística

- *Flutter* atrial
- Taquicardia atrial ectópica
- Taquicardia juncional
- Taquicardia ventricular

Associação de batimentos

- Extra-sístoles não-condutoras
- Bloqueio de saída do nodo SA de Wenckebach
- Bloqueio do nodo AV de Wenckebach

Adaptado de Marriott HJL: Practical Electrocardiography, 7/e. Baltimore: Williams & Wilkins, 1983.

Diferenciação entre Condução Ventricular Aberrante de Ventrículo Ectópico

Características que favorecem condução ventricular aberrante

- Bloqueio do ramo direito com R' > R
- Freqüência > 170
- Vetor QRS inicial igual ao QRS conduzido
- Duração do QRS < 140 ms
- Eixo normal
- P' precedente
- Fenômeno de Ashman

Características favoráveis a ectopia ventricular

- Desvio do eixo para a esquerda
- QRS > 140 ms
- Monofásico ou difásico em V1
- Batimentos fusionados ou capturados
- Freqüência < 170
- Dissociação atrioventricular
- R > R' em V1
- Padrão precordial concordante

6-P. Anormalidades Eletrocardiográficas

Intervalo QRS Prolongado

Bloqueio de ramo

Atraso inespecífico da condução intraventricular

Condução ventricular aberrante

Ritmo ventricular ectópico (p. ex., parassístole ventricular)

Efeito de drogas (p. ex., quinidina ou procainamida)

Anormalidades eletrolíticas (hipercalemia, hipocalemia, hipercalcemia, hipermagnesemia)

Pré-excitação (síndrome de Wolff-Parkinson-White)

Ventrículo esquerdo aumentado

Bloqueio peri-infarto
Hipotermia

Alterações do Segmento ST

Elevação
- Variante normal (p. ex., repolarização precoce)
- Artefato
- Infarto do miocárdio
- Angina de Prinzmetal
- Alterações recíprocas
- Pericardite
- Hipercalemia (rara)
- Bloqueio de ramo
- *Cor pulmonale* agudo (p. ex., tromboembolismo pulmonar)
- Miocardite
- Doença cardíaca neoplásica
- Acidente vascular cerebral
- Miocardiopatia hipertrófica
- Hipotermia
- Abuso de cocaína

Depressão
- Anormalidade inespecífica (p. ex., ansiedade, choque)
- Drogas
  - Digitálicos
  - Antidepressivos tricíclicos
  - Lítio
- Bloqueio de ramo
- Lesão ventricular direita ou esquerda
- Anormalidades eletrolíticas (hipocalemia, hipercalemia)
- Isquemia ou infarto subendocárdico
- Prolapso da válvula mitral
- Taquicardia
- Miocardite ou cardiomiopatia
- Modificações recíprocas
- Lesão subaracnóide ou cerebral
- Pancreatite ou outra catástrofe intra-abdominal aguda
- Tromboembolismo pulmonar
- Hipotireoidismo

Intervalo QT

Prolongado
- Anormalidades eletrolíticas [hipocalcemia, hipocalemia (prolongamento de "QU")]
- Bloqueio cardíaco completo
- Prolapso da válvula mitral
- Ventrículo esquerdo aumentado

- Infarto ou isquemia miocárdica
- Miocardite ou cardiomiopatia
- Doença miocárdica difusa
- Lesão subaracnóidea ou cerebral, incluindo cirúrgica
- Drogas (p. ex., quinidina, procainamida, fenotiazinas, sotalol, amiodarona, terfenadina, antidepressivos tricíclicos)
- Hipotermia
- Anormalidade hereditária
- Alcalose

Diminuído
- Anormalidades eletrolíticas (hipercalcemia, hipercalemia, hipermagnesemia)
- Digitálicos
- Acidose

Alterações na Onda T

Apiculada
- Variante normal
- Anormalidade inespecífica
- Anormalidades eletrolíticas (hipercalemia, hipocalcemia, hipomagnesemia)
- Isquemia ou infarto agudo do miocárdio
- Efeito recíproco no infarto miocárdico estritamente posterior
- Aumento ventricular esquerdo
- Anemia
- Doença cerebrovascular
- Regurgitação aórtica ou mitral

Inversão
- Normal
- Modelo de onda T juvenil
- Bloqueio de ramo esquerdo
- Anormalidade inespecífica
- Isquemia ou infarto do miocárdio
- Miocardite
- Pericardite
- Lesão ventricular
- *Cor pulmonale* agudo ou crônico
- Lesão subaracnóide ou cerebral
- Drogas (p. ex., quinidina, fenotiazinas)
- Anormalidades eletrolíticas (hipocalemia, hipomagnesemia)
- Bloqueio AV completo
- Vagotomia
- Após taquicardia

Ondas Q Anormais

Infarto do miocárdio
Isquemia (transitória)
Dextrocardia ou dextroversão
Cardiomiopatia hipertrófica
Inversão das presilhas direita e esquerda dos membros superiores (derivação I)
Aumento ventricular
Cor pulmonale agudo e crônico (p. ex., embolia pulmonar, doença pulmonar obstrutiva crônica)
Pré-excitação (síndrome de Wolff-Parkinson-White)
Cirurgia cardíaca
Pneumotórax espontâneo (especialmente esquerdo)
Cardiomiopatia e miocardite (p. ex., cardiomiopatia hipertrófica, ver 2-H)
Doença miocárdica destrutiva localizada (p. ex., neoplasia)
Bloqueio do ramo esquerdo
Bloqueio da divisão anterior esquerda
Variante normal (raro)
Taquicardia (transitória)
Enfermidade crítica (p. ex., pancreatite, choque)

Referências

1. Friedman, p. 117. Ver Bibliografia, 4.
2. Marriott, HJL: Ver Bibliografia, 6.
3. Fisch C: Electrocardiography and Vectorcardiography, p. 108. Ver Bibliografia, 1.
4. Fisch C: Electrocardiography, Exercise Stress Testing and Ambulatory Monitoring, p. 494. Ver Bibliografia, 5.

6-Q. Índice de Risco Cardíaco para Procedimentos Cirúrgicos Não-Cardíacos

Computação do Índice de Risco Cardíaco

Critério	"Pontos"
1. Anamnese	
a. Idade > 70 anos	5
b. IM nos 6 meses prévios	10
2. Exame físico	
a. S_3 galope ou DJV	11
b. EVA importante	3
3. Eletrocardiograma	
a. Outro ritmo que não o sinusal ou CPA no último ECG pré-operatório	7
b. > 5 CVP/ minuto, documentado em qualquer momento antes da operação	7
4. Estado Geral: $PO_2 < 60$ ou $PCO_2 > 50$mmHg, $K < 3{,}0$ ou $HCO_3^- < 20$ mEq/ L, BUN > 50 ou Cr > 3,0 mg/ dl, TGO sérica anormal, sinais de doença hepática crônica, paciente acamado por causas não-cardíacas	3
5. Operação	3
a. Intraperitoneal, intratorácica ou aórtica	3
b. De emergência	4
Total possível:	**53**

BUN, Uréia nitrogenada sérica Cr, creatinina; ECG, eletrocardiograma; HCO_3, bicarbonato; DJV, distensão jugular venosa; K, potássio; IM, infarto do miocárdio; CAP, contrações atriais prematuras; CVP, contrações ventriculares prematuras; TGO, transaminase glutâmico-oxalacética; EVA, estenose valvular aórtica.
Adaptado de Goodman L, Caldera DL, Nussbaum SR, et al: Índice multifatorial de risco cardíaco em cirurgias não-cardíacas. *N Eng J Med* 297: 848, 1977. Com permissão do *New England Journal of Medicine.*

Índice de Risco Cardíaco

Classe	Total de pontos	Sem (ou apenas as menores) complicações[b] (*N* = 943)	Complicações com risco de vida[a] (*N* = 39)	Mortes cardíacas (*N* = 19)
(*N* = 537)	0–5	532 (99)	4 (0,7)	1 (0,2)
II (*N* = 316)	6–12	295 (93)	16 (5)	5 (2)
III (*N* = 130)	13–25	112 (86)	15 (11)	3 (2)
IV (*N* = 18)	> 26	4 (22)	4 (22)	10 (56)

[a]Infarto do miocárdio pós-operatório ou intra-operatório documentado, edema pulmonar ou taquicardia ventricular sem progressão para morte cardíaca.
[b]Números em parênteses denotam porcentagens.
De Goldman L, Caldera DL, Nussbaum SR, et al: Multifactorial Index of Cardiac Risk in Non-Cardiac Surgical Procedures. *N Engl J Med* 297:848, 1977. Reimpresso com permissão do *New England Journal of Medicine*.

Referências

1. Goldman L: General Anesthesia and Non-Cardiac Surgery in Patients with Heart Disease, p. 1756. Ver Bibliografia, 1.
2. Goldman L, Caldera DL, Nussbaum SR, et al: Multifactorial Index of Cardiac Risk in Non-Cardiac Surgical Procedures. *N Engl J Med* 297:845, 1977.
3. Margano DT, Goldman L: Preoperative Assessment of Patients with Known or Suspected Coronary Disease. *N Engl J Med* 333:1750, 1997.
4. American College of Cardiology, American Heart Association. Guidelines for Perioperative Cardiovascular Evaluation for Non-Cardiac Surgery. Circulation 95:1280–1317, 1996.

Bibliografia

1. Braunwald E: *Heart Disease — A Testbook of Cardiovascular Medicine.* Philadelphia: WB Saunders, 1997.
2. Fauci AS, Braunwald E, Isselbacher KJ, et al (eds): *Harrison's Principles of Internal Medicine,* 14/e. New York: McGraw-Hill, 1998.
3. Friedman HH: *Diagnostic Electrocardiography and Vectorcardiography,* 3/e. New York: McGraw-Hill, 1984.
4. Friedman HH: *Problem-Oriented Medical Diagnosis,* 6/e. Philadelphia: Little, Brown and Company, 1996.
5. Kelley WN: *Textbook of Internal Medicine,* 3/e. Philadelphia: Lippincott-Raven, 1997.
6. Marriott HJL: Practical Electrocardiography, 8/e. Baltimore: Williams & Wilkins, 1988.

7 SISTEMA ENDÓCRINO/ METABÓLICO

7-A. Hipotermia

Perda de Calor Excessiva

Imersão em água fria
Exposição ambiental (especialmente em neonatos, prematuros ou bebês de baixo peso ao nascer, idosos ou pessoas que se encontram inconscientes, imobilizadas, drogadas, sob anestesia ou exaustas)
- Acidental
- Iatrogênica
  - Administração de sangue ou líquidos intravenosos (IV) frios
  - Lavagem salina gástrica gelada
  - Diálise peritoneal

Fluxo sangüíneo cutâneo aumentado
- Queimaduras
- Eritroderma (incluindo necrólise epidérmica tóxica e psoríase)

Produção de Calor Inadequada

Termorregulação alterada
- Disfunção hipotalâmica e do sistema nervoso central (nota: a hipotermia pode ser paroxística)
  - Anorexia nervosa
  - Tumores cerebrais
  - Acidentes vasculares cerebrais, paralisia, paresia
  - Hipotermia episódica espontânea com hiperidrose (incluindo aquelas com agenesia do corpo caloso – síndrome de Shapiro)
  - Traumatismo craniano
  - Outras lesões hipotalâmicas (p. ex., infarto, lesões do mesencéfalo, sarcoidose)

        Convulsão
        Transecção da medula espinhal acima de T1
        Hipotermia periódica espontânea (hipotermia paroxística – quase sempre com evidência de lesão da área pré-óptica do hipotálamo)
        Encefalopatia de Wernicke
    Sepse
    Choque
    Uremia
Metabolismo diminuído (especialmente em coma do idoso)
    Insuficiência cardíaca congestiva
    Distúrbios endócrinos
        Insuficiência adrenal
        Cetoacidose diabética
        Hipoglicemia
        Hipopituitarismo
        Hipotireoidismo
    Doença do sono de Gâmbia
    Insuficiência hepática
    Desnutrição
    Infarto do miocárdio
    Reanimação cardiopulmonar prolongada
    Pancreatite
    Insuficiência respiratória
Drogas
    Anestesia geral
    Antidepressivos
    Barbitúricos
    Benzodiazepínicos
    Clonidina
    Etanol
    Fenotiazinas
    Hipnóticos
    Lítio
    Maconha
    Opiáceos
    Quimioterapia para câncer
    Sedativos
    Tranqüilizantes

Referências

1. Petty KJ: Hypothermia, pp. 97-98. Ver Bibliografia, 1.
2. Yoder E: Disorders Due to Heat and Cold, p. 503. Ver Bibliografia, 5.

7-B. Ganho de Peso

- Aumento do líquido corporal (ver 2-B)
- Cessação de fumo de cigarros
- Distúrbios congênitos
  - Síndrome de Alströn
  - Síndrome de Biemond
  - Doença de Blount
  - Síndrome de Börjeson
  - Síndrome de Carpenter
  - Síndrome de Cohen
  - Síndrome de Laurence-Moon-Bardet-Biedl
  - Síndrome de Prader-Willi
  - Pseudo-hipoparatireoidismo
- Depressão
- Distúrbios dos centros de saciedade hipotalâmicos
  - Encefalite
  - Traumatismo
  - Tumor
- Distúrbios endócrinos
  - Acromegalia
  - Hipotireoidismo
  - Insulinoma
  - Síndrome de Cushing
- Drogas
  - Acetato de megestrol
  - Antidepressivos
    - Amitriptilina
    - Amoxapina
    - Desipramina
    - Doxepina
    - Fenelzina
    - Imipramina
    - Tranilcipromina
    - Trazodona
  - Antiepiléticos
    - Carbamazepina
    - Valproato
  - Anti-hipertensivos
    - Terazosin
  - Contraceptivos orais
  - Fenotiazinas
    - Clorpromazina
    - Haloperidol
    - Loxapina

Mepazina
Mesoridazina
Perfenazina
Proclorperazina
Promazina
Tioridazina
Trifluoperazina
Glicocorticóides
Obesidade exógena

Referências

1. Foster DW: Gain and Loss in Weight, pp. 244-245. Ver Bibliografia, 1.
2. Bray GA: Obesity, p. 454. Ver Bibliografia, 1.

7-C. Perda de Peso

Espondilite anquilosante
Lesões bilaterais do hipotálamo lateral (anorexia hipotalâmica)
Ingesta de alimentos diminuída/desnutrição
Angina abdominal
Anorexia do envelhecimento
Vômito/náusea recorrente/crônica
Doença de Alzheimer/Demência
Doença esofágica/disfagia
Disfunção neuromuscular
Esclerodermia
Esofagite
Estreitamento
Neoplasia
Refluxo
Medicamentos
Antidepressivos
Antiinflamatórios não-esteróides
Clonidina
Digoxina
Inibidores da enzima conversora de angiotensina (alteração do paladar)
Sedativos
Teofilina
Doença gastrointestinal obstrutiva (incluindo obstrução pilórica causada por úlcera péptica crônica)
Doença oral
Outras doenças orais

        - Perda dos dentes
        - Poucos dentes ou ausentes
    - Dor
    - Situação social desfavorável
    - Pós-antrectomia (especialmente Billroth II) ou gastrostomia
    - Pobreza
    - Dietas desagradáveis ao paladar
- Distúrbios endócrinos
    - Caquexia neuropática diabética
    - Diabetes melito
    - Feocromocitoma
    - Hipercalcemia
    - Insuficiência supra-renal
    - Pan-hipopituitarismo
    - Tireotoxicose
- Exercício físico intenso
- Infecção, especialmente
    - Abscesso amebiano
    - Abscesso paraespinhal/epidural
    - Criptosporidiose
    - Doença pleuropulmonar supurativa crônica (p. ex., enfisema)
    - Doenças fúngicas
    - Endocardite bacteriana
    - Giardíase
    - Infecções pulmonares por *Mycobacterium avium*
    - Infestações parasitárias
    - Leshmaniose visceral
    - Tuberculose
    - Vírus da imunodeficiência humana (HIV)
- Má digestão/má absorção
    - Anemia perniciosa
    - Doença inflamatória intestinal
- Malignidade, especialmente
    - Biliar
    - Gastrointestinal
    - Glucagonoma
    - Hepática
    - Leucemia
    - Linfoma
    - Mamária
    - Mieloma
    - Pancreática
    - Pulmonar
    - Somatostatinoma

Mielofibrose
Distrofia miotônica
Doença de Parkinson
Doença rosa (envenenamento de crianças com mercúrio)
Doença psiquiátrica
- Anorexia nervosa
- Bulimia
- Comportamentos manipulativos
- Depressão
- Distúrbios de ansiedade
- Distúrbios de conversão
- Esquizofrenia
- Psicose/paranóia
- Uso abusivo de substâncias

Falência orgânica crônica grave
- Doença hepática
- Doença pulmonar
- Insuficiência cardíaca (caquexia cardíaca)
- Insuficiência renal

Lúpus eritematoso sistêmico

Referências

1. Foster DW: Gain and Loss in Weight, p. 245. Ver Bibliografia, 1.
2. Baron RB: Protein-Energy Malnutrition, p. 1154. Ver Bibliografia, 5.

7-D. Tireotoxicose

Tireotoxicose com captação normal ou alta de iodo
Estimulante anormal da tireóide
- Gonadotropina coriônica humana (HCG)
  - Tireotoxicose gestacional (com hiperêmese)
  - Tumores secretores de HCG
    - Coriocarcinoma
    - Mola hidatiforme
    - Carcinoma das células embrionárias do testículo
- Hormônio estimulante da tireóide (TSH)
  - Resistência hipofisária seletiva ao hormônio tireóideo
  - Adenoma hipofisário secretor de TSH
- Imunoglobulinas estimuladoras da tireóide
  - Doença de Graves
  - Hashitoxicose
  - Neonato de mãe com doença de Graves

Função tireóidea autônoma
 Ativação constitutiva dos receptores de TSH
 Adenoma tóxico
 Bócio multinodular tóxico
Tireotoxicose pós-aspiração (após aspiração com agulha do cisto tireóideo)
Hipossensibilidade ao TSH (autossômica dominante)

Tireotoxicose com Captação Baixa de Iodo Radioativo
Produção tireóidea excessiva de hormônio da tireóide
 Tireotoxicose induzida por iodo (fenômeno de "Jod-Basedow")
  Amiodarona
  Outras drogas que contêm iodo
  Agentes de contraste iodado de raios X
Origem extratireóidea do hormônio tireóideo
 Tecido tireóideo ectópico
  Metástase de câncer diferenciado da tireóide
  Struma ovarii
 Ingestão hormonal
  "Tireotoxicose do hambúrguer"
  Iatrogênico
  Tireotoxicose factícia
Inflamação da tireóide
 Tireoidite induzida por drogas
  Amiodarona
  Interferon-α
  Interleucina-2
 Infarto do adenoma de tireóide
 Tireoidite pós-parto
 Tireoidite por irradiação
 Tireoidite silenciosa (sem dor)
 Tireoidite subaguda (de DeQuervain, granulomatosa)
Tireotoxicose pós-paratireoidectomia

Referências

1. Burman KD: Hyperthyroidism, pp. 371-376. Ver Bibliografia, 2.
2. Braverman LE, Utiger RD: Introduction to Thyrotoxicosis, pp. 522–524. Ver Bibliografia, 4.

7-E. Hipotireoidismo

Hipotireoidismo Primário

Doença de Addison (hipotireoidismo reversível)
Adição de outras drogas à terapia com levotiroxina
- Antiácidos que contêm hidróxido de alumínio
- Seqüestrantes ácidos biliares
- Sulfato ferroso
- Sertralina
- Sucralfato

Destruição da glândula tireóide
- Radioterapia de cabeça/pescoço
- Iodo radioativo (pode ser transitório)
- Substituição do tecido tireóide
  - Doenças infiltrativas
    - Amiloidose
    - Condrocalcinose
    - Cistinose
    - Hemocromatose
    - Histiocitose X
    - Tireoidite de Riedel
    - Sarcoidose e outras doenças granulomatosas
    - Esclerodermia
  - Malignidades
    - Linfoma de tireóide
    - Câncer não-tireoidiano metastático
    - Câncer da tireóide
- Cirurgia (tireoidectomia total ou subtotal) (pode ser transitório)
- Tireoidites
  - Agudas (supurativa) [bacteriana, micobacteriana, fúngica, parasitária, gomatosa, infecção por *Pneumocystic carinii* na síndrome de imunodeficiência adquirida (AIDS)]
  - Crônicas
    - Tireoidite atrófica
    - Tireoidite de Hashimoto
  - Causadas por terapia medicamentosa
    - Amiodarona
    - Interferon-α
    - Interleucina-2
    - Terapia com linfocina ativadora das células destruidoras
  - Transitórias
    - Tireoidite pós-parto
    - Tireoidite silenciosa (sem dor)

Tireoidite subaguda (de DeQuervain, granulomatosa)
Resistência generalizada ao hormônio tireóideo
Inibição da síntese do hormônio tireóideo ou desaparecimento acelerado da circulação
Exposição a bociogênicos exógenos (ver 4-I)
Defeitos herdados da síntese do hormônio tireoidiano
Deficiência de iodo
Deficiência de selênio (em geral com deficiência de iodo concomitante)
Agenesia, disgenesia ou ectopia da tireóide
Anticorpos que impedem o crescimento da tireóide
Passagem transplacentária de drogas, substâncias químicas ou agentes antitireóideos
Hipossensibilidade ao TSH
Proteína G anormal (atividade G_s)
Pseudo-hipoparatireoidismo tipo Ia
Anormalidades do receptor de TSH
Anticorpos que bloqueiam o receptor de TSH

Hipotireoidismo Secundário (Hipofisário) ou Terciário (Hipotalâmico)*

Após retirada da terapia com hormônio tireoidiano em pacientes eutireoidiana
Deficiência da liberação de hormônio tireóideo ou insensibilidade
Defeito do TSH sintético

Referências

1. Shapiro LE, Surks MI: Hypothyroidism, pp. 404–405. Ver Bibliografia, 2.
2. Braverman LE, Utiger RD: Introduction to Hypothyroidism, pp. 736–737. Ver Bibliografia, 4.

*Ver 4-5.

7-F. Tiroxina Sérica

Tiroxina Total Elevada, mas Tiroxina Livre Normal

Afinidade aumentada das proteínas plasmáticas ligadoras de tiroxina (T_4)
Afinidade aumentada da albumina por T_4
Hipertireotoxemia disalbuminêmica familiar (índice de T_4 total e livre elevados, mas T_4 livre normal) (nota: também tem sido descrita hipertriiodotironinemia disalbuminênica familiar)
Afinidade aumentada da transtireotina pela T_4

Aumento familiar na ligação de transtireotina (autossômico dominante) (relação entre T_4 e T_4 livre elevada, mas com T_4 livre normal)

Concentração sérica de proteínas de ligação para T_4 aumentada

Aumento da concentração da globulina ligadora de T_4

Porfiria intermitente aguda

Estrogênios (incluindo contraceptivos orais, mas incomum em usuárias de pílulas de baixa dose ou estrogênio transdérmico)

Drogas (pequeno aumento na TBG)

Clofibrato

Fluorouracil

Opiáceos

Perfenazina

Tamoxifeno

Infecção pelo HIV e SIDA

Aumento da produção endógena de estrogênio

Tumores testiculares ou supra-renais produtores de estrogênio

Gravidez

Aumento hereditário da globulina ligadora de tireotoxina

Doenças hepáticas

Hepatite crônica e aguda

Cirrose biliar

Hepatoma

Estado neonatal

Aumento da ligação de T_4 a auto-anticorpos para T_4

Concentração de transtireotina aumentada

Carcinoma da célula da ilhota pancreática

Tiroxinas Total e Livre Aumentadas

Tireotoxicose (ver 4-D)

Iatrogênica (doses excessivas de levotiroxina oral)

Anfetaminas (altas doses)

Anticorpos que interferem na análise do hormônio tireóideo

Anticorpos humanos contra ratos

Resistência generalizada ao hormônio tireóideo

Altas altitudes

Inibição da conversão periférica de T_4 para triiodotironina (T_3)

Deficiência de 5′-desiodinase

Drogas

Amiodarona

- Agentes colecistográficos orais
  - Ácido Iobenzamínico
  - Ácido Iopanóico
  - Iodato de sódio
  - Tireopanoato
- Propranolol (altas doses) (não o atenolol nem o sotalol)
- Período neonatal

Doença não-tireoidiana (incluindo doença psiquiátrica aguda)

Diminuição da Tiroxina Total mas com Tiroxina Livre Normal

- Diminuição dos níveis séricos de proteínas ligadoras da tireóide
  - Acromegalia
  - Cirrose
- Diminuição hereditária nos níveis séricos de TBG
  - Desnutrição
  - Doença não tireóidea
  - Drogas
  - Perda protéica (p. ex.: síndrome nefrótica)
  - Síndrome de Cushing
  - Tumores ovarianos ou supra-renais secretores de testosterona
    - Altas doses de hormônio adrenocorticotrópico ou glicocorticóides (crônico)
    - Androgênios e esteróides anabólicos
    - Asparaginase
    - Clorpropamida
    - Danazol
    - Niacina combinada com colestipol
    - Salsalato
    - Sulfonamidas
- Diminuição da afinidade de proteínas séricas ligadoras de T_4
  - Diminuição da afinidade da TBG para T_4
    - TBG hereditária que diminui a afinidade por T_4
    - Doença não-tireoidiana
  - Diminuição da afinidade da transtireotina por T_4
    - Polineuropatia familiar amiloidótica
    - Doença não-tireoidiana
- Deslocamento do sítio de ligação sérico para T_4
  - Drogas
    - Fenilbutazona
    - Furosemida (agudamente)
    - Halofenato

- Heparina (agudamente)
- Penicilina
- Salicilatos (em altas doses)
- Outros antiinflamatórios não-esteróides
  - Ácido meclofenâmico
  - Ácido mefenâmico
  - Fenclofenaco

Tiroxina Livre e Total Diminuídas

Hipotireoidismo (ver 4-E)
Supressão funcional da secreção de TSH
- Drogas
  - Dopamina
  - Excesso de glicocorticóides ou terapia adrenocorticotrópica (ACTH)
- Doenças não-tireóideas (incluindo anorexia nervosa)

Aumento do metabolismo hepático de T_4 (TSH geralmente se mantém normal)
- Carbamazepina
- Clorpromazina
- Fenitoína
- Fenobarbital
- Reserpina
- Rifampicina

Terapia apenas com T_3

Referências

1. Stockigt JR: Serum Thyrotropin and Thyroid Hormone Measurements and Assessment of Thyroid Hormone Transport, pp. 387–392. Ver Bibliografia, 4.
2. Utiger RD: Physiology, Thyrotoxicosis, Hypothyroidism and the Painful Thyroid, pp. 521–529. Ver Bibliografia, 6.

7-G. Hormônio Estimulador da Tireóide Sérico

Aumento do Hormônio Estimulador da Tireóide Sérico

Hipotireoidismo primário (ver 4-E)
- Manifesto (T_4 livre baixo)
- Subclínico (T_4 livre normal)

Problemas de análise do material
- Variabilidade dos exames
- Anticorpos heterófilos interferindo no exame de TSH

Drogas
- Domperidona
- Metoclopramida

Secreção pulsátil de TSH, secreção noturna de TSH

Recuperação de doenças não tireóideas
Síndromes de resistência ao hormônio de tireóide
Tumores hipofisários secretores de TSH

Hormônio Estimulador da Tireóide Sérico Suprimido

Tireotoxicose (ver 4-D)
- Manifesta (T_4 livre baixo)
- Subclínica (T_4 livre normal)
- Toxicose por T_3 (com T_4 livre normal ou baixo)

Após tratamento da tireotoxicose, antes da recuperação do eixo da supressão

Drogas
- Dopamina
- Glicocorticóides

Erro laboratorial
Hipotireoidismo secundário (hipofisário) e terciário (hipotalâmico) (ver 4-E)
Doença não-tireoidiana grave

Referências

1. Ross DS: Subclinical Hypothyroidism, pp. 1010–1011. Ver Bibliografia, 4.
2. Ross DS: Subclinical Thyrotoxicosis, pp. 1016–1017. Ver Bibliografia, 4.

7-H. Captação Radioativa de Iodo

Fatores Causadores de Aumento da Captação

Refletindo aumento da síntese hormonal
- Perdas hormonais excessivas
  - Estados de diarréia crônica
  - Ingestão de feijão de soja
  - Nefrose
- Hipertireoidismo (ver 4-D)
- Resposta à depleção glandular de hormônio
  - Rebote após supressão de TSH
  - Fase silenciosa de recuperação, subaguda, ou outras tireoidites destrutivas transitórias
  - Fase de rebote após retirada de iodo ou outras drogas tireoidianas (se TSH estiver elevado)

Não refletindo aumento da síntese hormonal
- Deficiência de iodo
  - Dieta
  - Perda excessiva
    - Defeito da desalogenase
    - Gravidez
  - Tireoidite de Hashimoto (se TSH estiver elevado)

- Distúrbios hereditários da síntese de hormônio tireóideo (exceto para defeitos da captação de iodo)
- Administração de lítio

Fatores Causadores de Diminuição da Captação

- Refletindo diminuição da síntese hormonal
  - Hipofunção primária
    - Drogas (além daquelas que contêm iodo)
      - Efeitos maiores
        - Glicocorticóides (em altas doses, agudamente)
        - Ácido paraminobenzóico
        - Perclorato
        - Salicilatos (> 5 g/dia)
        - Sulfonamidas
        - Tiocianato
        - Tioamidas
          - Carbimazol
          - Metimazol
          - Propiltiouracil
      - Efeitos menores
        - Aminoglutetimida
        - Fenilbutazona
        - Resorcinol (tópico)
        - Sulfoniluréias
    - Hipotireoidismo secundário (hipofisário) ou terciário (hipotalâmico)
    - Alguns defeitos biossintéticos hormonais (especialmente defeitos na captação de iodo)
    - Estado pós-tireoidectomia, iodo radioativo, ou radioterapia externa da cabeça/pescoço
    - Tireoidite de Hashimoto (estágio final)
    - Tireoidite transitório (fase ativa)
      - Tireoidite pós-parto
      - Tireoidite silenciosa (sem dor)
      - Tireoidite subaguda (de DeQuervain, granulomatosa)
  - Hipofunção secundária
    - Hormônio tireóideo exógeno
- Não refletindo diminuição da síntese hormonal
  - Certos tipos de tireotoxicose
    - (ver 4-D)
    - Liberação rápida de hormônio devido a hipertireoidismo grave (raro)
  - Exposição a iodo não-radioativo aumentada
    - Insuficiência renal ou cardíaca com retenção de iodo

- Dieta de iodo com alto teor
- Exposição a iodo farmacológico
  - Amiodarona
  - Outras drogas que contêm iodo
  - Agentes de contraste radiológico que contêm iodo

Referências

1. Larsen PR, Davies TF, Hay ID: The Thyroid Gland, pp. 410–412. Ver Bibliografia, 3.
2. Cavalieri RR, McDougall IR: In Vivo Isotopic Tests and Imaging, pp. 355–357. Ver Bibliografia, 4.

7-I. Bócio/Massa Cervical

Bócio Difuso

- Eutireóideo ou hipotireóideo
  - Fumantes de cigarro (tiocinato)
  - Aumento do potencial de crescimento intrínseco
  - Exposição a fatores de crescimento da tireóide
    - Excesso de TSH
    - Químicos
      - Cobalto
      - Flavonóides (polifenóis)
      - Organocloretos
        - Bifenis policlorados e polibromatados
        - Compostos orgânicos sulfurados
          - Isotiocianato
          - Tiocianato
        - Ésteres ftalatos e metabólitos
        - Hidrocarbonetos policíclicos aromáticos
        - Poliidroxifenóis e derivados do fenol
          - 2,4-Dinitrofenol
          - Resorcinol (tópico)
        - Piridinas
      - Defeitos na síntese de hormônio tireóidiano
      - Drogas
        - Ácido ipanóico
        - Ácido paraminobenzóico
        - Amiodarona
        - Carbonato de lítio
        - Dimercaprol (gás tóxico britânico)
        - Derivados da anilina
          - Ácido p-aminossalicílico
          - Aminoglutetimida
          - Anfenona B
          - Fenilbutazona

            - Drogas antitireóideas
                - Carbimazol
                - Metimazol
                - Propiltiouracil
            - Etionamida
            - Excesso de iodo
            - Fator-α de necrose tumoral
            - Ipodato
            - Nicardipina
            - Perclorato
        - Resistência generalizada ao hormônio tireóideo
        - Ingestão de bociogênicos
            - Gênero *Brassica* (brócolis, broto de couve, repolho, couve-flor, repolho crespo, nabo silvestre, nabo sueco)
            - Cianoglicosídeos (broto de bambu, mandioca, feijão de lima, milho, batatas-doces)
            - Soda extraída de algas
            - Leite de feijão de soja/flor de feijão de soja
        - Deficiência de iodo
        - Neonatal
            - Terapia materna com droga antitireóidea
            - Terapia materna com iodo
        - Desnutrição protéico-calórica
        - Deficiência de selênio (geralmente com deficiência de iodo concomitante)
    - Fator de crescimento semelhante à insulina 1
    - Gravidez
    - Imunoglobulinas de crescimento tireóideo
- Infiltração
    - Amiloidose
    - Tireoidite
        - Tireoidite aguda (supurativa)
        - Tireoidite de Hashimoto
        - Tireoidite silenciosa (sem dor)
        - Tireoidite de Riedel
        - Tireoidite subaguda (de DeQuervain, granulomatosa)
    - Sarcoidose

Hipertireoidismo

- Estimulação excessiva por gonadotropina coriônica
    - Tireotoxicose gestacional (com hiperêmese)
    - Tumores
        - Coriocarcinoma
        - Carcinoma de células embrionárias dos testículos
        - Mola hidatiforme

Doença de Graves
Hashitoxicose
Secreção inapropriada de TSH
Resistência hipofisária seletiva ao hormônio tireóideo
Tumor hipofisário secretor de TSH
Neonatal (mãe com doença de Graves)
Tireoidite silenciosa (indolor)
Tireoidite subaguda

Bócio Multinodular

Adenomas múltiplos
Bócio nodular atóxico (mesmas causas do eutireoidismo ou hipotireoidismo, ver 4-I)
Bócio multinodular tóxico

Massas Cervicais que não Bócios

Cisto de fissura branquial
Higroma cístico
Cisto do ducto tireoglosso

Referências

1. Davis PJ, Davis FB: Nontoxic Goiter, pp. 338–341. Ver Bibliografia, 2.
2. Burrow GN: The Thyroid: Nodules and Neoplasia, pp. 521–529. Ver Bibliografia, 6.
3. Barsano CP: Other Forms of Primary Hypothyroidism, pp. 768–773. Ver Bibliografia, 4.

7-J. Nódulo Solitário da Tireóide

Lesões Tireóideas

Adenoma (benigno)
Atípico
Embrionário (trabecular)
Fetal
Adiposidade hamartomatosa
Célula de Hürthle
Microfolicular
Cistoadenoma papilar
Simples
Adenomas do anel do sinete
Nódulo colóide (adenoma macrofolicular)
Tecido ectópico tumoral ou normal dentro da tireóide
Paratireoidiano
Tímico
Tireoidite assimétrica ou focal

- Tireoidite aguda (supurativa)
  - Infecção por *Pneumocystis carinii* (na AIDS)
- Tireoidite de Hashimoto
- Estroma de Riedel
- Tireoidite subaguda (de DeQuervain, granulomatosa)

Malignidade

- Carcinoma anaplásico
- Carcinoma de células escamosas
- Carcinoma folicular
- Carcinoma folicular papilar misto
- Carcinoma medular
- Carcinoma papilar
- Carcinossarcoma
- Forma maligna da histiocitose X
- Hemangioendotelioma maligno
- Linfoma
- Metástases para a tireóide
- Paraganglioma
- Sarcoma, angiossarcoma, fibrossarcoma

Outras

- Agenesia de um lobo
- Bócio multinodular assimétrico
- Hiperplasia compensatória após hemitireoidectomia
- Doença granulomatosa focal (p. ex., sarcoidose)
- Hematoma

Cisto simples

Lesões Não-Tireoidianas

- Aneurisma da carótida
- Higroma cístico
- Dermóide
- Fibrose (incluindo pós-radiação)
- Hemangioma
- Laringocele/ broncocele
- Lipoma
- Linfonodo
- Adenoma da paratireóide
- Cisto da paratireóide
- Teratoma
- Cisto do ducto tireoglosso

Referências

1. Wartofsky L, Ahmann AJ: The Thyroid Nodule, pp. 345–347. Ver Bibliografia, 1.
2. Mazzaferri EL: Management of a Solitary Thyroid Nodule. N Engl J Med 328:553–559, 1993.

7-K. Hipercortisolismo

- Doença física aguda ou crônica
- Alcoolismo
- Depressão
- Níveis elevados de globulina ligadora de cortisol
    - Congênito
    - Estrogênios
    - Gravidez
- Secreção pulsátil de cortisol (normal)
- Síndrome de Cushing
    - Síndrome de Cushing dependente de ACTH
        - Tumor hipofisário secretor de ACTH
            - Ectópico
            - Intra-selar
        - Produção ectópica de ACTH
            - Carcinóide brônquico
            - Carcinóide oncocítico do rim
            - Carcinóide ovariano
            - Carcinóide pancreático
            - Carcinóide tímico
        - Carcinóides
        - Carcinoma apendicular
        - Carcinoma colônico
        - Carcinomas das células da ilhota pancreática
        - Carcinoma esofágico
        - Carcinoma epitelial do timo
        - Carcinomas escamocelulares
        - Carcinóides intestinais
        - Carcinoma gástrico
        - Carcinoma ileal
        - Carcinoma medular da tireóide
        - Carcinoma prostático
        - Carcinoma pulmonar de pequenas células
        - Cistoadenoma do pâncreas
        - Feocromocitoma
        - Melanoma
        - Paraganglioma
            - Tumores ovarianos
                - Cérvix
                - Laringe
                - Pulmão
        - Tumor secretor de hormônio ectópico liberador de corticotropina
            - Carcinóide brônquico
            - Gangliocitoma

Carcinoma medular da tireóide
Carcinoma pulmonar de pequenas células
Carcinoma prostático
Feocromocitoma
Síndrome de Cushing independente de ACTH
Factícia (ingestão secreta de glicocorticóides)
Iatrogênica (terapia com glicocorticóides)
Tumor supra-renal primário
Adenoma
Carcinoma
Hiperplasia adrenal causando síndrome de Cushing
Hiperplasia macronodular bilateral
dependente de ACTH
independente de ACTH
Displasia micronodular bilateral
Com atrofia do córtex não-nodular interposto
Doença supra-renal nodular pigmentada primária (autossômica dominante)
Esporádica
Com hiperplasia do córtex não nodular interposto
Hiperplasia adrenocortical dependente de peptídio gastrintestinal
Hiperplasia adrenal nodular secundária à produção anormal de 21-desoxicortisol
Hiperplasia adrenal nodular secundária à expressão anormal dos receptores β-adrenérgicos nas células adrenocorticais

Referências

1. Schteingart GE: Cushing Syndrome, pp. 667–669. Ver Bibliografia, 2.
2. Orth DN, Kovacs WJ: The Adrenal Cortex, pp. 569–595. Ver Bibliografia, 3.
3. Kannan CR: The Adrenal Cortex, pp. 138–140. Ver Bibliografia, 7.

7-L. Insuficiência Supra-Renal

Primária

Auto-imune/idiopática
Congênita/genética
Aplasia supra-renal ou hipoplasia
Adrenoleucodistrofia/adrenomielodistrofia
Hiperplasia supra-renal congênita
Irresponsividade hereditária ao ACTH (deficiência familiar de glicocorticóides)

- Drogas
  - Inibição da biossíntese de cortisol
    - Aminoglutetimida
    - Metirapona
    - o, *p*-Diclorodifenildicloretano (Mitotano)
    - Drogas que causam insuficiência supra-renal em pacientes com reserva hipofisária ou supra-renal limitada
    - Etomidato
    - Cetoconazol
    - Espirolactona
    - Suramin
    - Trilostano
  - Aceleração do metabolismo do cortisol (geralmente causando insuficiência supra-renal apenas em pacientes com reserva supra-renal ou hipofisária limitada, ou pacientes com terapia de reposição de glicocorticóides)
    - Barbitúricos
    - Fenitoína
    - Rifampicina
- Iatrogênica
  - Irradiação
  - Supra-renalectomia bilateral
- Infecciosa
  - AIDS
    - Criptococo
    - Citomegalovírus
    - Linfoma
    - Sarcoma de Kaposi metastático
    - Complexo de *Mycobacterium avium*
    - Toxoplasmose
    - Tuberculose
  - Fúngica
    - Blastomicose
    - Coccidioidomicose
    - Criptococose
    - Histoplasmose
    - Candidíase
    - Paracoccidioidomicose
    - Torulose
  - Sífilis
  - Tuberculose
- Infiltrativa
  - Amiloidose
  - Hemocromatose

- Sarcoidose
- Neoplásica
  - Infiltração leucêmica
  - Linfoma
  - Câncer metastásico
- Vascular
  - Hemorragia supra-renal bilateral e/ou infarto
    - Anticoagulantes
    - Arterite
    - Cirurgia
    - Coagulopatia
    - Embolia
    - Gravidez
    - Hipotensão
    - Neonatal
    - Sepse
    - Síndrome de antifosfolipídios
      - Síndrome de Waterhouse-Friderichsen
    - Terapia com interleucina-2
    - Traumatismo
    - Trombose
    - Venografia pós-supra-renal

Secundária (Hipofisária) ou Terciária (Hipotalâmica)*

- Após remoção de tumor supra-renal secretor de cortisol
- Após retirada de drogas que suprimem o ACTH
  - ACTH
  - Glicocorticóides
  - Acetato de megestrol

Referências

1. Orth DN, Kovacs WJ: The Adrenal Cortex, pp. 553–558. Ver Bibliografia, 3.
2. Oelkers W: Adrenal Insufficiency. N Engl J Med 335:1206–1212, 1996.

*Ver 4-S.

7-M. Impotência

- Cirúrgica
  - Biopsia prostática perineal
  - Cirurgia aortoilíaca
  - Cirurgia do retossigmóide
  - Cirurgia vascular (reparo de aneurisma da aorta abdominal)

- Esfincterotomia externa
- Linfadenectomia pélvica ou retroperitoneal
- Prostatectomia perineal
- Ressecção abdominal perineal
- Simpatectomia

Endócrina
- Diabetes melito
- Hiperprolactinemia (ver 4-R)
- Hipogonadismo (ver 4-N)
- Hipopituitarismo (ver 4-S)
- Hipotireoidismo (ver 4-E)
- Síndrome de Cushing (ver 4-K)
- Tireotoxicose (ver 4-D)
- Tumores testiculares ou supra-renais feminizantes

Fatores permanentes
- Anemia
- Distúrbios do sono
- Doença sistêmica
- Insuficiência cardíaca congestiva
- Insuficiência hepática
- Insuficiência pulmonar
- Pós-infarto do miocárdio
- Uremia

Genitourinário
- Cistite
- Doença de Peyronie
- Esclerodermia
- Estreitamento da uretra
- Fimose
- Fratura pélvica
- Hidrocele
- Hipospadia
- Irradiação prostática
- Malignidade genital
- Micropênis e outras deformidades congênitas
- Penectomia
- Prostatite
- Ruptura da uretra
- Traumatismo peniano
- Uretrite
- Vasculite seminal

Medicamentosa
- Antiadrenérgicos
  - Benzexol
  - Benzetropina
  - Betanidina

- Debrisoquina
- Fenoxibenzamina
- Fentolamina
- Guanetidina
- Prazosin
- Propranolol
- Tioridazina

Antiandrogênicos
- Acetato de ciproterona
- Cetoconazol
- Cimetidina
- Espirolactona
- Estrogênios
- Finasterida
- Flutamida
- Progestinas
- Ranitidina

Anticolinérgicos
- Agentes bloqueadores ganglionares
- Antidepressivos tricíclicos
- Atropina
- Disopiramida

Depressores do sistema nervoso central
- α-Metildopa
- Barbitúricos
- Benzodiazepínicos
- Butirofenonas
- Carbamazepina
- Clonidina
- Etanol
- Fenitoína
- Fenotiazinas
- Fluoxetina
- Heroína
- Metadona
- Morfina
- Primidona
- Reserpina

Outras drogas
- Anfetaminas
- Cocaína
- Inibidores da monoaminoxidase
- Maconha
- Tiazidas

Neurológica
- Anemia perniciosa (subaguda combinada com degeneração)
- Aracnoidite
- Ataxia de Friedreich
- Distúrbios do lobo temporal
- Doença hipotalâmica
- Esclerose lateral amiotrófica
- Esclerose múltipla
- Espina bífida
- Hérnia de disco
- Neuropatia autonômica
- Neuropatia periférica
- Neurossífilis (paresia geral, tabes dorsal)
- Paralisia de ciclista
- Parkinsonismo
- Síndrome de Shy-Drager
- Siringomielia
- Transecção/lesão da medula espinhal
- Tumor da medula espinhal
- Mielite transversa

Psicogênica

Vascular
- Arterite
- Aneurisma
- Arteriosclerose aortoilíaca
- Displasia arterial
- Embolia
- Hipertensão
- Priapismo
- Síndrome de Leriche
- Trombose

Referências

1. Cunningham GR, Hershkowitz M: Impotence, pp. 1091–1096. Ver Bibliografia, 2.
2. Korenman SG: Sexual Function and Dysfunction, p. 929. Ver Bibliografia, 3.

7-N. Hipogonadismo Masculino

Primário

Adquirido
- Insuficiência do túbulo seminífero adulto
- Amiloidose
- Destruição auto-imune
- Criptorquidismo

- Drogas
    - Quimioterapia
    - Etanol
    - Cetoconazol
    - Maconha
    - Espironolactona
- Doença granulomatosa
    - Lepra
- Leucemia
- Orquite viral
    - Caxumba
- Poliarterite nodosa
- Radiação
- Cirurgia (castração)
- Traumatismo

Desenvolvimento

- Anorquia congênita
- Responsividade diminuída à testosterona (pseudo-hermafroditismo masculino)
    - Síndrome de Reifenstein
    - Deficiência de 5 α-redutase
- Biossíntese defeituosa de testosterona
- Castração pré-puberal funcionante (síndrome de desaparecimento dos testículos)
- Síndrome de Klinefelter
- Testículos resistentes ao hormônio luteinizante (LH)
- Distrofia miotônica
- Síndrome do ducto mülleriano persistente
- Síndrome da célula de Sertolli apenas
- Síndrome Ullrich-Noonan (síndrome de Turner masculina)
- Disgenesia gonádica mista XY/XO
- XX masculino
- Síndrome XYY

Secundário (Hipofisário) ou Terciário (Hipotalâmico)

Hipopituitarismo (ver 4-S)
Hiperplasia supra-renal congênita
Hiperplasia supra-renal congênita
Atraso constitucional da puberdade
Síndrome de Cushing (ver 4-K)
Tumores secretores de estrogênio
Exposição a estrogênio em componentes embalsamados
Síndrome de Fröhlich
Hiperprolactinemia (ver 4-R)
Hipopituitarismo (ver 4-S)

Hipogonadismo hipogonadotrófico idiopático (pode iniciar no adulto)
Deficiência de gonadotropina isolada
- Eunucoidismo hipogonadotrófico
  - Completa (síndrome de Kallman)
  - Parcial
    - LH biologicamente inativo, imunologicamente ativo hereditário
    - Deficiência predominante de LH, síndrome do "eunuco fértil"
  - Forma variante (deficiência isolada do hormônio estimulante do folículo)
- Síndromes genéticas específicas
  - Síndrome Bardet-Biedl
  - Síndrome Börjeson-Forssman-Lehman
  - Síndrome de anormalidade do sistema nervoso central (SNC), hipoplasia genital e anormalidade do ouvido e/ou surdez (CHARGE)
  - Síndrome Laurence-Moon
  - Síndrome de Lowe
  - Síndrome Martsolf
  - Síndrome Möbius
  - Lentigos múltiplos (síndrome do leopardo)
  - Síndrome Prader-Labhart-Willi
  - Síndrome Rothmund-Thomson
  - Síndrome de Rud
  - Deficiência de esteróide sulfatase

Obesidade mórbida
Dwarfismo hipofisário
Doença grave (aguda ou crônica)
Retirada de terapia androgênica (temporária)

Primário e Secundário Combinados
Envelhecimento
Cirrose
Anemia falciforme

Referências

1. Plymate SR: Male Hypogonadism, pp. 1057–1079. Ver Bibliografia, 2.
2. Santen RJ: The Testis, pp. 916–935. Ver Bibliografia, 6.

7-O. Ginecomastia

- Acromegalia
- Traumatismo da parede torácica (incluiu tala em 8 no quadril)
- Drogas
  - Amiodarona
  - Anfetaminas
  - Androgênios (aromatizados)
    - Enantato de testosterona
    - Propionato de testosterona
  - Inibidores da enzima conversora de angiotensina
  - Antineoplásicos (especialmente agentes alquilantes e cisplatina)
  - Auranofina
  - Busulfan
  - Bloqueadores dos canais de cálcio
  - Cimetidina
  - Clomifeno
  - Ciproterona
  - D-penicilamina
  - Diazepam
  - Dietilpropiona
  - Preparações digitálicas
  - Estrogênios, fitoestrogênios
  - Etionamida
  - Etomidato
  - Etretinato
  - Finasterida
  - Flutamida
  - Gonadotrofinas
  - Haloperidol
  - Heroína
  - Isoniazida
  - Cetoconazol
  - Maconha
  - Metildopa
  - Metronidazol
  - Omeprazol
  - Fenotiazinas
  - Fenitoína
  - Progestógenos
  - Ranitidina
  - Reserpina
  - Espironolactona
  - Sulindac

- Teofilina
- Antidepressivos tricíclicos

Hiperprolactinemia (ver 4-R)

Ginecomastia idiopática

- Produção de estrogênio aumentada
- Aumento da disponibilidade dos precursores do estrogênio
  - Hiperplasia adrenal congênita
    - Deficiência de 21-hidroxilase
    - Deficiência de 11-hidroxilase
  - Doença hepática (especialmente cirrose)
  - Tireotoxicose
- Aumento da atividade periférica da aromatase
  - Hereditária
  - Neoplasia
    - Carcinoma hepatocelular fibrolamelar
    - Carcinoma testicular
  - Obesidade

Hermafroditismo verdadeiro

Hipogonadismo masculino (ver 4-N)

Neoplasias

- Secretoras de estrogênios ou precursores do estrogênio
  - Tumores supra-renais feminilizantes
  - Tumores testiculares (especialmente tumores das células de Leydig, tumores das células de Sertoli, coriocarcinomas e tumores germinativos epiteliais)
- Secretoras de gonadotrofinas
  - Adenomas hipofisários secretores de gonadotrofina
- Secretoras de HGC
  - Tumores não-testiculares
    - Ginecomastia documentada com HCG elevado
      - Adenocarcinoma de estômago
      - Carcinoma pulmonar (especialmente carcinoma broncogênico)
      - Carcinoma de pâncreas
      - Hepatoma, hepatoblastoma
      - Carcinoma de célula renal
      - Carcinoma de mediastino indiferenciado
    - HGC detectável documentado sem ginecomastia (ainda)
      - Trato biliar
      - Mama
      - Cólon/retal
      - Esôfago

Insulinoma
Leucemia
Sarcoma hepático
Linfoma
Carcinoma medular da tireóide
Melanoma
Mieloma múltiplo
Ovariano
Feocromocitoma
Sarcomas
Intestino delgado
Tumores testiculares
Tumores das células germinativas dos testículos (carcinomas embrionários, coriocarcinomas, teratomas, raramente seminomas)
Secretoras de prolactina
Prolactinomas hipofisários
Macromastia puberal persistente
Fisiológica
Achado físico normal
Neonatal
Puberal
Senescente
Pseudoginecomastia
Obesidade
Tumor de mama benigno ou maligno
Estresse fisiológico
Lesão da medula espinhal
Doenças sistêmicas (recuperação especial de doenças crônicas)
Infecção pelo HIV
Diabetes melito pouco controlado
Tuberculose pulmonar
Ginecomastia por realimentação (após inanição prolongada)
Uremia e diálise

Referências

1. Glass AR: Gynecomastia, p. 1123. Ver Bibliografia, 2.
2. Braunstein GD: Gynecomastia. N Engl J Med 328:490–495, 1993.

7-P. Amenorréia

Causas Hipofisárias e Hipotalâmicas

Excesso de androgênio (ver 9-D)
Tumores secretores de gonadotrofina coriônica

Doenças debilitantes crônicas (p. ex. doença hepática, uremia, ileíte regional)
Hipogonadismo hipotalâmico congênito
- Idiopático
- Com anosmia ou hiposmia (síndrome de Kallman)

Síndrome de Cushing
Defeitos na síntese de gonadotrofina
Tumores supra-renais ou ovarianos secretores de estrogênio
Tumores hipofisários secretores de gonadotrofina
Hipopituitarismo (ver 4-S)
Disfunção hipofisária e hipotalâmica causada por fatores extrínsecos
- Anovulação
  - Hipotireoidismo
  - Obesidade
  - Perimenopausa
- Hiperprolactinemia (ver 4-R)
- Lactação
- Nutricional
  - Perda de peso aguda
  - Desnutrição (incluindo anorexia nervosa)
  - Subpeso
- Amenorréia pós-pílula
- Gravidez
- Pseudociese
- Exercícios exacerbados
- Estresse
- Tireotoxicose
- Atraso puberal idiopático
- Secreção de gonadotrofina biologicamente inativa

Causas Ovarianas

- Adquirida (insuficiência ovariana prematura)
  - Auto-imune
  - Quimioterapia
  - Idiopática (menopausa prematura)
  - Distrofia miotônica
  - Pós-infecção
    - Ooforite por caxumba
    - Doença inflamatória pélvica grave
  - Radiação
  - Castração cirúrgica
  - Traumatismo
- Congênita
  - Aplasia tímica congênita

- Galactosemia
- Agenesia gonádica
- Disgenesia gonádica(incluindo síndrome de Turner)
- Deficiência ovariana enzimática
  - Deficiência de 17 α-hidroxilase
  - Deficiência de 17, 20-liase
- Síndrome do ovário resistente (síndrome Savage)
- Mosaicismo do cromossoma sexual
- Trissomia do X
- Hermafroditismo verdadeiro
- Disgenesia gonádica XY

Menopausa

Anormalidades Uterinas e do Trato de Saída

- Pseudo-hermafroditismo feminino
  - Hiperplasia supra-renal congênita
  - Exposição a androgênio materno *in utero*
- Histerectomia
- Pseudo-hermafroditismo masculino
  - Deficiência de 5 α-redutase
  - Insensibilidade ao androgênio completa ou incompleta
  - Defeitos enzimáticos na biossíntese de testosterona
- Agenesia mülleriana
- Anormalidades müllerianas
  - Ausência ou anormalidades de vagina, cérvix, endométrio ou cavidade endometrial
  - Hímen imperfurado
  - Aglutinação ou fusão labial
- Traumatismo (incluindo cirúrgico)
  - Estenose cervical
  - Esclerose da cavidade uterina (síndrome de Asherman)
    - Aborto
    - Após cirurgia uterina (secção cesariana, metroplastia, miomectomia)
    - Curetagem uterina repetida ou muito cautelosa
    - Infecções pélvicas generalizadas graves
    - Endometrite tuberculosa
    - Esquistossomose uterina
  - Estenose vaginal

Referências

1. Speroff L, Glass RH, Kase NG: Amenorrhea, pp. 418–445. Ver Bibliografia, 8.
2. McIver B, Romanski SA, Nippoldt TB: Evaluation and Management of Amenorrhea. Mayo Clin Proc 72:1161–1169, 1997.

7-Q. Galactorréia/Secreção Mamilar

Galactorréia
- Hiperprolactinemia (ver 4-R)
- Galactorréia normoprolactinêmica
  - Galactorréia idiopática com menstruação
  - Galactorréria pós-contraceptivos orais

Pseudogalactorréia
- Lesões intramamárias
  - Benignas
    - Doença fibrocística
    - Papiloma intraductal
  - Neoplasia maligna

Referências

1. Goldenberg IS: Nipple Discharge. Postgrad Med 70:116–117, 1981.
2. Blackwell RE: Pathophysiology of the Breast, pp. 974–975. Ver Bibliografia, 2.

7-R. Hiperprolactinemia

Doença de Addison
Carcinoma supra-renal
Hiperplasia supra-renal
Auto-anticorpos antiprolactina
Insuficiência renal crônica
Cirrose
Doenças que afetam o hipotálamo e/ou a haste pituitária
- Aneurismas
- Meningite basilar
- Síndrome da sela vazia
- Encefalite/pós-encefalite
- Arterite de células gigantes
- Histiocitose X
- Hidrocefalia
- Tumores hipotalâmicos, primários ou metastáticos (incluindo craniofaringioma, disgerminomas, gliomas, hamartomas, linfomas, meningiomas, e pinealomas)
- Irradiação neuraxial
- Secção da haste hipofisária (incluindo tumores hipofisários que comprimem a haste)
- Pseudotumor cerebral
- Pós-pneumoencefalograma

- Cisto da fenda de Rathke
- Sarcoidose
- Traumatismo
- Tuberculose
- Outras lesões destrutivas do hipotálamo (ver 4-Q)

Drogas

- α-Metildopa
- α-Metilparatirosina
- Anfetaminas
- Androgênios
- Antidepressivos
    - Antidepressivos dibenzoxazepínicos (p. ex., amoxapina)
    - Antidepressivos tricíclicos
- Anti-histamínicos (H1 e H2)
    - Cimetidina
    - Ciproeptadina
    - Meclizina
    - Tripelenamina
- Benzodiazepínicos
- Bloqueadores do canal de cálcio
- Cocaína
- Acetato de ciproterona
- Domperidona
- Estrogênios
- Isoniazida
- Medroxalol
- Inibidores da monoaminoxidase
- Meprobamato
- Neuroepiléticos
    - Azofenotiazinas
    - Benzissoxazóis
    - Butirofenonas
    - Dibenzoxazepinas
    - Dibenzotiazepinas
    - Diídroindolonas
    - Fenotiazinas
    - Tioxantenos
- Opiáceos
- Reserpina
- Benzamidas substituídas
    - Bromoprida
    - Cleboprida
    - Cisaprida (raro)
    - Metoclopramida
    - Sulpirida

  - Tetrabenazina
  - Hormônio liberador de tireotropina
- Hipoglicemia
- Hiperprolactinemia idiopática
- Macroprolactinemia
- Estimulação neural
  - Causada por distúrbios da parede torácica e do tórax
    - Dermatite atópica
    - Bronquiectasia/bronquite crônica
    - Tumores broncogênicos
    - Queimaduras
    - Lesões da parede torácica
    - Lesões cicatriciais torácicas
    - Lesões de traumatismo torácico
    - Herpes zoster
    - Mastectomia/mamoplastia
    - Neoplasias da parede torácica
    - Toracotomia/toracoplastia
    - Roupas apertadas
  - Causadas por estimulação do mamilo
    - Doença inflamatória crônica
    - Estimulação mecânica dos mamilos
  - Causada por fatores psicogênicos
    - Pseudociese
    - Pós-traumatismo
    - Estresse
  - Causada por doença da medula espinhal
    - Ependimoma cervical
    - Lesões da medula espinhal cervical
    - Tumores extrínsecos
    - Siringomielia
    - Tabes dorsal
  - Cirurgia de grande porte e anestesia, principalmente ooforectomia
  - Convulsões
- Causas fisiológicas de hiperprolactinemia
  - Exercício
  - Intercurso
  - Recém-nascido
  - Pós-parto
    - Não-supervisionado (4 semanas)
    - Amamentação
  - Gravidez
  - Sono
- Síndrome do ovário policístico
- Hipotireoidismo primário

Pseudo-hipoparatireoidismo
Realimentação após período prolongado em inanição
Tumores secretores de prolactina ou lactogênio placentário
- Acromegalia
- Carcinoma broncogênico
- Corioepitelioma
- Mola hidatiforme
- Hipernefroma
- Prolactinoma
- Leiomioma uterino

Referências

1. Katznelson L, Klibanski A: Prolactin and Its Disorders, pp. 141–143. Ver Bibliografia, 2.
2. Reichlin S: Neuroendocrinology, p. 226. Ver Bibliografia, 3.

7-S. Insuficiência Hipofisária/Hipotalâmica

Adquirida durante o nascimento
- Asfixia
- Parto de nádegas
- Hemorragia ou trombose intracraniana

Porfiria intermitente aguda
Insuficiência renal crônica (deficiência de gonadotrofina, TSH)
Congênita
- Tumores
  - Síndrome diencefálica
- Desenvolvimento
  - Ausência da hipófise anterior
  - Anencefalia
  - Encefalocele basal
  - Lábio leporino e fenda palatina
  - Hipófise anterior ectópica
  - Síndromes holoprosencefálicas
  - Hipoplasia do nervo óptico
  - Inciso central solitário
- Mutações do gene Pit-1 (deficiência de TSH, prolactina, hormônio do crescimento)

Iatrogênica
- Terapia com radiação
- Terapia para tumor de pescoço e cabeça
- Para a hipófise
- Vincristina

- Idiopática
  - Congênita
  - Familiar
  - Esporádica
  - Hipofisite infundibular necrotizante
- Imunológica
  - Hipofisite linfocítica
- Infecciosa
  - AIDS
    - Citomegalovírus
    - Encefalite por herpes simples tipo 2
  - Brucelose
  - Encefalite
  - Infecções fúngicas
  - Cisto da fenda de Rathke infectado
  - Malária
  - Meningite
  - Abscesso piogênico
  - Seio cavernoso séptico
  - Sífilis
  - Tuberculose
- Infiltrativa
  - Amiloidose
  - Hemocromatose
  - Histiocitose X
  - Hipofisite granulomatosa idiopática
  - Leucemia
  - Doenças do armazenamento do colágeno
  - Sarcoidose
  - Doença de Tay-Sachs
  - Granulomatose de Wegener
- Lesão
  - Hematoma subdural e epidural agudo
  - Fratura basilar do crânio
  - Hemorragia subaracnóide
  - Síndrome cerebral crônica pós-traumática
- Invasiva
  - Aneurisma da artéria carótida interna intracraniana
  - Anormalidades arteriovenosas
  - Craniofaringioma
  - Síndrome da sela vazia
  - Metástases para a hipófise ou para o hipotálamo (especialmente mama, pulmão e melanoma)
  - Adenoma hipofisário
  - Tumores para-selares e hipotalâmicos (p. ex., glioma, meningioma, pinealoma, linfoma)

- Cisto da fenda de Rathke
- Cisto do terceiro ventrículo

Isquemia ou necrose da hipófise
- Arteriosclerose
- Trombose do seio cavernoso
- Doença vascular do colágeno
- Diabetes melito
- Eclâmpsia
- Apoplexia hipofisária
- Síndrome de Sheehan
- Anemia falciforme (doença e traço)
- Arterite temporal

Isolada
- Deficiência isolada de ACTH
- Deficiência isolada de gonadotrofina
    - LH biologicamente inativo
    - Síndrome de Kallman
- Deficiência isolada do hormônio de crescimento
    - Hormônio do crescimento biologicamente inativo/subativo
    - Dwarfismo por privação
    - Defeito neurossecretor do hormônio de crescimento
- Deficiência isolada de prolactina
- Deficiência isolada de tireotropina (TSH)
    - Secreção anormal da subunidade do TSH
- Deficiência isolada de vasopressina

Referências

1. Dexter RN: Hypopituitarism, pp. 169–171. Ver Bibliografia, 2.
2. Aron DC, Findling JW, Tyrrell JB: Hypothalamus and Pituitary, pp. 124–128. Ver Bibliografia, 9.
3. Lamberts SWJ, deHerder WW, van der Lely AJ: Pituitary Insufficiency. Lancet 352:127–134, 1998.

7-T. Diabetes Insípido

Nefrogênico

(Ver 6-B)

Central

Diabetes insípido gestacional (produção de vasopressina)

Iatrogênico
- Cirurgia (hipofisectomia)
- Irradiação

- Idiopático
  - Familiar
    - Isolado
      - Autossômico dominante
      - Recessivo ligada ao X
    - Síndrome de Wolfram [DIDMOAD (diabetes insípido, diabetes melito, atrofia óptica, surdez, atonia da bexiga e ureteres)] (autossômico recessivo)
  - Esporádico (um terço apresenta anticorpos circulantes contra as células produtoras de vasopressina)
- Infeccioso
  - Actinomicose
  - AIDS
    - Herpes no SNC
    - Linfoma no SNC
    - Citomegalovírus
    - *Toxoplasma gondii*
  - Meningite basilar
  - Blastomicose
  - Abscesso cerebral
  - Brucelose
  - Difteria
  - Encefalite
  - Síndrome Landry-Guillain-Barré
  - Sarampo
  - Caxumba
  - Escarlatina
  - Sífilis
  - Tuberculose
- Infiltrativo
  - Amiloidose
  - Granuloma eosinofílico
  - Histiocitose X
  - Sarcoidose
  - Granulomatose de Wegener
  - Xantoma disseminado
- Miscelânea
  - Anticorpos circulantes contra vasopressina (secundário a injeção de Pitressin)
  - Doença vascular do colágeno
  - Síndrome da sela vazia (raramente)
  - Embolia gordurosa
  - Hidrocefalia
  - Hipofisite linfocítica
  - Cistos intra-selares e supra-selares

Neoplasias
- Astrocitoma
- Craniofaringioma
- Disgerminoma
- Glioma
- Grande adenoma hipofisário
- Leucemia
- Linfoma
- Meningioma
- Câncer metastático (especialmente de mama, pulmão e melanoma)
- Pinealoma

Traumático
- Traumatismo ao nascimento
- Lesão craniana (fratura da base do crânio)
- Pós-cirurgia craniana

Vascular
- Aneurisma da artéria carótida interna intracraniana
- Parada cardiopulmonar
- Encefalopatia hipertensiva
- Hemorragia intraventricular
- Apoplexia pituitária
- Ruptura de aneurisma cerebral
- Síndrome de Sheehan
- Hemorragia/choque
- Crise falcêmica
- Trombose
- Púrpura trombocitopênica trombótica
- Vasculite

Referências

1. Moses AM, Streeten DHP: Disorders of the Neurohypophysis, pp. 2005–2006. Ver Bibliografia, 1.
2. Baylis PH, Thompson CJ: Diabetes Insipidus and Hyperosmolar Syndromes, pp. 257–258. Ver Bibliografia, 2.

7-U. Hiperlipidemia

Tipo I (Quilomícrons)

Primário
- Deficiência de apolipoproteína C-II familiar
- Deficiência da lipoproteína lipase familiar
- Inibidor da lipoproteína circulante hereditário

Secundário
- Disglobulinemias (lúpus, linfoma, mieloma, macroglobulinemia de Waldenström)

- Doença do armazenamento de glicogênio tipo I
- Altas doses de glicocorticóides
- Diabetes melito grave sem controle
- Terapia com tamoxifeno

Tipo IIA (Lipoproteínas de Baixa Densidade – LDL) e IIB (Lipoproteínas de Baixa Densidade – LDL + Lipoproteínas de Muito Baixa Densidade – VLDL)

Primário
- Apenas IIA
  - Apolipoproteína B100 defeituosa familiar [afinidade reduzida da lipoproteínas de baixa densidade (LDL) pelo seu receptor]
    - Hipercolesterolemia familiar
    - Defeito nos receptores de LDL
    - Deficiência de receptores de LDL
    - Defeito da internalização de LDL
    - Hipercolesterolemia poligênica
- IIA e IIB
  - Hiperlipidemia combinada familiar

Secundário
- Apenas IIA
  - Porfiria intermitente aguda
  - Anorexia nervosa
  - Disglobulinemias (lúpus, linfomas, mieloma, macroglobulinemia de Waldenström)
  - Drogas
    - Ciclosporina
    - Glicocorticóides
    - Progestogênios
    - Tiazidas
  - Dieta com excesso de colesterol
  - Hipotireoidismo
  - Doença hepática (níveis anormais de uma lipoproteína anormal chamada lipoproteína X)
    - Deficiência de α_1-antitripsina
    - Atresia biliar
    - Obstrução biliar extra-hepática
    - Cirrose biliar primária
  - Síndrome nefrótica
- Apenas IIB
  - Diabetes melito (moderado)
  - Hipercolesterolemia familiar (raramente)
  - Glicocorticóides
  - Hipopituitarismo (dwarfismo ateliótico)
  - Síndrome nefrótica

- Sitosterolemia
- IIA e IIB
  - Obstrução biliar
  - Síndrome de Cushing
  - Diabetes melito (sem controle)
  - Glicocorticóides (baixas doses)
  - Hipotireoidismo
  - Síndrome nefrótica
  - Gravidez
  - Tiazidas
  - Síndrome de Werner

Tipo III (Lipoproteínas de Densidade Intermediária – IDL)

- Primário
  - Disbetalipoproteinemia familiar
    - Deficiência de apolipoproteína E
    - Apolipoptoteína E_2 homozigota
    - Outras variantes da apolipoproteína E
  - Deficiência da lipase hepática
- Secundário
  - Bloqueadores
  - Diabetes melito
  - Disglobulinemias (lúpus, linfoma, mieloma, macroglobulinemia de Waldenström)
  - Hipotireoidismo (raramente)
  - Obesidade
  - Tiazidas
  - Uremia

Tipo IV (Lipoproteínas de Muito Baixa Densidade – VLDL)

- Primário
  - Deficiência de apolipoproteína C-II familiar
  - Hiperlipidemia familiar combinada
  - Hipertrigliceridemia familiar
  - Deficiência da lipoproteína lipase familiar
  - Deficiência de lecitina-colesterol aciltransferase (LCAT)
  - Doença do olho de peixe (variante menor da deficiência de LCAT)
  - Hipertrigliceridemia esporádica
  - Doença de Tangier
- Secundário
  - Acromegalia
  - Hepatite aguda
  - Álcool
  - β-bloqueadores
  - Síndrome de Cushing

- Diabetes melito (moderado)
- Medicamentos
  - β-bloqueadores (mas não aqueles com atividade intrínseca simpaticomimética)
  - Resinas ligadoras de ácido biliar
  - Cimetidina
  - Terapia com estrogênios ou com contraceptivos orais
  - Glicocorticóides
  - Isotretinoína
  - Tiazidas
- Disglobulinemias (lúpus, linfoma, mieloma, macroglobulinemia de Waldenström)
- Doença do armazenamento de glicogênio tipo I
- Hipopituitarismo (dwarfismo ateliótico)
- Cirurgia de *bypass* ileal
- Lipodistrofia (congênita ou adquirida)
- Síndrome nefrótica
- Obesidade
- Pancreatite
- Gravidez
- Sepse
- Estresse
- Uremia

Tipo V (Quilomícrons e Lipoproteínas de Muito Baixa Densidade – VLDL)

Primário
- Deficiência de apoproteína C-II
- Hiperlipidemia familiar combinada (rara)
- Hipertrigliceridemia familiar (forma grave)
- Deficiência de lipoproteína lipase familiar

Secundário
- Álcool (raro)
- Diabetes melito (moderada ou grave)
- Disglobulinemias (lúpus, linfoma, mieloma, macroglobulinemia de Waldenström)
- Terapia com estrogênios ou contraceptivos orais (raro)
- Doença do armazenamento de glicogênio, tipo I (raro)
- Altas doses de glicocorticóides
- Hipopituitarismo (dwarfismo ateliótico)
- Hipotireoidismo
- Terapia com isotretinoína
- Lipodistrofia (congênita ou adquirida)
- Síndrome nefrótica
- Gravidez
- Uremia

Excesso de Lipoproteína (a) Familiar

Baixa de Lipoproteínas de Alta Densidade – HDL

Primário
- Variantes da apolipoproteína A1
- Xantomatose cerebrotendinosa
- Deficiência de apo A-I e apo C-II familiar
- Deficiência de apo A-I, C-III e A-IV familiar
- Apo A-I Milano familiar
- Hipoalfalipoproteinemia familiar
- Doença do olho de peixe
- Deficiência de lipoproteínas de alta densidade com xantomas planares
- Deficiência de lecitina colesterol aciltransferase
- Doença de Tangier

Secundário
- Fumo de cigarros
- Diabetes melito, tipo 2
- Medicamentos
  - Esteróides anabólicos
  - β-bloqueadores
  - Probucol
- Dieta pobre em gordura
- Desnutrição
- Obesidade
- Inatividade física
- Puberdade em meninos

Referências

1. Ginsberg HN, Goldberg IJ: Disorders of Lipoprotein Metabolism, pp. 2142–2145. Ver Bibliografia, 1.
2. Mahley RW, Weisgraber KH, Farese RV Jr: Disorders of Lipid Metabolism, pp. 1125–1138. Ver Bibliografia, 3.

7-V. Hipoglicemia

Hipoglicemia de Jejum

Superutilização de glicose
- Auto-imune
  - Anticorpos antiidiotípicos contra os anticorpos antiinsulina
  - Anticorpos antiinsulina
  - Anticorpos anti-receptores de insulina (estimuladores) (incluindo o tipo B extremamente resistente à insulina)

- Deficiência das enzimas da oxidação de gordura e cetogênese
  - Deficiência de carnitina palmitoiltransferase (menos comum)
  - Deficiência de flavoproteína transportadora de elétrons
  - Deficiência de flavoproteína desidrogenase transportadora de elétrons
  - Deficiência de hidroximetil glutaril coenzima A (HMGCoA) liase
  - Deficiência das cadeias média e grande da acil coenzima A desidrogenase
  - Deficiência das cadeias pequena e grande de acil coenzima A desidrogenase
  - Deficiência sistêmica de carnitina
- Induzida por superutilização de drogas (factícia ou iatrogênica)
  - Insulina
  - Metformina acompanhada por
    - Ingesta calórica deficiente
    - Etanol
    - Exercícios fatigantes
    - Outros agentes hipoglicemiantes (insulina, sulfonilureias, provavelmente repaglinida)
    - Repaglinida
    - Sulfoniluréias
    - Vacor (agudamente)
- Tumores extrapancreáticos
  - Carcinomas adrenocorticais
  - Tumores mesenquimatosos
    - Fibrossarcomas
    - Hemangiopericitomas
    - Leiomiossarcomas
    - Lipossarcomas
    - Linfossarcomas
    - Mesotelioma
    - Rabdomiossarcoma
  - Tumores semelhantes aos carcinóides
  - Carcinomas gastrointestinais
  - Hepatomas
  - Linfomas/leucemias
  - Outros (teratoma, rim, ovário)
- Excesso de insulina
  - Interrupção da nutrição parenteral total (transitória)
  - Eritroblastose fetal (transitória)
  - Filhos de mães diabéticas (transitória)

- Distúrbios da célula pancreática β
  - Adenomatose
  - Síndrome Beckwith-Wiedemann
  - Insulinoma
  - Hiperplasia da célula da ilhota
  - Leprechaunismo
  - Nesidioblastose
- Exercício prolongado (menos comumente em atletas treinados)

Produção insuficiente de glicose

- Insuficiência cardíaca congestiva
- Deficiência dos hormônios contra-reguladores de insulina
  - Hiporresponsividade da supra-renal em bebês pequenos para a idade gestacional (PIG)
  - Insuficiência supra-renal
  - Deficiência de epinefrina (crianças)
  - Deficiência de glucagon
  - Deficiência do hormônio de crescimento (crianças; adultos após jejum prolongado)
  - Hipopituitarismo (menos comum em crianças com mais de 6 anos) (ver 4-S)
  - Hipotireoidismo (ver 4-E)
  - Uremia
- Hipoglicemia induzida por droga ou toxina
  - Inibidores da enzima conversora de angiotensina
  - Acetominofeno
  - Acetazolamida
  - Hidróxido de alumínio
  - Esteróides anabólicos
  - Azapropazona
  - β-bloqueadores
  - Buformina
  - Carbutamida
  - Cloranfenicol
  - Cloroquina
  - Clorprozamina
  - Cibenzolina
  - Cimetidina
  - Clofibrato (potencializa as sulfoniluréias)
  - Derivados cumarínicos
  - Cicloeptolamida
  - Difenidramina
  - Disopiramida
  - Doxepina
  - Ácido etilenodiaminotetracético

Encainida
Etanol (os níveis séricos de álcool podem não estar elevados quando o paciente está hipoglicêmico)
Fenoterol
Guanetidina
Haloperidol
Hipoglicina (ingestão de fruta *ackee* verde, "doença do vômito jamaicano")
Imipramina
Indometacina
Isoproterenol
Isoxsuprina
Lidocaína
Lítio
Mebanazina
Mebendazol
Mesoxilato
Metimazol (síndrome da insulina auto-imune)
Inibidores da monoaminoxidase
Orfenadrina
Ouabaína
Oxitetraciclina
Ácido paraminobenzóico
Ácido paraminossalicílico
Penicilamina (síndrome da insulina auto-imune)
Pentamidina
Perexilina
Fenindiona
Fenilbutazona
Paraminobenzoato de potássio
Probenecida
Propoxifeno (na insuficiência renal crônica)
Piritinol (síndrome da insulina auto-imune)
Quinidina (no tratamento da malária cerebral)
Quinina (IV, no tratamento da malária cerebral)
Ranitidina
Ritodrina
Salicilatos (crianças, e aplicação tópica para psoríase em pacientes com insuficiência renal crônica)
Sulfadiazina
Sulfonamidas
Terbutalina
Tris(hidroximetil) – aminometano

Malária falcípara (crianças)
Distúrbios da gliconeogênese

- Distúrbios genéticos do metabolismo do aminoácido
  - Distúrbios do metabolismo dos aminoácidos ramificados
    - Acidúria glutárica (tipo II)
    - Doença da urina em xarope de bordo
  - Acidemias orgânicas
    - Acidemias metilmalônicas
    - Acidemia propriônica
- Deficiência da frutose-1,6-bisfosfatase
- Deficiência da fosfoenolpiruvato carboxicinase
- Deficiência de piruvato carboxicinase

Distúrbios da síntese e da quebra de glicogênio
- Doenças do armazenamento de glicogênio
  - Tipo I
    - Deficiência de glicose-6-fosfatase
    - Deficiência de glicose-6-fosfatase translocase
  - Tipo III (deficiência da enzima de desramificação)
  - Tipo VI
    - Deficiência de glicogênio hepático fosforilase
    - Deficiência de glicogênio hepático fosforilase cinase
- Deficiência de glicogênio sintetase

Disfunção hepática (severa)

Hipotermia

Hipotermia idiopática da infância

Transplante renal em crianças

Acidose láctica

Remoção de feocromocitoma

Síndrome de Reye

Sepse

Deficiência de substrato
- Ingestão de fruta *ackee*
- Hipoglicemia do jejum da gravidez (tardia)
- Hipoglicemia cetótica da infância
- Desnutrição severa (incluindo anorexia nervosa e moda de comida ao extremo)

Hipoglicemia transitória neonatal (sentida secundariamente ao substrato inadequado ou função enzimática), especialmente
- Toxemia materna
- Prematuridade
- Estresse respiratório

- Pequeno para a idade gestacional
- Gêmeos pequenos
- Defeito do transportador de glicose tipo I, hereditário (em crianças – glicose sérica normal, mas com pouca glicose no líquido cerebroespinhal)
- Uremia

Hipoglicemia Reativa*

- Induzida por glicose
  - Alimentação
    - Gastrojejunostomia
    - Gastrectomia parcial ou total
    - Doença péptica ulcerosa
    - Piloroplastia
    - Esvaziamento gástrico rápido
    - Tireotoxicose
    - Vagotomia
  - Diabetes melito tipo 2 precoce (incomum)
  - Deficiências endócrinas
    - Insuficiência supra-renal
    - Hipotireoidismo
  - Hipoglicemia reativa espontânea/funcional/idiopática
  - Insulinoma (ocasionalmente)
- Induzida por outros substratos
  - Intolerância hereditária à frutose
  - Galactosemia
  - Hipoglicemia induzida por leucina

Fatores Causadores do Aumento da Freqüência de Hipoglicemia em Pacientes Diabéticos Previamente Controlados

- Insuficiência adrenal
- Anticorpos antiinsulina (como resultado da exposição a insulina exógena)
- Auto-imune (ver 4-V)
- Diminuição da ingesta calórica
- Desenvolvimento de não-reconhecimento hipoglicêmico
- Drogas e toxinas (ver 4-V)
- Etanol
- Hipopituitarismo (ver 4-S)
- Hipotireoidismo (ver 4-E)
- Exercício aumentado
- Insuficiência renal
- Perda de peso

Referências

1. Service FJ: Hypoglycemic Disorders. N Engl J Med 332:1144–1152, 1995.
2. Foster DW, Rubenstein AH: Hypoglycemia, pp. 2082–2084. Ver Bibliografia, 1.

Documentar-se hipoglicemia sintomática em 25% dos controles assintomáticos durante os testes de 5 horas de tolerância oral à glicose.
Considerar como diagnóstico de "pseudo-hipoglicemia": sintomas adrenérgicos pós-prandiais com níveis séricos normais concomitantes de glicose.

7-W. Hiperglicemia

Preparação dietética inadequada para o teste de tolerância oral à glicose
Tolerância à glicose prejudicada
Diabetes gestacional
Diabetes tipo 1 (destruição da célula, geralmente levando à deficiência absoluta de insulina)
- Idiopático
- Imunomediado

Diabetes tipo 2 (pode variar desde predominantemente resistente à insulina com deficiência relativa de insulina até um defeito predominantemente secretor com resistência insulínica)
Outros tipos específicos
Doenças do pâncreas exócrino
- Fibrose cística
- Pancreatopatia fibrocalculosa
- Hemocromatose
- Neoplasia
- Pancreatite aguda, crônica ou recorrente (geralmente com insuficiência exócrina)
- Traumatismo/pancreatotomia

Induzida por drogas ou toxinas
- ACTH
- Agentes adrenérgicos
- Asparaginase
- Bário
- Benzodiazepínicos
- Bloqueadores adrenérgicos
- Cádmio
- Cálcio
- Bloqueadores dos canais de cálcio

- Clorpromazina
- Clonidina
- Danazol
- Dapsona
- Diclorodifeniltricloroetano
- Diazóxido
- Estrogênios, incluindo contraceptivos orais
- Etanol
- Flúor
- Ganciclovir
- Glucagon
- Glicocorticóides
- Hormônio do crescimento
- Bloqueadores histamínicos
- Indometacina
- Interferon
- Lítio
- Mitramicina
- Ácido nicotínico
- Octreotideo
- Opiáceos
- Oximetolona
- Pentamidina (após hipoglicemia inicial)
- Fenotiazinas
- Fenitoína
- Potássio
- Prazosin
- Inibidores da protease
  - Didanosina
  - Nelfinavir
- Rifampina
- Salicilatos
- Somatostatina
- Agentes simpaticomiméticos
- Tiazidas e diuréticos de alça (menos bem comprovados)
- Hormônio tireóideo
- Trimetroprim-sulfametoxazol
- Vacor
- Zinco

Endocrinopatias

- Aumento dos hormônios contra-reguladores causado por estresse
  - Insuficiência hepática
  - Infecção
  - Infarto do miocárdio

    - Insuficiência renal
    - AVC
    - Cirurgia
    - Traumatismo
  - Distúrbios da produção aumentada de hormônios contra-reguladores
    - Acromegalia
    - Síndrome carcinóide
    - Síndrome de Cushing
    - Glucagonoma
    - Hiperaldosteronismo (hipocalemia)
    - Hiperprolactinemia
    - Hipertireoidismo
    - Feocromocitoma
    - Somatostatinoma
    - VIPoma
- Defeitos genéticos da ação da insulina
  - Leprechaunismo
  - Diabetes lipoatrófico
  - Síndrome Rabson-Mendenhall
  - Resistência à insulina tipo A
- Defeitos genéticos da função da célula
  - Cromossomo 7, glicocinase (antigamente MODY2)
  - Cromossomo 12, HNF-1α (antigamente MODY3)
  - Cromossomo 20, HNF- α (antigamente MODY1)
  - ADN mitocondrial
- Infecções
  - Rubéola congênita
  - Citomegalovírrus
- Formas incomuns de diabetes imunomediado
  - Anticorpos anti-receptores de insulina
  - Síndrome "do homem rígido"
- Síndromes associadas a maior risco de hiperglicemia
  - Porfiria intermitente aguda
  - Síndrome de Alström
  - Ataxia telangiectásica
  - Síndrome de Cockaine
  - Síndrome de Down
  - Ataxia de Friedreich
  - Doença do armazenamento de glicogênio tipo I
  - Síndrome Hermann
  - Coréia de Huntington
  - Deficiência isolada do hormônio de crescimento
  - Síndrome de Klinefelter
  - Síndrome Laurence-Moon-Biedl
  - Leprechaunismo
  - Síndromes lipodistróficas

Doença de Machado
Insulinas mutantes (p. ex., insulina de Chicago)
Distrofia miotônica
Pan-hipopituitarismo dwarfismo
Síndrome Prader-Willi
Síndrome de Turner
Síndrome de Werner
Síndrome Wolfram (DIDMOAD)

Fatores Causadores de Piora no Diabetes Previamente Compensado (ver 3-I)

Exercício diminuído
Drogas e toxinas (ver previamente Induzida por Drogas ou Toxinas)
Endocrinopatias (ver previamente Endocrinopatias)
Aumento da ingesta calórica
Infecção
Infarto do miocárdio
Gravidez
AVC
Cirurgia
Traumatismo
Ganho de peso

Referências

1. Expert Committee on the Diagnosis and Classification of Diabetes Mellitus: Report of the Expert Committee on the Diagnosis and Classification of Diabetes Mellitus. *Diabetes Care* 20(7):1183–1197, 1997.
2. Catanese VM, Kahn CR: Secondary Forms of Diabetes Mellitus, pp. 1220–1226. Ver Bibliografia, 2.
3. Pandit MK, Burke JB, Gustafson AB, et al: Drug–Induced Disorders of Glucose Tolerance. *Ann Intern Med* 118:529–539, 1993.

Bibliografia

1. Fauci AS, et al (eds): *Harrison's Principles of Internal Medicine,* 14/e. New York: McGraw–Hill, 1998.
2. Becker KL (ed): *Principles and Practice of Endocrinology and Metabolism*, 2/e. Philadelphia: JB Lippincott Co, 1995.
3. Wilson JD, Foster DW, Kronenberg HM, Larsen PR (eds): *Williams' Textbook of Endocrinology,* 9/e. Philadelphia: WB Saunders, 1998.
4. Braverman LE, Utiger RD (eds): *Werner and Ingbar's The Thyroid:* A Fundamental and Clinical Text, 7/e. Philadelphia: Lippincott–Raven, 1996.

5. Bennet JC, Plum F (eds): *Cecil Textbook of Medicine*, 20/e. Philadelphia: WB Saunders, 1996.
6. Felig P, Baxter JD, Frohman LA (eds): *Endocrinology and Metabolism*, 3/e. New York: McGraw–Hill, 1995.
7. Bagdade JD, et al. (eds): *Yearbook of Endocrinology 1996*. St. Louis: Mosby–Year Book, 1996.
8. Speroff L, Glass RH, Kase NG: *Clinical Gynecologic Endocrinology and Infertility*, 5/e. Baltimore: Williams & Wilkins, 1994.
9. Greenspan FS, Strewler GJ (eds): *Basic and Clinical Endocrinology*, 5/e. Stamford, CT: Appleton & Lange 1997.

8 SISTEMAS GASTROINTESTINAL E HEPÁTICO

8-A. Náuseas e Vômitos*

Distúrbios do Sistema Nervoso Central

Aumento da pressão intracraniana
- Traumatismo craniano
- Neoplasias do sistema nervoso central
- Meningite, encefalite
- Hidrocefalia
- Pseudotumor
- Síndrome de Reye

Doenças vestibulares ou do ouvido médio
- Cinetose de movimento
- Doença de Ménière
- Neuroma acústico
- Labirintite
- Infecções do ouvido

Distúrbios oculares
- Glaucoma
- Erro de refração

Causas vasculares
- Cefaléia em enxaqueca
- Equivalente da enxaqueca

Causas psiquiátricas
- Síndrome de vômitos periódicos
- Vômitos psicogênicos
- Auto-induzidos (anorexia, bulimia)
- Vômitos ocultos
- Vômitos eróticos
- Reflexos condicionados
- Abstinência de drogas
- Ruminação

Distúrbios Gastrointestinais

Obstrução mecânica intestinal (ver 5-I)

Efeito inflamatório/ compressivo

- Doença do refluxo gastroesofágico
- Doença ulcerosa péptica
- Gastrite
- Gastrite por refluxo de bile
- Doença de Crohn
- Gastroenterite eosinofílica
- Pseudocisto pancreático
- Carcinoma/linfoma do trato gastrointestinal ou sistema pancreaticobiliar
- Carcinomatose abdominal
- Doença do enxerto *versus* hospedeiro
- Hematoma duodenal
- Pneumatose intestinal
- Isquemia intestinal
- Cirurgia gástrica prévia

Dor visceral

- Dor grave de qualquer causa
- Pancreatite
- Colecistite
- Estenose biliar
- Coledocolitíase
- Apendicite
- Peritonite
- Perfuração

Obstrução intestinal funcional

- Gastroparesia
  - Diabetes
  - Esclerodermia
  - Amiloidose
  - Metabólica
  - Pós-operatória (pós-vagotomia)
  - Pós-viral
  - Idiopática

Pseudo-obstrução

- Pseudo-obstrução intestinal crônica idiopática
- Pseudo-obstrução colônica

Íleo adinâmico

- Distúrbios da motilidade intestinal
- Síndrome do intestino irritável
- Dispepsia não-ulcerosa

Gravidez

Náuseas e vômitos da gravidez
Hiperêmese gravídica
Esteatose hepática aguda da gravidez

Infecções

Infecções agudas (especialmente em crianças)
Infecções sistêmicas e sepse
Intoxicação alimentar
Infecção por *Helicobacter pylori*
Hepatite
Vômitos epidêmicos (Norwalk, agente Hawaii etc.)
Gastroenterite viral
Infestação intestinal parasitária
Herpes gástrica, citomegalovírus (CMV) (hospedeiro imunocomprometido)
Síndrome da imunodeficiência adquirida (AIDS)

Distúrbios Endócrinos e Metabólicos

Cetoacidose diabética
Acidose metabólica
Uremia
Hipercalcemia
Hiponatremia
Hipotireoidismo
Hipertireoidismo
Hiperparatireoidismo
Insuficiência supra-renal

Distúrbios Genitourinários

Pielonefrite
Uropatia obstrutiva
Cálculos renais
Salpingite
Endometrite
Endometriose

Drogas
Agentes quimioterápicos
Antiarrítmicos
Antibióticos
Anticolinérgicos
Glicosídeos cardíacos (digitálicos)
Alcalóides do esporão do centeio
Estrogênios, contraceptivos orais
Teofilina
Colchicina
Narcóticos
Ipeca
Cloreto de potássio

Toxinas
Álcool
Monóxido de carbono
Tetracloreto de carbono
Metais pesados
Drogas ilícitas

Outros
Infarto agudo do miocárdio
Insuficiência cardíaca congestiva
Enjôo por radiação
Terapia por radiação

Referências

1. Ouyang A: Approach to the Patient with Nausea and Vomiting, pp. 647–659. Ver Bibliografia, 5.
2. Lee M, Feldman M: Nausea and Vomiting, pp. 117–127. Ver Bibliografia, 1.
3. Achord JL: Nausea and Vomiting, pp. 41–48. Ver Bibliografia, 2.

*As causas de náuseas e vômitos são inumeráveis; esta lista não pretende incluir todas elas. As categorias importantes dos distúrbios com vômitos como sintoma principal são listados, e vários exemplos de cada são dados.

8-B. Disfagia, Odinofagia

Disfagia Orofaríngea

- Inflamação/infecção
  - Estomatite herpética
  - Estomatite por candidíase
  - Faringite
  - Angina de Vincent
  - Abscesso retrofaríngeo
  - Abscesso peritonsilar
  - Ingestão cáustica
  - Caxumba
  - Síndrome de Stevens-Johnson
- Anormalidades estruturais
  - Intrínsecas
    - Membrana pós-cricóidea
    - Divertículo de Zenker
    - Estenose esofágica
    - Tumores esofágicos superiores
    - Tumores de cabeça e pescoço
    - Modificações pós-cirúrgicas
    - Modificações pós-radiação
    - Corpo estranho
    - Anormalidades congênitas
  - Extrínsecas
    - Osteófito cervical
    - Tiromegalia
    - Barreira cricofaríngea
    - Linfadenopatia cervical
    - Anomalias vasculares
- Distúrbios neurológicos
  - Distúrbios do sistema nervoso central
  - Acidente cerebrovascular
  - Doença de Parkinson
  - Tumores do tronco cerebral
  - Depressão
  - Discinesia e distonia tardia
  - Síndrome do homem rígido
  - Paralisia cerebral
  - Doença do neurônio motor (p. ex., esclerose lateral amiotrófica)
  - Esclerose múltipla
  - Poliomielite
  - Coréia de Huntington
  - Siringobulbia

- Tabes dorsal
- Degeneração espinocerebelar
- Doenças dos nervos cranianos
- Paralisia do nervo laríngeo recorrente
- Lesão de nervo craniano
- Raiva
- Difteria
- Neuropatia periférica
- Neuropatia diabética
- Envenenamento por chumbo

Doenças neuromusculares
- Miastenia grave
- Botulismo

Doenças musculoesqueléticas
- Distrofias musculares
  - Distrofia oculofaríngea
  - Distrofia miotônica
- Polimiosite
- Dermatomiosite
- Doenças do tecido conjuntivo
  - Esclerodermia
  - Lúpus eritematoso
  - Doença mista do tecido conjuntivo
  - Artrite reumatóide
- Miopatias metabólicas
  - Hipertireoidismo
  - Hipotireoidismo
- Amiloidose

Outras causas
- Disfunção cricofaríngea
- Xerostomia
  - Medicamentosa
  - Síndrome de Sjögren
  - Induzida por radiação

Disfagia Esofágica

Inflamação/infecção
- Esofagite de refluxo
- Esofagite por refluxo biliar
- Esofagite por irradiação
- Ingestão cáustica
- Esofagite medicamentosa
- Traumatismo esofágico
- Infecção esofágica
- CMV
- Vírus herpes simples (VHS)

        - Úlceras idiopáticas do vírus da imunodeficiência humana
        - Candidíase esofágica
    - Doença de Crohn esofágica
    - Esofagite eosinofílica
    - Sarcoidose esofágica
    - Doença do enxerto *versus* hospedeiro
    - Síndrome de Behçet
- Anormalidades estruturais
    - Intrínsecas
        - Estreitamento esofágico
        - Carcinoma esofágico
        - Carcinoma cardiogástrico
        - Tumor esofágico benigno
        - Rede esofágica
        - Anel esofágico (p. ex., anel de Schatzki)
        - Divertículo esofágico médio
        - Divertículo epifrênico
        - Pseudodiverticulose esofágica
        - Hérnia paraesofágica
        - Corpo estranho esofágico
    - Extrínsecas
        - Anel vascular
        - Osteófito cervical
        - Carcinoma do pulmão
        - Linfoma mediastínico
        - Tuberculose mediastínica
        - Abscesso pulmonar
        - Empiema
        - Aumento do átrio direito
        - Efusão pericárdica
        - Aumento da aorta (disfagia aórtica)
        - Artéria subclávia direita anômala (disfagia ilusória)
- Distúrbios da motilidade
    - Primários
        - Acalasia
        - Distúrbio inespecífico da motilidade esofágica
        - Esôfago em quebra-nozes
        - Esfíncter esofágico inferior hipertensivo
        - Espasmo esofágico difuso
    - Secundários
        - Esclerodermia e outras doenças do tecido conjuntivo
        - Polimiosite
        - Dermatomiosite
        - Diabetes Melito

Amiloidose
Hipertireoidismo
Hipotireoidismo
Doença de Chagas
Pseudo-acalasia
Pseudo-obstrução intestinal idiopática crônica
Alcoolismo
Síndrome paraneoplásica

Referências

1. Ver Bibliografia, 6.
2. Richter JE: Dysphagia, Odynophagia, Heartburn, and Other Esophageal Symptoms, pp. 97–105. Ver Bibliografia, 1.
3. Clouse RE, Diamant NE: Motor Physiology and Motor Disorders of the Esophagus, pp. 467–494. Ver Bibliografia, 1.

8-C. Dor Abdominal*

Distúrbios Abdominais

Distúrbios inflamatórios
- Peritônio
  - Peritonite (química ou bacteriana; ver 5-J)
  - Abscesso subdiafragmático
  - Febre familiar do Mediterrâneo
- Vísceras ocas
  - Gastrite
  - Duodenite
  - Doença ulcerosa péptica
  - Gastroenterite
  - Colecistite
  - Colangite bacteriana
  - Perfuração intestinal
  - Divertículo de Meckel
  - Apendicite
  - Doença de Crohn
  - Colite (idiopática e infecciosa)
  - Diverticulite
- Vísceras sólidas
  - Pancreatite (ver 5-K)
  - Hepatite (ver 5-O)
  - Pielonefrite

        - Abscesso (especialmente hepático, esplênico, pancreático, perinéfrico, do psoas)
        - Linfadenite mesentérica
- Distúrbios mecânicos
    - Vísceras ocas
        - Obstrução intestinal
        - Intussuscepção
        - Oclusão intestinal
        - Obstrução do trato biliar (pedras, estreitamentos)
        - Obstrução ureteral
    - Vísceras sólidas
        - Distensão capsular aguda
            - Esplenomegalia aguda
            - Hepatomegalia aguda (especialmente hepatite, congestão hepática)
        - Nefrolitíase
    - Parede abdominal
        - Contusão da parede abdominal
        - Hematoma da parede abdominal
- Neoplasias
    - Tumores pancreáticos
    - Tumores gástricos
    - Tumores hepáticos, primários ou metastáticos
    - Tumores colônicos
    - Tumores do intestino delgado
    - Tumores da parede abdominal
- Distúrbios vasculares
    - Sangramento intra-abdominal
    - Isquemia
    - Insuficiência ou trombose da artéria mesentérica
    - Trombose venosa mesentérica
    - Síndrome de Budd-Chiari
    - Infarto (especialmente hepático, esplênico)
    - Isquemia omental
    - Aneurisma aórtico abdominal
- Distúrbios funcionais
    - Síndrome do intestino irritável
    - Dispepsia não-ulcerosa
    - Disfunção do esfíncter de Oddi
    - Constipação funcional

Distúrbios Pélvicos

- Distúrbios inflamatórios
    - Doença pélvica inflamatória
    - Doença tubovariana
    - *Mittelschmerz*

- Endometrite
- Endometriose
- Salpingite
- Síndrome de Fitz-Hugs-Curtis
- Cistite
- Vesiculite seminal
- Epididimite

Distúrbios mecânicos
- Torção/cisto ovariano
- Gravidez ectópica
- Bexiga distendida
- Torção omental

Neoplasias
- Tumores cervicais
- Tumores ovarianos
- Tumores uterinos
- Tumores da bexiga
- Tumores de próstata

Distúrbios Extra-Abdominais

Torácicos
- Esofagite
- Espasmo esofágico
- Ruptura esofágica (síndrome de Boerhaave)
- Isquemia ou infarto miocárdico
- Pericardite
- Miocardite
- Endocardite
- Insuficiência cardíaca congestiva
- Pneumonia
- Infarto ou embolia pulmonar
- Pneumotórax
- Empiema
- Pleurite

Neurológicos
- Radiculite
  - Herpes zoster *(shingles)*
  - Artrite degenerativa
  - Disco intervertebral herniado
  - Tumores do nervo periférico ou espinhal
- Causalgia
- Tabes dorsal
- Epilepsia abdominal

Hematológicos
- Leucemia

- Linfoma
- Anemia falciforme
- Anemia hemolítica
- Púrpura de Henoch-Schönlein

Toxinas
- Picada de inseto
- Mordida de cobra
- Envenenamento direcionado

Distúrbios metabólicos
- Uremia
- Diabetes melito
- Cetoacidose diabética
- Insuficiência supra-renal aguda (doença de Addison)
- Porfiria
- Hipercalcemia
- Hiperparatireoidismo
- Hiperlipidemia
- Edema hereditário angioneurótico

Doenças psiquiátricas
- Depressão
- Distúrbios de ansiedade
- Esquizofrenia
- Dor abdominal factícia

Outros
- Glaucoma agudo
- Abstinência de narcóticos
- Morte súbita cardiogênica
- Dor abdominal intratável inexplicável

Referências

1. Glasgow RE, Mulvihill SJ: Abdominal Pain, Including the Acute Abdomen, pp. 80–89. Ver Bibliografia, 1.
2. Haubrich WS: Abdominal Pain, pp. 11–29. Ver Bibliografia, 2.

*Ver também 5-D.

8-D. Localização Característica da Dor Abdominal Associada a Diversas Doenças*

Difusa

Gastroenterite
Peritonite
Pancreatite
Leucemia

Crises falcêmicas
Apendicite precoce (pode ser periumbilical)
Adenite mesentérica
Trombose mesentérica
Aneurisma abdominal aórtico
Intussuscepção
Colite
Obstrução intestinal
Doença inflamatória intestinal
Causas metabólicas, tóxicas, bacterianas

Epigástrica

Esofagite de refluxo
Doença ulcerosa péptica
Pancreatite
Gastrite
Colecistite
Isquemia miocárdica
Pericardite
Hematoma da parede abdominal

Quadrante Superior Direito

Colecistite
Coledocolitíase
Hepatite
Metástases hepáticas
Abscesso hepático
Carcinoma hepatocelular
Hepatomegalia resultante de insuficiência cardíaca congestiva
Síndrome de Budd-Chiari (obstrução da veia hepática)
Úlcera péptica
Pancreatite
Apendicite retrocecal
Dor renal
Herpes zoster
Infarto pulmonar
Pleurite

Quadrante Superior Esquerdo

Gastrite
Doença ulcerosa péptica
Pancreatite
Esplenomegalia ou ruptura esplênica
Infarto, aneurisma

Dor renal
Herpes zoster
Isquemia miocárdica
Pericardite
Pneumonia
Empiema
Infarto pulmonar
Pleurite

Quadrante Inferior Direito
Apendicite
Obstrução intestinal
Doença de Crohn
Diverticulite
Colecistite
Úlcera perfurada
Extravasamento de aneurisma aórtico
Hematoma da parede abdominal
Gravidez ectópica
Cisto ou torção ovariana
Salpingite
Mittelschmerz
Endometriose
Cólica ureteral
Dor renal
Vesiculite seminal
Abscesso do psoas

Quadrante Inferior Esquerdo
Diverticulite
Obstrução intestinal
Câncer de cólon
Apendicite
Gastrite
Estravasamento de aneurisma aórtico
Doença inflamatória intestinal
Hematoma da parede abdominal
Esplenomegalia
Gravidez ectópica
Mittelschmerz
Torção ou cisto do ovário
Salpingite
Endometriose
Cólica ureteral
Dor renal
Vesiculite seminal

Abscesso do psoas
Síndrome do intestino irritável
*Modificado de Schwartz sistema imune: Manifestations of Gastrointestinal Disease. In Schwartz sistema imune, Shires GT, Spencer FC (eds): *Principles of Surgery*, 5/e. New York: McGraw-Hill, 1989, p.1061. Copyright 1989 by McGraw-Hill.

8-E. Constipação

Fatores Comportamentais/Psiquiátricos
Dieta pobre em resíduos
Abuso crônico de laxativos e/ou de enema
Imobilidade
Ingesta reduzida de comida
Desejo reprimido para defecar
Psicose
Depressão
Distúrbios de alimentação
Distúrbios obsessivo-compulsivos

Constipação Funcional
Constipação simples (idiopática)
Síndrome do intestino irritável
Trânsito lento
Adiamento da saída, anismo
Impactação fecal
Pseudo-obstrução

Distúrbios Gastrointestinais
Obstrução colônica extraluminal
- Tumores pélvicos ou intra-abdominais
- Vólvulo crônico
- Hérnia
- Prolapso retal
- Ascite
- Gravidez avançanda
- Aderências

Obstrução luminal colônica
- Carcinoma de cólon ou reto
- Tumores colônicos benignos
- Diverticulite recorrente
- Estreitamento diverticular
- Estreitamento colônico
- Colite ulcerativa crônica

- Colite eosinofílica
- Amebíase crônica
- Linfogranuloma venéreo
- Sífilis
- Tuberculose
- Colite isquêmica
- Endometriose
- Anormalidades pós-cirúrgicas
- Intussuscepção
- Enemas corrosivos

Distúrbios anorretais

- Proctite (especialmente ulcerativa)
- Hemorróidas
- Fissuras e fístulas (p. ex., doença de Crohn)
- Abscesso perianal
- Prolapso retal
- Prolapso anterior da mucosa
- Atresia ou malformação anal
- Estenose anal
- Síndrome de úlcera retal solitária
- Intussuscepção interna
- Miopatia do esfíncter anal interno hereditário
- Carcinoma do reto ou ânus
- Proctite ulcerativa
- Linfogranuloma venéreo
- Pós-cirúrgico
- Síndrome do períneo descendente
- Retocele

Causas Endócrinas/Metabólicas

Hipotireoidismo
Hipercalcemia
Porfiria
Feocromocitoma
Pan-hipopituitarismo
Diabetes melito
Uremia
Hipocalemia
Envenenamento por metais pesados
Gravidez
Glucagonoma
Pseudo-hiperparatireoidismo

Distúrbios Neuromusculares

Doença de Parkinson
Acidente cerebral vascular
Tumores cerebrais
Demência senil
Esclerose múltipla
Tabes dorsal
Lesões espinhais
Megacólon aganglionar (doença de Hirschsprung)
Neurofibromatose
Neoplasia endócrina múltipla tipo 2b
Neuropatia diabética autonômica
Doença de Chagas
Miopatia visceral familiar
Distrofias musculares
Síndrome de Likongo (disgenesia do intestino posterior)
Esclerodermia
Amiloidose
Hipoganglionose e hiperganglionose
Pseudo-obstrução intestinal
Dermatomiosite

Drogas

Antiácidos
- Carbonato de cálcio
- Hidróxido de alumínio

Opiáceos
Anticolinérgicos
Anticonvulsivantes
Antidepressivos tricíclicos
Bloqueadores ganglionares
Fenotiazinas
Diuréticos
Sulfato ferroso
Anti-hipertensivos
Sulfato de bário
Compostos de bismuto
Resinas trocadoras de íons
Antiespasmódicos
Antidepressivos
Antipsicóticos
Bloqueadores dos canais de cálcio
Suplementos de cálcio
Sulcralfato
Colestiramina

Inibidores da monoaminoxidase (IMAO)
Analgésicos
Alcalóides da vinca

Referências

1. Lennard-Jones JE: Constipation, pp. 174–197. Ver Bibliografia, 1.
2. Koch TR: Constipation, pp. 102–112. Ver Bibliografia, 2.

8-F. Diarréia

Diarréia Aguda

Infecciosas
- Gastroenterite viral (adenovírus, agente Norwalk, rotavírus, etc.)
- Bacterianas
  - Invasiva (p. ex., *Shigella, Salmonella, Campylobacter, Escherichia coli, Yersinia*)
  - Toxigênica (p. ex., *Staphylococcus, E. coli, Clostridium difficile, Vibrio sp.*, síndrome do choque tóxico)
- Comida contaminada
  - *Staphylococcus aureus*
  - *Bacillus cereus*
  - *C. perfringens*
- Protozoários (p. ex., amebíase, giardíase, criptosporidiose, *Ciclospora*)
- Fungos
- SIDA
  - Enteropatia pelo vírus HIV
  - Infecções bacterianas (ver previamente lista bacteriana)
  - *Cryptosporidium*
  - *Microsporidium*
  - Amebíase
  - Giardíase
  - *Isospora belli*
  - CMV
  - VHS
  - Adenovírus
  - Complexo *Mycobacterium avium*
  - *Cryptococcus*
  - Histoplasma
  - *Candida*

Induzida por estresse
Alergia à comida (rara)
Dieta imprudente (p. ex., ameixa seca, frutas não-maduras, ruibarbo, olestra)
Distúrbios gastrointestinais
- Obstrução parcial do intestino
- Impactação fecal
- Diverticulite
- Apendicite
- Doença isquêmica do intestino
- Ataque inicial de colite ulcerativa ou doença de Crohn

Distúrbios sistêmicos/extra-intestinais
- Uremia
- Síndrome carcinoíde
- Distúrbios endócrinos
- Tireotoxicose
- Crise addisoniana
- Inflamação pélvica

Drogas/toxinas (lista parcial)
- Laxativos (açúcares pouco absorvíveis, fibras)
- Antibióticos
- Antiácidos/produtos que contêm magnésio
- Colchicina
- Digitálico
- Ferro
- Anti-hipertensivos (metildopa, hidralazina e outros)
- Quinidina
- Antidepressivos (p. ex., Prozac, Wellbutrin)
- Cisaprida
- Ácido valpróico
- Anti-retrovirais
- Inibidores da protease
- Produtos do ácido 5-aminossalicílico
- Metformina
- Produtos do interferon
- Imunossupressores (ciclosporina, tacrolimo)
- Preparações de potássio
- Antiinflamatórios não-esteróides (AINE)
- Agentes redutores de lipídios
- Álcool
- Metais pesados (especialmente arsênico, cádmio, mercúrio)
- Cogumelos

Exarcebação aguda de diarréia crônica

Diarréia Crônica

- Diarréia osmótica
  - Má-absorção de carboidratos
    - Ingestão de carboidratos pouco absorvíveis (sorbitol, frutose manitol, lactulose, fibras)
    - Deficiências congênitas de dissacaridases
    - Deficiência de lactase
    - Deficiência de isomaltase-sucrase
    - Deficiência de trealase
    - Deficiências adquiridas de dissacaridases
      - Psilose não-tropical
      - Psilose tropical
      - Gastroenterite tropical
  - Síndromes de má-digestão (ver 5-G)
  - Síndromes de má-absorção (ver 5-G)
  - Solutos osmóticos
    - Laxativos que contêm magnésio
    - Antiácidos que contêm magnésio
    - Suplementos naturais que contêm magnésio
    - Citrato de sódio
    - Fosfato de sódio
    - Sulfato de sódio
    - Solução de lavagem com polietilenoglicol
  - Superfície absortiva reduzida
    - Ressecção intestinal
    - *Bypass* intestinal
  - Outras causas osmóticas
    - Cloridorréia congênita
    - Síndrome pós-gastrectomia de "esvaziamento"
- Diarréia secretora
  - Laxativos estimulantes
    - Bisacodil
    - Cáscara
    - Senna
    - Ácido ricinoléico
    - Fenolftaleína
    - Docussato sódico
    - Aloe
    - Dantron
  - Infecções
    - Bactérias enterotoxigênicas (*E. coli,* cólera)
    - Enteroviroses (agente Norwalk, rotavírus)
    - Infecções crônicas (micobacterianas, fúngicas, parasitárias)
    - Hiperproliferação bacteriana (estase intestinal)
    - SIDA (ver previamente a seção sobre Diarréia Aguda)

- Inflamação
  - Doença de Crohn
  - Colite ulcerativa
  - Colite linfocítica
  - Colite colagenosa
  - Doença celíaca
- Neoplasias
  - Síndrome de Zollinger-Ellison
  - Síndrome de cólera pancreática (VIPoma)
  - Síndrome carcinóide
  - Carcinoma medular da tireóide
  - Glucagonoma
  - Tumores do tecido simpático (ganglioneuromas)
  - Adenoma viloso
  - Tumor do corpo carotídeo
  - Feocromocitoma
  - Linfoma intestinal (especialmente na infecção pelo vírus da imunodeficiência humana)
- Outros
  - Má-absorção de ácidos graxos
  - Má-absorção do ácido biliar
  - Diarréia induzida pelo ácido biliar pós-colecistectomia
  - Diarréia pós-vagotomia
  - Defeitos absortivos congênitos
  - Hipertireoidismo
  - Doença vascular do colágeno
  - Resseção intestinal
  - Hipoparatireoidismo
  - Doença de Addison
  - Alergia à comida

Diarréia exsudativa

- Causas infecciosas
  - Infecções virais/bacterianas (ver previamente a seção sobre Diarréia Aguda)
  - Colite amebiana
  - Infestação parasitária
  - Colite pseudomembranosa
  - Diverticulite
- Idiopática e outras colites
  - Colite ulcerativa
  - Doença de Crohn
  - Enterocolite por irradiação
  - Colite isquêmica
  - Mucosite induzida por quimioterapia
  - Doença do enxerto *versus* hospedeiro

Motilidade anormal
- Diarréia crônica idiopática
- Síndrome do intestino irritável
- Neoplasia (obstrução)
- Pós-vagotomia
- Pós-cirúrgica (p. ex., gastrectomia, piloroplastia)
- Fístula gastroileal ou gastrocolônica
- Deficiência da complacência retal
- Esclerodermia
- Diarréia diabética
- Amiloidose

Outras causas/desconhecidas/multifatoriais
- Hipertensão porta
- Drogas (ver previamente a seção sobre Diarréia Aguda)
- Álcool
- Obstrução parcial do intestino
- Envenenamento por metais pesados
- Incontinência fecal (mascarada pela diarréia)
- Uremia
- Cirrose
- Anemia perniciosa
- Pelagra
- Deficiências de imunoglobulinas
- Abuso crônico de opiáceos
- Gastroenterite eosinofílica
- Mastocitose sistêmica
- Enteropatia perdedora de proteínas
- Corrida de longa distância

Referências

1. Fine KD: Diarrhea, pp. 128–152. Ver Bibliografia, 1.
2. Ammon HV: Diarrhea, pp. 87–101. Ver Bibliografia, 2.

8-G. Síndromes de Má-Digestão e Má-Absorção

Síndromes de Má-Digestão

Distúrbios pancreáticos
- Pancreatite crônica
- Ressecção pancreática
- Carcinoma pancreático
- Fibrose cística
- Tumores de células das ilhotas não-beta
- Desnutrição protéica grave
- Efeito da vagotomia na secreção pancreática

Doença hepatobiliar
- Obstrução biliar extra-hepática
- Colestase intra-hepática crônica (p. ex., cirrose biliar primária)
- Lesão hepatocelular grave

Dano enzimático ou relacionada à função dos sais biliares
- Mistura inadequada (p. ex., após cirurgia gástrica ou do intestino delgado)
- pH baixo no intestino delgado (p. ex., síndrome de Zollinger-Ellison)
- Ressecção ileal
- Doença ileal difusa grave (p. ex., doença de Crohn)

Síndromes de Má-Absorção

Doença da mucosa
- Psilose celíaca (enteropatia por glúten)
- Psilose colagenosa
- Psilose tropical

Doenças da dissacaridase e má-absorção de carboidratos
- Deficiências congênitas de enteroquinase
- Má-absorção congênita de glicose-galactose
- Má-absorção congênita de frutose
- Deficiência de lactase
- Deficiência de sucrase-isomaltase
- Deficiência de trealase

Síndrome do intestino curto
- Ressecção maciça
- Fístulas enteroentéricas
- Cirurgia para derivação jejunoileal
- Anastomose gastroileal (inadvertida)

Neoplasias
- Linfoma intestinal
- Linfoma extra-intestinal
- Malignidade retroperitoneal
- Síndrome carcinóide
- Adenocarcinoma
- Carcinoma extra-intestinal

Distúrbios cardiovasculares
- Insuficiência cardíaca congestiva
- Pericardite constritiva
- Insuficiência vascular mesentérica crônica

Distúrbios endócrinos
- Diabetes melito
- Hipoparatireoidismo
- Hipertireoidismo
- Insuficiência supra-renal

- Distúrbios sistêmicos
  - Amiloidose
  - Desnutrição protéica
  - Doença vascular do colágeno
    - Lúpus eritematoso sistêmico
    - Esclerodermia
    - Artrite reumatóide
    - Vasculite
  - Poliarterite nodosa
  - Dermatite herpetiforme
  - Psoríase
  - Síndrome de Kohler-Dager
  - Disgamaglobulinemia de cadeias pesadas
  - Mastocitose
  - Alergia à comida
- Distúrbios genéticos
  - Deficiências congênitas de dissacaridase e má-absorção de carboidratos (ver seção de doenças da dissacaridase e a má-absorção de carboidratos)
  - Abetalipoproteinemia (má-absorção de gorduras)
  - Cloridorréia congênita ou adquirida
  - Deficiência de magnésio
  - Raquitismo por deficiência da vitamina D
  - Má-absorção seletiva de vitamina B_{12}
  - Doença de Hartnup
  - Cistinúria (má-absorção de aminoácidos)
- Inflamação/infecção
  - Doença de Crohn
  - Doença de Behçet
  - Gastroenterite eosinofílica
  - Enterite por irradiação
  - Doença do enxerto *versus* hospedeiro
  - Enterite infecciosa
    - Bacteriana
    - Hiperproliferação bacteriana
      - Curva cega cirúrgica
      - Estreitamento, fístula
      - Doença de Crohn
      - Divertículo de intestino delgado
      - Estados de hipomotilidade
        - Neuropatia intestinal diabética
        - Esclerodermia
        - Pseudo-obstrução intestinal
    - Doença de Whipple

Micobactérias *(Micobacterium tuberculosis,* complexo do *M. avium)*
Parasitária *(Giardia, Criptosporidia, I. belli)*
Virais (CMV, HIV)
Drogas (lista parcial)
Colestiramina
Colchicina
Antibióticos de amplo espectro (p. ex., neomicina)
Drogas citotóxicas
Fenindiona
Metotrexato
Ácido mefenâmico
Álcool
AINE
Sais de ferro
Laxativos
Biguanidas
Ácido paraminossalicílico
Outras causas
Linfangiectasia intestinal
Anemia perniciosa
Deficiência de ferro
Gastroenteropatia perdedora de proteínas
Esteatorréia idiopática
Deficiência de célula de Paneth
Má-rotação congênita do intestino
Imunodeficiência
Doença imunoproliferativa do intestino delgado

Referências

1. Riley AS, Marsh MN: Maldigestion and Malabsorption, pp. 1501–1522. Ver Bibliografia, 1.
2. Kalser MH: Malabsorption Syndromes, p. 996. Ver Bibliografia, 2.

8-H. Sangramento Gastrointestinal

Sangramento Gastrointestinal Alto

Inflamação
Úlcera esofágica
Úlcera gástrica*
Úlcera duodenal*
Úlcera esofágica idiopática relacionada com o HIV
Ulceração estomacal
Esofagite erosiva*

- Esofagite induzida por ácido biliar
- Gastrite erosiva*
- Gastrite induzida por ácido biliar
- Duodenite erosiva*
- Ulceração de estresse
- Esofagite medicamentosa
- Ulceração gastrointestinal induzida por AINE*
- Úlcera de Barret
- Doença do enxerto *versus* hospedeiro
- Ingestão cáustica
- Gastroenterite eosinofílica
- Doença de Behçet
- Doença de Crohn
- Sarcoidose gástrica
- Gastropatia hipertrófica

Infecção

- Monilíase esofágica
- Endofagite herpética
- Esofagite por CMV
- Gastrite por CMV
- Gastrite associada ao *H. pylori*
- Enterites bacterianas, virais e fúngicas
- Complexo de *M. avium*

Neoplasias

- Carcinoma esofágico
- Carcinoma gástrico
- Carcinoma de intestino delgado
- Carcinoma ampular
- Linfoma
- Sarcoma de Kaposi
- Pólipos gastrointestinais superiores
- Leiomioma
- Sarcoma
- Neurofibroma
- Tumor carcinóide
- Hemangioma
- Plasmocitoma
- Neoplasias metastáticas
- Tecido pancreático heterotópico

Lesões vasculares

- Varizes esofágicas*
- Varizes gástricas
- Gastropatia de hipertensão porta
- Varizes duodenais
- Enterite isquêmica
- Fístula aortoentérica

- Telangiectasia hemorrágica hereditária
- Angiodisplasia
- Malformações arteriovenosas
- Vasculites (ver vasculites listadas na seção sobre Sangramento Gastrointestinal Baixo)
- Lesão *Dieulafoy*
- Ectasia vascular gástrica antral (estômago de Watermelon)

Outras causas
- Laceração de Mallory-Weiss*
- Ruptura esofágica (síndrome de Boerhaave)
- Divertículo duodenal
- Divertículo de Meckel
- Outros divertículos gastrointestinais
- Terapia anticoagulante
- Doenças sangüíneas e coagulopatias (p. ex., hemofilia, púrpura trombocitopênica trombótica)
- Uremia
- Amiloidose
- Hemobilia
- Síndrome do nevo bolhoso azul
- Epistaxe
- Hemoptise
- Síndrome de Ehlers-Danlos
- Pseudoxantoma elástico
- Hematomas intramurais
- Doença de Whipple
- Doença celíaca
- Corpos estranhos gastrointestinais
- Prolapso gástrico dentro do duodeno
- Volvo
- Intussuscepção

Sangramento Intestinal Baixo

Inflamação
- Proctite/colite ulcerativa
- Doença de Crohn
- Colite por irradiação*
- Síndrome da úlcera retal solitária
- Úlcera estercoral
- Traumatismo anal
- Tiflite (inflamação do ceco)
- Ulceração induzida por medicamentos (p. ex., AINE, quimioterapia)
- Colite eosinofílica
- Pouchite

- Doença de Behçet
- Doença do hospedeiro *versus* enxerto

Infecção
- Bacteriana
  - Colite psudomembranosa
  - *Salmonella*
  - *Shigella*
  - *Campylobacter*
  - *E. coli*
  - *Vibrio*
  - Gonorréia (proctite)
  - Linfogranuloma venéreo
  - Tuberculose
  - Actinomicose
  - Sífilis
- Parasitária
  - Amebíase
  - Esquistossomose
  - Tricuríase
- Virais
  - Condilomas acuminados (protuberância anal)
  - CMV
  - HSV
- Fúngicas
  - Histoplasmose
- Neoplasias
  - Pólipos do cólon*
  - Carcinoma de cólon e reto*
  - Carcinoma do ânus
  - Polipose adenomatosa familiar
  - Síndrome de Gardner
  - Síndrome de Peutz-Jeghers
  - Polipose juvenil
  - Síndrome de Cronkhite-Canada
  - Hamartoma
  - Leiomiossarcoma
  - Leiomiomas
  - Sarcoma de Kaposi
  - Sarcomas
  - Linfomas
  - Neurofibromas
  - Hemangiomas
  - Melanomas
  - Tumores carcinóides
  - Neoplasias metastáticas

- Lesões vasculares
  - Colite isquêmica*
    - Trombo arterial mesentérico
    - Êmbolo arterial mesentérico
    - Isquemia não-oclusiva do intestino delgado
  - Trombose venosa mesentérica
  - Hemorróidas internas*
  - Hemorróidas externas*
  - Colopatia porta
  - Angiodisplasia*
  - Lesão *dieulafoy* do cólon
  - Varizes colônicas
  - Vasculites
    - Poliarterite nodosa
    - Lúpus eritematoso sistêmico
    - Vasculite reumatóide
    - Dermatomiosite
    - Síndrome de Stevens-Johnson
    - Púrpura de Henoch-Schönlein
    - Síndrome hemolítico-urêmica
    - Síndrome Churg-Strauss
    - Granulomatose de Wegener
    - Crioglobulinemia essencial mista
    - Arterite de células gigantes
    - Doença de Köhlmeier-Degos
  - Fístula aortointestinal
  - Malformação arteriovenosa
  - Telangiectasia hemorrágica hereditária
- Outras causas
  - Todas as origens gastrointestinais altas
  - Fissura anal
  - Corpo estranho
  - Diverticulose*
  - Hérnia encarcerada
  - Vólvulo
  - Intussuscepção
  - Prolapso do reto
  - Uremia
  - Amiloidose
  - Anticoagulação
  - Coagulopatia e doenças do sangue
  - Corrida de longa distância
  - Síndrome do nevo bolhoso azul
  - Síndrome de Ehlers-Danlos
  - Endometriose

Colite cística profunda
Pneumatose intestinal

Referências

1. Laine L: Acute and Chronic Gastrointestinal Bleeding, pp. 198–219. Ver Bibliografia, 1.
2. Katz PO, Salas L: Less Frequent Causes of Upper Gastrointestinal Bleeding. *Gastroenterol Clin North Am* 22:875–898, 1993.
3. Bogoch A: Bleeding from the Alimentary Tract, pp. 61–86. Ver Bibliografia, 2.
4. Miller LS, Barbarevech C, Friedman LS: Less Frequent Causes of Lower Gastrointestinal Bleeding. *Gastroenterol Clin North* Am 22:21–52, 1994.

*Causas comuns de sangramento agudo.

8-I. Distensão Abdominal

Obstrução Mecânica do Intestino

Compressão extraluminal
- Anomalias congênitas
  - Pâncreas anular
  - Má-rotação
- Neoplasias
  - Carcinomatose
  - Sarcoma
- Distúrbios inflamatórios
  - Aderências pós-cirúrgicas
  - Aderências inflamatórias
  - Abscessos intra-abdominais
- Outras causas extraluminais
  - Hérnias
  - Vólvulo
  - Intussuscepção
  - Hematoma intra-abdominal
  - Gravidez
  - Síndrome da artéria mesentérica superior

Lesões intrínsecas
- Anomalias congênitas
  - Faixas adesivas congênitas
  - Divertículo de Meckel
  - Estenose/atresia congênita
  - Duplicação/cistos
  - Ânus imperfurado
  - Doença de Hirschsprung

- Neoplasias
  - Pólipos adenomatosos
  - Síndromes polipóides (p. ex., síndrome de Peutz-Jeghers)
  - Tumores malignos
- Distúrbios inflamatórios
  - Doença de Crohn
  - Colite ulcerativa
  - Diverticulite
  - Estreitamento diverticular
  - Tuberculose
  - Endometriose
  - Actinomicose
  - Lesão isquêmica
- Outras causas intrínsecas
  - Estenose por irradiação
  - Lesão química (cloreto de potássio, AINE)
  - Hematoma da parede do intestino
  - Anastomose cirúrgica
  - Pneumatose intestinal
  - Traumatismo

Componentes intraluminais
- Corpo estranho
- Cálculo biliar (íleo biliar)
- Parasitas (*Ascaris*)
- Fecalitos
- Enterólitos
- Fezes
- Massa intestinal
- Impactação de alimentos
- Mecônio

Íleo Adinâmico, Obstrução Não-Mecânica

Causas intra-abdominais
- Inflamação peritoneal (ver 5-J)
- Traumáticas
  - Pós-operatória
  - Ferida penetrante
- Infecções bacterianas
  - Pneumonia
  - Empiema
  - Urossepse
  - Infecções sistêmicas
- Irritantes químicos
  - Sangue
  - Conteúdo gástrico (úlcera perfurada)

        - Bile
        - Enzimas pancreáticas (pancreatite aguda)
    - Insuficiência vascular
        - Estrangulamento intramural (distensão do íleo mecânico)
        - Estrangulamento extramural (compressão dos vasos mesentéricos)
        - Trombose ou êmbolo da artéria mesentérica
    - Irritação retroperitoneal
        - Hemorragia retroperitoneal
        - Abscesso do psoas
        - Pielonefrite
        - Cólica renal
        - Abcesso perinéfrico
        - Pancreatite
        - Abscesso pancreático
        - Câncer
        - Linfoma
- Causas extra-abdominais
    - Tóxicas, metabólicas
        - Pneumonia
        - Empiema
        - Uremia
        - Complicações diabéticas
        - Porfiria
        - Infecção sistêmica grave
        - Envenenamento por metal pesado (p. ex., chumbo)
        - Desequilíbrio eletrolítico grave (p. ex., hipocalemia)
    - Traumática
        - Traumatismo torácico
        - Traumatismo retroperitoneal
        - Traumatismo intracraniano
        - Traumatismo espinhal
    - Drogas
        - Narcóticos
        - Anticolinérgicos
        - Fenotiazinas
        - Anti-histamínicos
        - Catecolaminas
    - Outras
        - Doenças do tecido conjuntivo
        - Osteomielite da coluna vertebral
        - Ventilação mecânica

Obstrução Vascular
Êmbolo ou trombose da artéria mesentérica
Trombose venosa mesentérica

Síndromes de Pseudo-Obstrução

Excesso de Gás Intraluminal
Doenças funcionais do intestino (p. ex., síndrome do intestino irritável)
Aerofagia
Aumento da produção intestinal de gás

Ascite (ver 5-Q)

Referências
1. Turnage RH, Bergen PC: Intestinal Obstruction and Ileus, pp. 1799–1807. Ver Bibliografia, 1.
2. Livingstone AS, Sosa JL: Ileus and Obstruction, pp. 1235–1248. Ver Bibliografia, 2.

8-J. Peritonite

Infecções
- Bacterianas
  - Peritonite bacteriana aguda (geralmente em cirróticos com ascite)
  - Peritonite bacteriana secundária (associada a perfuração)
  - Micobacterianas (principalmente *M. tuberculosis*)
- Fúngicas
  - Candidíase
  - Histoplasmose
  - Criptococose
  - Coccidioidomicose
- Parasitárias
  - Esquistossomíase
  - Ascaridíase
  - Enterobíase
  - Estrongiloidíase
- Peritonite associada ao HIV (por microorganismos oportunistas)

Perfuração espontânea do intestino
- Síndrome de Boerhaave
- Doença ulcerosa péptica
- Apendicite
- Colecistite

  - Pancreatite
  - Diverticulite
  - Enterocolite necrotizante
  - Estrangulamento intestinal
    - Aderência do intestino delgado
    - Hérnia encarcerada
    - Intussuscepção
    - Vólvulo
  - Neoplasias gastrointestinais
  - Colite ulcerativa (especialmente com megacólon tóxico)
  - Doença de Crohn
  - Ingestão de corpo estranho
  - Divertículo de Meckel
- Cisto ou abscesso visceral rompido
  - Fígado
  - Rim
  - Baço
  - Tubovariano
- Traumatismo
  - Traumatismo sem corte
  - Feridas penetrantes
  - Lesão cirúrgica, incluindo cirurgia laparoscópica
  - Instrumentação
    - Perfuração endoscópica
    - Aborto terapêutico com perfuração
    - Paracentese
    - Gotejamento biliar após biopsia
- Neoplasias
  - Mesotelioma primário
  - Carcinomatose secundária
  - Pseudomixoma peritoneal
- Causas vasculares
  - Êmbolo mesentérico
  - Isquemia mesentérica não-oclusiva
  - Colite isquêmica
  - Trombose da veia porta
  - Trombose da veia mesentérica
  - Vasculite
    - Lúpus eritematoso sistêmico
    - Vasculites alérgicas (púrpura de Henoch-Schönlein)
    - Doença de Köhlmeier-Degos
    - Poliarterite nodosa
- Peritonite granulomatosa
  - Infestações parasitárias
  - Sarcoidose
  - Tumores

- Doença de Crohn
- Grânulos de amido

Distúrbios ginecológicos
- Peritonite por clamídia
- Salpingite
- Endometriose
- Teratoma
- Leiomiomatose
- Cisto dermóide

Irritantes químicos
- Bile
- Sangue
- Suco gástrico
- Bário
- Enema ou conteúdo de ducha

Outros
- Diálise peritoneal crônica
- Peritonite eosinofílica
- Peritonite quilosa (ver 5-Q)
- Doença de Whipple
- Peritonite esclerosante
- Linfangiectasia peritoneal
- Encapsulamento peritoneal
- Corpos livres peritoneais e cistos peritoneais
- Metaplasia e hiperplasia mesotelial
- Esplenose
- Febre familiar do Mediterrâneo

Referências

1. Runyon BA, Hillebrand DJ: Surgical Peritonitis and Other Diseases of the Peritoneum, Mesentery, Omentum and Diaphragm, pp. 2035–2044. Ver Bibliografia, 1.
2. Nance FC: Diseases of the Peritoneum, Retroperitoneum, Mesentery, and Omentum, pp. 3061–3105. Ver Bibliografia, 2.

8-K. Pancreatite

Obstrução
- Pancreatite por cálculo biliar
- Coledocolitíase
- Tumores ampulares
- Tumores pancreáticos
- Carcinoma metastático para o pâncreas

- Divertículo periampular
- Coledococele
- Cisto do colédoco
- Cisto duodenal
- Cálculo pancreático
- Estreitamento do ducto pancreático*
- Pseudocisto pancreático
- Abscesso pancreático
- Colangite esclerosante
- Esfíncter de Oddi hipertensivo
- Estenose ou fibrose da papila*

Distúrbios herdados/congênitos
- Pâncreas *divisum**
- Pancreatite hereditária*
- Fibrose cística*
- Pâncreas anular
- Pâncreas heterotópico
- Duplicação duodenal
- Deficiência de α_1-antitripsina*

Toxinas
- Álcool*
- Metanol
- Inseticidas organofosforados
- Veneno de escorpião
- Substâncias químicas ocupacionais

Drogas
- Azatioprina
- 6-Mercaptopurina
- Diuréticos tiazídicos
- Furosemida
- Ácido etacrínico
- Tetraciclina
- Sulfonamidas
- Nitrofurantoína
- Metronidazol
- Eritromicina
- Pentamidina
- Didanosina
- Sulfassalazina
- Produtos do ácido 5-acetilsalicílico
- L-Asparaginase
- Contraceptivos orais
- Corticosteróides
- Estrogênios
- Ácido valpróico
- Metildopa

- Cimetidina
- Ranitidina
- Sulindac
- Acetaminofeno
- Salicilatos
- Octreotideo

Distúrbios metabólicos
- Hipertrigliceridemia
- Hipercalcemia
- Hiperparatireoidismo*

Traumatismo
- Traumatismo penetrante ou fechado*
- Traumatismo cirúrgico
- Colangiopancreatografia endoscópica retrógrada
- Esfincterotomia endoscópica
- Manometria do esfíncter de Oddi

Causas vasculares
- Pancreatite pós-operatória
- Êmbolo aterosclerótico
- Cirurgia cardiopulmonar por *bypass*
- Hipertensão maligna
- *Overdose* de ergotamina
- Lúpus eritematoso sistêmico
- Poliarterite nodosa

Infecções
- Bacterianas
  - *Mycoplasma*
  - *Campylobacter jejuni*
  - *M. tuberculosis*
  - *Legionella*
  - *Leptospirosis*
  - Complexo *M. avium*
- Virais
  - Caxumba
  - Rubéola
  - Hepatite A, B, C
  - HIV
  - CMV
  - Coxsackievírus B
  - Epstein-Barr
  - Adenovírus
  - Varicela
  - Vírus Echo

- Fúngicas
  - Infecção por *Candida albicans*
  - Aspergilose
- Parasitárias
  - Clonorquíase
  - Ascaridíase
  - Criptosporidiose
  - Toxoplasmose

Miscelânea
- Úlcera gastrointestinal penetrante
- Doença de Crohn duodenal
- Desnutrição protéico-calórica
- Pancreatite tropical*
- Síndrome de Reye
- Hipotermia
- Pancreatite idiopática*
- Pós-transplante
- Alergia alimentar
- Insuficiência renal crônica
- Queimaduras graves
- Corridas de longa distância
- Bulimia
- Pancreatite eosinofílica

Referências

1. Steinberg W, Tenner S: Acute Pancreatitis. *N Engl J Med* 330:1198–1210, 1994.
2. Banks PA: Acute and Chronic Pancreatitis, pp. 809–862. Ver Bibliografia, 1.
3. Lankisch PG: Chronic Pancreatitis, pp. 2930–2958. Ver Bibliografia, 2.

*Indicam causas de pancreatite que freqüentemente levam à pancreatite crônica.

8-L. Hiperamilasemia não Associada a Pancreatite

Distúrbios Intra-Abdominais

Obstrução do ducto biliar comum, cálculos
Colecistite aguda
Endoscopia biliar (canulação endoscópica retrógrada do ducto pancreático)
Espasmo/estenose do esfíncter de Oddi
Úlcera perfurada
Infarto ou isquemia intestinal
Obstrução intestinal

Perfuração intestinal
Cirurgia abdominal (pós-operatório)
Hemorragia intra-abdominal
Síndrome da alça aferente
Gravidez
Ruptura de gravidez ectópica
Salpingite
Cistos ovarianos
Aneurisma dissecante de aorta
Peritonite
Apendicite
Tumores (p. ex., pulmões, ovários)
Cirrose
Ruptura esplênica

Distúrbios das Glândulas Salivares
Parotite (p. ex., caxumba)
Ingestão alcoólica
Picada de escorpião
Cálculos salivares
Sialoadenite por irradiação
Cirurgia maxilofacial

Drogas
Oxifembutazona
Fenilbutazona
Opiáceos

Outros
Insuficiência renal crônica
Hiperamilasemia tipo salivar
Macroamilasemia
Traumatismo cerebral
Queimaduras
Choque traumático
Cetoacidose diabética
Transplante renal
Pneumonia
Bisalbuminemia adquirida
Doença prostática
Anorexia nervosa
Infarto agudo do miocárdio
Endoscopia
HIV

Referência

1. Banks PA: Acute and Chronic Pancreatitis, pp. 809–862. Ver Bibliografia, 1.

8-M. Hepatomegalia

Fígado Palpável sem Patologia Hepática

Variante normal
Parede abdominal fina ou flácida
Diafragma direito rebaixado (p. ex., enfisema)
Lesão subdiafragmática (p. ex., abscesso)
Lobo de Riedel

Aumento Hepático Verdadeiro

- Doença inflamatória do fígado
  - Hepatite (ver 5-O)
    - Infecciosa
      - Viral
      - Esquistossomose
      - Outras
    - Alcoólica
    - Outras toxinas
    - Medicamentosa
    - Auto-imune
    - Esteatoepatite
    - Esteatose
    - Outras
  - Abscesso
    - Piogênico
    - Amebiano
  - Colangite
    - Supurativa
    - Esclerosante
  - Pericolangite (especialmente relacionada com colite ulcerativa)
- Doença crônica do fígado, cirrose (ver 5-P)
  - Alcoólica
  - Pós-hepática
  - Pós-necrótica
  - Colestática
- Distúrbios metabólicos
  - Hemocromatose
  - Deficiência de α_1-antitripsina
  - Doença de Wilson
  - Fibrose cística
- Outras causas

- Obstrução biliar extra-hepática
  - Coledocolitíase
  - Estreitamento biliar
  - Pancreatite
  - Carcinoma
    - Ductos biliares (colangiocarcinoma)
    - Cabeça do pâncreas
    - Ampola de Vater
  - Compressão externa
- Congestão hepática
  - Insuficiência cardíaca congestiva
  - Pericardite constritiva
  - Síndrome de Budd-Chiari (obstrução do fluxo hepático)
    - Trombose
    - Tumor
    - Membranas (veia cava inferior)
- Doença venoclusiva
  - Chá de erva jamaicana
  - Após transplante de medula óssea
- Distúrbios infiltrativos, doenças de armazenamento
  - Acúmulo de lipídios
    - Fígado gorduroso
      - Álcool
      - Diabete melito
      - Obesidade
      - Desnutrição protéica grave
      - Esteatoepatite não-alcoólica
      - *Bypass* jejunoileal
      - Hiperalimentação parenteral
      - Corticosteróides, síndrome de Cushing
      - Fígado gorduroso da gravidez
      - Terapia maciça com tetraciclina
      - Toxinas (p. ex., tetracloreto de carbono, dicloro-difenil-tricloroetano)
      - Síndrome de Reye
    - Doença do armazenamento lipídico (especialmente doença de Gaucher, doença de Niemann-Pick)
  - Acúmulo de glicogênio
    - Doença do armazenamento de glicogênio
    - Glicogenose diabética
  - Infiltração granulomatosa (especialmente sarcoidose, tuberculose miliar, doenças fúngicas disseminadas, algumas reações medicamentosas)

- Distúrbios mielo e linfoproliferativos
  - Linfoma
  - Metaplasia mielóide
  - Mieloma múltiplo
  - Leucemia
- Amiloidose
- Fibrose hepática congênita
- Hemocromatose
- Doença de Wilson
- Deficiência de α_1-antripsina
- Síndrome de Hurler

Neoplasias
- Primárias
  - Malignas
    - Carcinoma hepatocelular
    - Colangiocarcinoma
    - Angiossarcoma
  - Benignos
    - Adenoma hepático
    - Hemangioma
    - Hiperplasia nodular focal
    - Adenoma
- Metastásicas
  - Pâncreas
  - Cólon
  - Pulmão
  - Mama
  - Estômago
  - Rim
  - Esôfago
  - Carcinóide

Cistos
- Congênitos
  - Solitário
  - Policístico
- Adquiridos (especialmente equinocócico)

8-N. Icterícia

Hiperbilirrubinemia Não-Conjugada Primária

Aumento da produção
- Hemólise intravascular ou extravascular (ver 8-B)
- Eritropoiese ineficaz
- Hematomas, êmbolos pulmonares

Diminuição da captação hepática
- Síndrome de Gilbert
- Drogas
  - Ácido flavaspídico

Agentes de contraste iodados
Rifampicina
Diminuição citosólica das proteínas ligadoras (p. ex., recém-nascido ou bebês prematuros)
Shunt portocava
Jejum prolongado
Diminuição da glicuronização
Síndrome de Crigler-Najjar, tipos I e II
Síndrome de Gilbert
Icterícia fisiológica do recém-nascido
Icterícia do leite materno
Doença do parênquima hepático
Fibrose porta não-cirrótica

Hiperbilirrubinemia Conjugada Primária
Diminuição intra-hepática da excreção hepática
Distúrbios familiares ou hereditários
Síndrome de Dubin-Johnson
Síndrome do Rotor
Colestase intra-hepática recorrente benigna
Colestase intra-hepática da gravidez
Distúrbios adquiridos
Hepatite (ver 5-O)
Cirrose (ver 5-P)
Doença hepática alcoólica
Colangite esclerosante primária
Pericolangite
Drogas e toxinas, especialmente
Clorpromazina
Estolato de eritromicina
Isoniazida
Halotano
Outros
Malignidade hepática, primária ou metastática
Insuficiência cardíaca congestiva
Choque
Sepse
Toxemia da gravidez
Traumatismo hepático
Sarcoidose
Amiloidose
Hepatopatia por anemia falciforme
Icterícia pós-operatória
Nutrição parenteral total
Colestase idiopática associada a linfoma

- Obstrução biliar intra-hepática
  - Cirrose biliar primária
  - Colangite esclerosante primária
  - Rejeição a aloenxerto do fígado
  - Doença do enxerto *versus* hospedeiro
  - Síndromes ductopênicas (p. ex., síndrome de Alagille)
  - Neoplasias (primárias, metastáticas, linfoma)

Obstrução biliar extra-hepática
- Congênita
  - Atresia biliar
  - Dilatação idiopática do ducto biliar comum
  - Fibrose cística
  - Cistos do colédoco
- Adquirida
  - Colecistite
  - Obstrução do ducto biliar comum
    - Coledocolitíase
    - Tumores (benignos, malignos)
      - Vesícula biliar
      - Ductos biliares
      - Ampola de Vater
      - Pâncreas
      - Linfoma
      - Tumores metastáticos
    - Compressão externa
    - Estreitamentos
      - Ducto biliar comum
      - Esfíncter de Oddi
      - Colangite esclerosante primária
      - SIDA *(Cryptosporidium)*
    - Pancreatite
    - Parasitas *(Ascaris)*

8-O. Hepatites, "Testes de Função Hepática" Anormais

Causas de Lesão Hepática Aguda com Alanina Aminotransferase ou Aspartato Aminotransferase > 1,000 m/L

Hepatite viral aguda
Hepatopatia isquêmica ("choque" hepático)
Toxina, induzida por drogas (p. ex., hepatotoxicidade do acetominofeno)
Hepatite auto-imune (ocasional)
Coledocolitíase (inicial, rara)

Causas de Hepatite Crônica

Virais (tipo B ou C)
Medicamentosas
Doença de Wilson
Deficiência de α_1-antitripsina
Hepatite auto-imune
Hepatite alcoólica

Infecção

- Viral
  - Hepatite A
  - Hepatite B
  - Hepatite C
  - Hepatite D (delta, apenas com hepatite B)
  - Hepatite E (em países subdesenvolvidos)
  - Hepatite G (não acarreta doença hepática crônica)
  - Mononucleose infecciosa (vírus Epstein-Barr)
  - CMV
  - Varicela-zoster
  - Coxsáckie
  - Rubéola
  - Sarampo
  - Herpes simples
  - Outras
- Bacteriana (não necessariamente hepatite em si)
  - Abscessos piogênicos
    - Vários microorganismos anaeróbios e aeróbios
  - Disfunção hepática na sepse bacteriana
    - *E. coli*
    - *Klebsiella pneumoniae*
    - sp. *Proteus*
    - sp. Bacteroides
    - *Staphylococcus aureus*
    - Estreptococos anaeróbios e aeróbios
  - Disfunção hepática nas infecções por Gram-positivos
    - Pneumocócicas
    - Estreptocócicas
    - Estafilocócicas
    - Espécies de clostrídios
  - Disfunção hepática nas infecções por Gram-negativos
    - *E. coli*
    - Bactérias paracolônicas
    - *P. aeruginosa*
    - *Proteus*
    - *Bacteroides*
    - *Aerobacter*

Klebsiella
Enterobacteriaceae
Salmonella
Gonococos
Legionella
Outras
Brucelose
Febre tifóide
Tularemia
Micobacterianas
Tuberculose
Lepra
Espiroquetas
Sífilis (congênita, secundária ou tardia)
Leptospirose
Febre relapsante (*Borrelia* espécie)
Micótica
Histoplasmose
Coccidioidomicose
Blastomicose
Nocardiose
Criptococose
Candidíase
Actinomicose
Parasitárias (p. ex., malária, toxoplasmose, amebíase, esquistossomose, outras)
Rickettsianas (p. ex., febre Q)

Toxinas

Toxinas industriais (p. ex., tetracloreto de carbono, fósforo amarelo, tricloroetileno)
Toxinas de plantas
Cogumelos (p. ex., *Amanita phalloides*)
Aflatoxina

Doença Hepática Induzida por Drogas, Incluindo Hepatite

Drogas implicadas na etiologia da lesão hepática crônica
Acetaminofeno
Aspirina
Dantrolene
Etanol
Isoniazida
Metildopa
Nitrofurantoína
Oxifenisatina

- Maleato de perexilina
- Propiltiouracil
- Sulfonamidas

Classes especiais de drogas associadas a disfunção hepática aguda e/ou crônica

- Anestésicos
  - Clorofórmio
  - Halotano
  - Enflurano
  - Metoxiflurano
  - Ciclopropano
- Agentes analgésicos, antiinflamatórios
  - Acetaminofeno
  - Salicilatos
  - Propoxifeno
  - Fenilbutazona
  - Indometacina
  - Ibuprofeno
  - Naproxeno
  - Sulindac
- Agentes antibacterianos
  - Eritromicina
    - Estolato
    - Etilsuccinato
    - Lactobionato
  - Tetraciclinas
  - Nitrofurantoínas
  - Sulfonamidas
  - Penicilina
  - Oxacilina
  - Cloxacilina
  - Carbenicilina
  - Cloranfenicol
  - Clindamicina
- Agentes antituberculosos
  - Isoniazida
  - Rifampicina
  - Etionamida
  - Ácido paraminossalicílico
  - Pirazinamida
- Agentes antifúngicos, antiparasitários
  - Antimônio
  - Arsênico
  - Tiabendazol
  - Hicantona
  - 5-Fluorocitosina

- Quinacrina
- Griseofulvina
- Cetoconazol
- Itraconazol

Anticonvulsivantes
- Fenitoína
- Ácido valpróico
- Trimetadiona

Anti-hipertensivos, diuréticos
- Clorotiazida
- Furosemida
- Clortalidona
- Metildopa
- Hidralazina
- Captopril

Agentes antiarrítmicos
- Quinidina
- Aprindina
- Procainamida
- Amiodarona

Antimetabólitos
- 6-Mercaptopurina
- Metotrexato
- Azatioprina
- 6-Tioguanina
- Clorambucil
- 5-Fluorouracil
- Mostarda nitrogenada
- Ciclofosfamida

Hormônios
- Androgênios (p. ex., metiltestosterona)
- Corticosteróides
- Estrogênios

Hipoglicemiantes orais
- Clorpropamida
- Tolbutamina
- Tolazamida
- Acetoexamida
- Gliburida
- Troglitazona

Drogas antitireóidianas
- Metimazol
- Carbimazol
- Propiltiouracil

Agentes psicoativos
- Fenotiazinas (especialmente clorpromazina)

- Imipramina
- Benzodiazepínicos
- Meprobamato
- Inibidores da monoaminoxidase
- Haloperidol
- Diazepam
- Clordiazepóxido
- Desipramina
- Amitriptilina

Outros

- Doxapram
- Cimetidina
- Ranitidina
- Maleato de perexilina
- Cincofeno
- Sais de ouro
- Alopurinol
- Piridium
- Papaverina
- Oxifenisatina
- Ácido nicotínico
- Disulfiram

Outros

Hepatite auto-imune
Doença de Wilson
Hepatite granulomatosa de etiologia desconhecida
Hepatite associada a distúrbios sistêmicos

- Hipertermia
- Insuficiência cardíaca
- Choque
- Queimaduras
- Hipertireoidismo
- Hipoxia

8-P. Cirrose, Doença Hepática Crônica

Alcoólica
Infecciosa

- Hepatite viral (especialmente B e C)
- Esquistossomose
- Outras infecções (incomuns, p. ex., sífilis congênita, brucelose)

- Biliar
  - Cirrose biliar primária
  - Colangite esclerosante primária
  - Cirrose biliar secundária (obstrução extra-hepática crônica)
- Colangiopatia auto-imune
- Hepatite auto-imune crônica ativa
- Cirrose "criptogênica"
  - Pós-hepática (não-B, não-C)
  - Pós-necrótica
- Substâncias químicas
  - Toxinas
    - Álcool
    - Tetracloreto de Carbono
    - Dimetilnitrosamina
    - Fósforo
    - Cloreto de vinil
    - Arsênico
    - Berílio
    - Pesticidas
  - Drogas
    - Halotano
    - Isoniazida
    - Metotrexate
    - Metildopa
    - Inibidores da monoaminoxidase
    - Nitrofurantoína
    - Oxifenisatina
- Congestiva
  - Insuficiência cardíaca direita crônica grave
    - Insuficiência tricúspide
    - Pericardite constritiva
    - Cor pulmonale
    - Estenose mitral
  - Obstrução da veia hepática (síndrome de Budd-Chiari)
  - Doença venoclusiva
- Distúrbios familiares ou hereditários
  - Doença de Wilson
  - Fibrose cística
  - Deficiência de α_1-antitripsina
  - Hemocromatose
  - Galactosemia
  - Doenças do armazenamento de glicogênio
  - Intolerância hereditária à frutose
  - Tirosinase

Hipervitaminose A
Talassemia
Anemia falciforme
Síndrome de Osler-Weber-Rendu
Abetalipoproteinemia
Outras
Sarcoidose
Cirrose granulomatosa
Fibrose hepática congênita
Cirrose indiana da infância
Nutricional (p. ex., cirurgia de *bypass* jejunoileal)
Esteato hepatite não-alcoólica

Referência

1. Tomaiolo PP, Patwardhan RV: Consequences of Chronic Liver Disease, p. 384. Ver Bibliografia, 13.

8-Q. Ascite

Hipertensão porta
Cirrose (ver 5-P)
Hepatite alcoólica
Congestão hepática
Insuficiência cardíaca congestiva
Insuficiência tricúspide
Pericardite constritiva
Obstrução da veia cava inferior
Obstrução da veia hepática (síndrome de Budd-Chiari)
Miocardiopatia
Oclusão da veia porta
Trombose
Tumor
Esplenomegalia idiopática tropical
Transformação nodular parcial
Hipervitaminose A
Insuficiência hepática fulminante
Idiopática
Hipoalbuminemia
Cirrose (ver 5-P)
Síndrome nefrótica
Enteropatia perdedora de proteínas
Linfangiectasia
Desnutrição grave

- Outras
  - Mixedema
  - Carcinoma hepatocelular (em geral com cirrose)
  - Doença ovariana
    - Tumor (síndrome de Meigs)
    - *Struma ovarii*
    - Síndrome de superestimulação ovariana
  - Ascite pancreática
    - Ruptura de pseudocisto
    - Gotejamento do ducto pancreático
  - Ascite biliar
    - Ruptura da vesícula biliar
    - Gotejamento traumático de bile
  - Ascite quilosa
    - Ruptura (traumática, cirúrgica) dos linfáticos abdominais
    - Linfangiectasia congênita
    - Linfáticos obstruídos (especialmente secundário a malignidade, tuberculose, filariose)
    - Pericardite constritiva
    - Cirrose
    - Sarcoidose

Com Doença Peritoneal

- Infecção
  - Micobacteriana
  - Bacteriana
  - Primária (peritonite bacteriana espontânea em cirrose)
  - Secundária (ruptura de víscera)
  - Fúngicas (raras, especialmente candidíase, histoplasmose, criptococose)
  - Parasitárias (raras, especialmente esquistossomose, ascaridíase, enterobíase)
  - SIDA
- Neoplasia
  - Mesotelioma primário
  - Carcinomatose metastática
    - Ovariana
    - Pancreática
    - Gástrica
    - Colônica
    - Linfoma
- Outras
  - Vasculites peritoneais
    - Lúpus eritematoso sistêmico

- Púrpura de Henoch-Schönlein
- Doença de Köhlmeier-Degos
- Peritonite eosinofílica
- Febre familiar do Mediterrâneo
- Pseudomixoma peritoneal
- Doença de Whipple
- Peritonite granulomatosa
  - Corpos estranhos (principalmente amido)
  - Sarcoidose
- Lesões ginecológicas (especialmente endometriose, ruptura de cisto dermóide)
- Linfangiectasia peritoneal

Referência

1. Zakim D, Boyer TD (eds): Hepatology, pp. 764–788. Ver Bibliografia, 3.

Bibliografia

1. Feldman M, Scharschmidt BF, Sleisenger MH (eds): *Sleisenger and Fordtran's Gastrointestinal and Liver Disease,* 6/e. Philadelphia: WB Saunders, 1997.
2. Haubrich WS, Schaffner F, Berk JE (eds): *Bockus Gastroenterology,* 5/e. Philadelphia: WB Saunders, 1995.
3. Zakim D, Boyer TD (eds): *Hepatology. A Textbook of Liver Disease,* 3/e. Philadelphi: WB Saunders, 196.
4. Bacon BR, DiBisceglie AM: *Liver Disease: Diagnosis and Management.* Philadelphia: WB Saunders, 1999.
5. Yamada T (ed): Textbook of Gastroenterology. Philadelphia: JB Lippincott Co, 1991.
6. Castell DO: *The Esophagus.* Boston: Little, Brown and Company, 1992.

9 SISTEMA GENITOURINÁRIO

9-A. Hematúria

Pseudo-Hematúria (Corantes e Pigmentos)

Beterraba
Corantes alimentares
Fenitoína
Rifampicina
Piridium
Uratos
Porfirinas
Mioglobina
Hemoglobina livre (hemólise intravascular)

Causas do Parênquima Renal

- Glomerulopatia primária
  - Glomerulonefrite pós-infecciosa
  - Doença da membrana basal fina
  - Nefropatia por imunoglobulina A (IgA) (doença de Berger)
  - Glomerulonefrite membranoproliferativa
  - Glomeruloesclerose focal
  - Glomerulonefrite em crescente
- Doenças hereditárias e multissistêmicas
  - Diabetes melito
  - Lúpus eritematoso
  - Síndrome de Goodpasture
  - Poliarterite nodosa, outras vasculites
  - Endocardite, nefrite por *shunt*

Síndrome hemolítico-urêmica, púrpura trombocitopênica trombótica
Púrpura de Henoch-Schönlein
Hipertensão maligna
Doença do rim policístico
Nefrite hereditária (síndrome de Alport)
Doença de Fabry
Síndrome de unha-patela

Outras
Exercício
Pielonefrite aguda
Nefrolitíase
Cisto renal
Traumatismo renal
Neoplasia renal
Coagulopatia, trombocitopenia
Nefrite intersticial aguda
Nefropatia analgésica
Anemia falciforme
Rim esponjoso medular
Infiltração leucêmica ou linfomatosa
Hidronefrose
Oxalúria
Anomalias vasculares, fístula arteriovenosa intra-renal
Doença febril aguda (p. ex., malária)
Necrose papilar
Infarto renal (oclusão aguda da artéria renal, trombose da veia renal)
Rejeição a transplante renal

Causas do Trato Urinário Baixo

Anomalias congênitas (p. ex., ureterocele)
Neoplasias (bexiga, ureter, próstata, ureteral), benigna ou maligna
Cistite, prostatite, uretrite
Cálculos
Traumatismo
Corpo estranho
Coagulopatia
Varizes (pelve renal, ureter, bexiga)
Cistite por irradiação
Drogas (especialmente ciclofosfamida, anticoagulantes)
Esquistossomose
Tuberculose genitourinária

Causas do Trato Não-Urinário

Neoplasia de órgãos adjacentes
Diverticulite
Doença inflamatória pélvica
Apendicite

Referência

1. Koenig KG, Bolton WK: Clinical Evaluation and Management of Hematuria and Proteinuria, p. 805. Ver Bibliografia, 8.

9-B. Poliúria

- Diabetes insípido central (ver 4-T)
- Doença renal
  - Diabetes insípido nefrogênico congênito
  - Insuficiência renal crônica (especialmente doença tubulointersticial)
  - Fase diurética da insuficiência renal aguda
  - Diurese pós-obstrutiva, obstrução parcial ou intermitente
  - Nefropatia hipercalcêmica
  - Nefropatia hipocalêmica
  - Anemia falciforme
  - Mieloma múltiplo
  - Amiloidose
  - Sarcoidose
  - Síndrome de Sjögren
  - Diminuição do consumo de proteínas
- Diurese osmótica
  - Diabetes melito pouco controlado
  - Administração de uréia ou manitol
  - Agente de contraste iodado
  - Hiperalimentação
  - Alimentação enteral
- Drogas
  - Álcool
  - Diuréticos
  - Lítio
  - Demeclociclina
  - Meticilina
  - Gentamicina

- Anfotericina B
- Fenotiazinas
- Sulfoniluréias
- Fenitoínas
- Propoxifeno
- Metoxiflurano
- Colchicina
- Vimblastina
- Foscarnet
- Clonidina
- Norepinefrina
- Antagonistas narcóticos

Sobrecarga Hídrica
- Polidipsia psicogênica
- Terapia líquida intravenosa
- Polidipsia medicamentosa (p. ex., fenotiazinas, anticolinérgicos)
- Reabsorção do edema líquido

Referência

1. Berl T, Schrier RW: Disorders of Water Metabolism, p. 1. Ver Bibliografia, 4.

9-C. Proteinúria

Fisiológica/Benigna

Febre
Exercício
Ortostática
Agente de contraste

Geralmente Não-Nefrítica

Pielonefrite crônica
Nefroesclerose arteriolar
Hipertensão maligna
Nefrite intersticial aguda ou crônica
Necrose tubular aguda
Obstrução do trato urinário
Nefrolitíase
Neoplasia renal
Trauma renal
Doença do rim policístico

- Nefrite hereditária (síndrome de Alport)
- Doença glomerular, especialmente
  - Nefropatia por IgA (doença de Berger)
  - Glomerulonefrite em crescente
  - Síndrome hemolítico-urêmica
  - Esclerodermia
- Tuberculose genitourinária

Freqüentemente Nefróticas

- Doença renal primária, especialmente
  - Doença de lesão mínima
  - Glomerulopatia membranosa
  - Glomerulonefrite membranoproliferativa
  - Glomeruloesclerose segmentar focal
- Doença sistêmica, especialmente
  - Diabete melitus
  - Lúpus eritematoso
  - Poliarterite nodosa
  - Granulomatose de Wegener
  - Púrpura de Henoch-Schönlein
  - Crioglobulinemia mista
  - Amiloidose (primária ou secundária)
  - Neoplasia
    - Tumores sólidos (especialmente de pulmão, cólon, estômago, mama)
    - Doença de Hodgkin, outros linfomas
    - Mieloma múltiplo
  - Sarcoidose
  - Mixedema
  - Doença de Graves
  - Anemia falciforme
- Drogas, toxinas
  - Ouro
  - Mercúrio
  - Heroína
  - Antiinflamatórios não-esteróides
  - Penicilamina
  - Captopril
  - Trimetadiona e outros anticonvulsivantes
- Alergênios
  - Pólen
  - Veneno de hera e carvalho
  - Veneno de cobra
  - Picada de insetos ou abelhas
  - Antitoxinas (p. ex., toxóide tetânico)

Infecções, especialmente
- Bacteriana (p. ex., estreptocócicas, estafilocócicas)
- Hepatite B e C
- Citomegalovírus (CMV)
- Vírus Epstein-Barr (mononucleose infecciosa)
- Vírus da imunodeficiência humana (HIV)
- Sífilis
- Malária
- Helmíntica (p. ex., esquistossomose)
- Lepra

Miscelânea
- Insuficiência cardíaca congestiva
- Insuficiência tricúspide
- Pericardite constritiva
- Pré-eclâmpsia
- Trombose da veia renal, obstrução da veia cava inferior
- Obesidade mórbida
- Doenças hereditárias, especialmente
  - Síndrome nefrótica congênita
  - Doença de Fabry
  - Síndrome da unha-patela

Referências

1. Glassock RJ: The Glomerulopathies, p. 685. Ver Bibliografia, 4.
2. Ver Bibliografia, 5.

9-D. Glomerulopatia

Doença Renal Primária

Doença de lesão mínima
Glomerulopatia membranosa
Glomerulonefrite membranoproliferativa
Glomeruloesclerose segmentar focal
Glomerulonefrite em crescente
Glomerulonefrite mesangial proliferativa (p. ex., nefropatia por IgA)

Infecção

Bacteriana, especialmente
- Estreptocócica
- Endocardite
- Infecção do *shunt*

- Septicemia, especialmente pneumocócica ou estafilocócica
- Meningite

Viral, especialmente
- Hepatite B e C
- Mononucleose
- Rubéola
- Varicela
- Caxumba
- CMV
- HIV
- Sífilis

Infestação parasitária (especialmente malária)
Tuberculose

Doença Sistêmica

Diabete melito
Lúpus eritematoso
Esclerodermia
Artrite reumatóide
Doença mista do tecido conjuntivo
Poliarterite nodosa
Granulomatose de Wegener
Síndrome hemolítico-urêmica
Púrpura trombocitopênica trombótica
Púrpura de Henoch-Schönlein
Crioglobulinemia mista
Síndrome de Goodpasture
Macroglobulinemia de Waldenström
Amiloidose
Glomerulonefrite imunotactóide/fibrilar
Neoplasia
- Tumores sólidos (especialmente de pulmão, estômago, cólon, mama)
- Doença de Hodgkin, outros linfomas
- Mieloma múltiplo, nefropatia de cadeias leves

Sarcoidose
Pré-eclâmpsia
Insuficiência renal pós-parto
Anemia falciforme
Cirrose hepática

Drogas, Toxinas

Mercúrio
Ouro
Penicilamina

Probenecida
Heroína
Anfetaminas
Trimetadiona

Outras
Radiação
Nefrite hereditária (síndrome de Alport)
Doença de Fabry
Síndrome de unha-patela
Síndrome nefrótica congênita
Rejeição de transplante renal

Referências

1. Glassock RJ: The Glomerulopathies, p. 685. Ver Bibliografia, 4.
2. Ver Bibliografia, 5.

9-E. Nefropatia Intersticial

Infecção
- Bacteriana (pielonefrite, aguda ou crônica)
- Micoplasma
- Toxoplasmose
- Leptospirose
- Brucelose
- Mononucleose
- Doença do legionário

Obstrução do trato urinário, refluxo vesicoureteral
Necrose papilar
Drogas
- Analgésicos (especialmente aspirina, fenacetina)
- Meticilina e análogos da penicilina
- Sulfonamidas
- Cefalosporinas
- Tetraciclina
- Rifampicina
- Anfotericina B
- Aciclovir
- Furosemida
- Tiazidas

- Antiinflamatórios não-esteróides
- Alopurinol
- Fenitoína
- Azatioprina
- Lítio
- Cimetidina
- Warfarin
- Ácido paraminossalicílico
- Polimixinas

Metais pesados
- Chumbo
- Cádmio
- Urânio
- Cobre
- Berílio

Deposição de oxalato
- Hereditária
- Doença ou ressecção do intestino delgado
- Intoxicação por etilenoglicol
- Anestesia por metoxiflurano

Deposição de ácido úrico
- Gota
- Síndrome de lise tumoral

Hipercalcemia
- Hiperparatireoidismo
- Neoplasia, mieloma múltiplo
- Síndrome do leite-álcali
- Sarcoidose

Hipocalemia

Radiação

Doença neoplásica
- Mieloma múltiplo
- Nefropatia de cadeia leve
- Infiltração linfomatosa ou leucêmica
- Macroglobulinemia de Waldenström

Causas vasculares
- Nefroesclerose arteriolar
- Estenose da artéria renal
- Doença ateroembólica
- Anemia falciforme

Causas hereditárias
- Nefrite hereditária
- Rim esponjoso medular
- Doença cística medular
- Doença renal policística

- Cistinose
- Doença de Fabry

Lúpus eritematoso sistêmico
Crioglobulinemia mista
Sarcoidose
Síndrome dos Bálcãs
Amiloidose
Nefropatia dos Bálcãs
Rejeição de transplante

Referências

1. Eknoyan G: Acute Tubulointerstitial Nephritis, p. 1249. Ver Bibliografia, 5.
2. Eknoyan G: Chronic Tubulointerstitial Nephropathies, p. 1983. Ver Bibliografia, 5.

9-F. Acidose Tubular Renal

Distal (Tipo I)

Pielonefrite crônica
Uropatia obstrutiva
Drogas, toxinas

- Anfotericina B
- Analgésicos
- Tolueno
- Lítio
- Ciclamato

Nefrocalcinose, especialmente

- Hiperparatireoidismo primário
- Intoxicação por vitamina D
- Hipercalciúria primária
- Rim esponjoso medular
- Hipertireoidismo

Doenças auto-imunes

- Estados hipergamaglobulinêmicos, especialmente
    - Púrpura hiperglobulinêmica
    - Crioglobulinemia
    - Hipergamaglobulinemia familiar
- Lúpus eritematoso sistêmico
- Síndrome de Sjögren
- Tireoidite
- Hepatite crônica ativa
- Cirrose biliar primária
- Fibrose pulmonar intersticial difusa

- Doenças transmitidas geneticamente
  - Anemia falciforme
  - Síndrome de Ehlers-Danlos
  - Eliptocitose hereditária
  - Doença de Fabry
  - Doença de Wilson
  - Doença medular cística
  - Intolerância hereditária à frutose
- Cirrose hepática
- Nefropatia dos Bálcãs
- Nefropatia por oxalato
- Mieloma múltiplo
- Transplante renal
- Idiopática (esporádica ou hereditária)

Proximal (Tipo II)

- Primária (esporádica ou hereditária)
- Transiente (crianças)
- Deficiência de anidrase carbônica (p. ex., genética ou induzida por acetazolamida)
- Síndrome de Fanconi (defeitos tubulares proximais múltiplos)
  - Drogas e toxinas
    - Tetraciclina fora de validade
    - Tolueno
    - Gentamicina
    - Estreptozotocina
    - Chumbo
    - Cádmio
    - Mercúrio
  - Mieloma múltiplo
  - Amiloidose
  - Síndrome de Sjögren
  - Deficiência de vitamina D, estados dependentes e resistentes
  - Cistinose
  - Tirosinemia
  - Síndrome de Lowe
  - Doença de Wilson
  - Intolerância hereditária à frutose
  - Deficiência de piruvato carboxilase
  - Doença medular cística
  - Hemoglobinúria paroxística noturna
  - Osteopetrose
  - Transplante renal

Tipo IV

Deficiência de aldosterona
- Insuficiência supra-renal
- Deficiência enzimática supra-renal, hiperplasia congênita supra-renal, especialmente deficiência de 21-hidroxilase
- Deficiência seletiva de aldosterona
  - Hipoaldosteronismo hiporreninêmico
  - Diabetes
  - Doenças tubulointersticiais
  - Antiinflamatórios não-esteróides
  - Ciclosporina
  - Infecção por HIV
  - Anemia falciforme
  - Uropatia obstrutiva
- Heparina
- Inibidores da enzima conversora de angiotensina (iECA)

Resistência mineralocorticóide
- Pseudo-hipoaldosteronismo
- Uropatia obstrutiva
- Anemia falciforme
- Drogas (espironolactona, triantereno, amilorida)

Referências

1. Cogan MG, Rector FC: Acid-Base Disorders, p. 737. Ver bibliografia, 1.
2. Shapiro JI, Kaehny WD: Pathogenesis and Management of Metabolic Acidosis and Alkalosis, p. 130. Ver Bibliografia, 4.
3. Rose, p. 572. Ver Bibliografia, 6.

9-G. Obstrução do Trato Urinário

Uretral

Atresia, anel, estenose congênita uretral
Valvas uretrais posteriores
Inflamação ou estreitamento
Traumatismo

Trígono Vesical

Prostatite, hipertrofia prostática
Carcinoma (próstata, bexiga)
Infecção da bexiga

Traumatismo
Funcional
- Neuropatia (neuropatia periférica, lesão da coluna vertebral ou traumatismo)
- Drogas (parassimpaticolíticos, bloqueadores ganglionares)

Ureteral

Estreitamento da junção pélvica-ureteral
Intra-ureteral
- Coágulos
- Cálculos
- Cristais (p. ex., sulfa, ácido úrico)
- Papilar (necrosado)
- Traumatismo (edema, estreitamento)
- Tumor
- Corpos estranhos

Extra-ureterais
- Endometriose
- Tumor retroperitoneal ou metástase, especialmente
  - Cervical
  - Endometrial
  - Ovariano
  - Prostático
  - Linfoma
  - Sarcoma
- Fibrose
  - Idiopática
  - Associada a inflamação, drogas (p. ex., metissergida), cirurgia, radiação, doença inflamatória intestinal)
- Gravidez
- Aneurisma aórtico ou ilíaco
- Vasos aberrantes
- Ligação cirúrgica
- Hemorragia retroperitoneal
- Linfocele

Referências

1. Seifter JL, Brenner BM: Urinary Tract Obstruction, p. 1574. Ver Bibliografia, 2.
2. Klahr S: Obstructive Nephropathy: Pathophysiology and Management, p. 544. Ver Bibliografia, 4.

9-H. Nefrolitíase

Cálculos Contendo Cálcio

Idiopáticos
Hipercalciúria primária (absortiva, gotejamento renal) com ou sem hiperuricosúria
Estados hipercalcêmicos (ver 1-L)
- Hiperparatireoidismo primário
- Malignidade
- Imobilização
- Síndrome do leite alcalino
- Excesso de vitamina D
- Sarcoidose
- Hipertireoidismo

Acidose tubular renal, distal
Rim esponjoso medular
Inibidores da anidrase carbônica (p. ex., acetazolamida)
Síndrome ou doença de Cushing
Hipoparatireoidismo
Hiperoxalúria
- Primária (congênita)
- Aumento da produção metabólica (p. ex., excesso de etilenoglicol ou metoxiflurano)
- Aumento da absorção gastrointestinal
  - Aumento da ingesta dietética
  - Doença ou ressecção do intestino delgado (p. ex., *bypass* jejunoileal, psilose celíaca, doença de Crohn)

Cálculos de Fosfato de Cálcio-Magnésio-Amônia (Estruvita)

Infecção crônica (em geral com microorganismos que decompõem a uréia, por exemplo, *Proteus, Klebsiella, Pseudomonas*), especialmente associada a
Uso crônico do cateter de Foley
Alça ileal

Cálculos de Ácido Úrico e/ou Xantina

Gota
Leucemia, linfoma (especialmente após quimioterapia)
Estados de deficiência da via enzimática de purinas
- Síndrome de Lesch-Nyhan
- Doença do armazenamento de glicogênio
- Xantinúria

Drogas (p. ex., aspirina, probenecida)

Distúrbios gastrointestinais associados a diarréia crônica (especialmente a ileostomia)

Cálculos de Cistina

Cistinúria

Referência

1. Hruska KA, Seltzer JR, Grieff M: Nephrolithiasis, p. 739. Ver Bibliografia, 5.

9-I. Insuficiência Renal Aguda

Azotemia pré-renal

Hipovolemia
- Hemorragia
- Perdas gastrointestinais
- Suor
- Uso de diuréticos
- Terceiro espaço (p. ex., íleo intestinal)
- Queimaduras

Diminuição do volume circulante efetivo
- Cirrose/ascite, síndrome hepatorrenal
- Síndrome nefrótica
- Causas cardíacas (p. ex., insuficiência cardíaca congestiva, infarto agudo do miocárdio, tamponamento pericárdico)

Estados catabólicos, por exemplo,
- Desnutrição com estresse
- Sepse, infecção grave
- Estado pós-cirúrgico
- Esteróides
- Tetraciclina

Reabsorção de sangue no trato gastrointestinal ou reabsorção de hematoma

Drogas, Toxinas

Metais pesados
- Mercúrio
- Arsênico
- Chumbo
- Cádmio
- Urânio
- Bismuto

- Cobre
- Platina

Tetracloreto de carbono, outros solventes orgânicos
Etilenoglicol
Pesticidas
Fungicidas
Meio de contraste radiográfico (iodado)
Antibióticos
- Penicilina
- Tetraciclina
- Aminoglicosídeos
- Cefalosporinas
- Anfotericina B
- Sulfonamidas
- Aciclovir
- Rifampicina
- Polimixina

Outras drogas
- Antiinflamatórios não-esteróides
- Inibidores da ECA
- Furosemida
- Fenitoína
- Fenindiona
- Metoxiflurano
- Ciclosporina
- Ácido etilenodiaminotetracético

Distúrbios Isquêmicos
Traumatismo importante, cirurgia
Hemorragia maciça, depleção grave de volume
Pancreatite
Choque séptico
Lesão por esmagamento
Hemólise, reação transfusional
Rabdomiólise

Doenças Glomerulares/Vasculares
Glomerulonefrite pós-estreptocócica
Lúpus eritematoso sistêmico
Esclerodermia
Poliarterite nodosa, angeíte por hipersensibilidade
Púrpura de Henoch-Schönlein
Endocardite bacteriana
Doenças sangüíneas

Síndrome de Goodpasture
Glomerulonefrite idiopática em crescente
Granulomatose de Wegener
Vasculite medicamentosa
Hipertensão maligna
Síndrome hemolítico-urêmica
Púrpura trombocitopênica trombótica
Descolamento de placenta
Insuficiência renal pós-parto
Rejeição de transplante

Doenças Intersticiais/Intratubulares

Nefrite intersticial (ver 6-E), especialmente
- Infecção
- Drogas
- Deposição de oxalato
- Hipercalcemia
- Mieloma múltiplo

Pielonefrite, necrose papilar
Hiperuricemia
Radiação

Doenças de Grandes Vasos

Estenoses, êmbolos e trombos da artéria renal
Trombose da veia cava inferior ou veia renal
Aneurisma dissecante (aorta com ou sem acometimento de artérias renais)

Causas Pós-Renais*

Obstrução uretral
Obstrução do trígono da bexiga
Obstrução ureteral

Referências

1. Anderson RJ, Schrier RW: Acute Renal Failure, p. 1069. Ver Bibliografia, 5.
2. Yaqoob MM, Alkhunaizi AM, Edelstein CL, Conger JD, Schrier RW: Acute Renal Failure: Pathogenesis, Diagnosis, and Management, p. 449. Ver Bibliografia, 4.

*Ver 6-G.

9-J. Insuficiência Renal, Fatores Reversíveis

Infecção do trato urinário superior ou inferior
Obstrução
Depleção de volume
Drogas, toxinas
Insuficiência cardíaca congestiva
Hipertensão
Tamponamento pericárdico
Hipercalcemia
Hiperuricemia (>15-20 mg/dL)
Hipocalemia

Referência

1. Alfrey AC, Chan L: Chronic Renal Failure: Manifestations and Pathogenesis, p. 507. Ver Bibliografia, 4.

9-K. Índices Urinários Diagnósticos[a]

	Azotemia pré-renal	Insuficiência renal aguda oligúrica
Osmolalidade urinária ($mOsm/kg\ H_2O$)	> 500	< 400
Na^+ urinário (mEq/L)	< 20	> 40
Creatinina urinária/plasmática	> 40	< 20
Excreção fracionada de Na^+ (%)[b]	< 1	> 2

[a]Esses índices são úteis apenas em estados oligúricos.
[b]Excreção fracionada de Na^+=

$$\frac{(\text{concentração de } Na^+ \text{ urinário})\ (\text{concentração de creatinina plasmática})}{(\text{concentração plasmática de } Na^+)\ (\text{concentração urinária de creatinina})} \times 100\%$$

Referência

1. Yaqoob MM, Alkhunaizi AM, Edelstein CL, Conger JD, Schrier RW: Acute Renal Failure: Pathogenesis, Diagnosis, and Management, p. 484. Ver Bibliografia, 4.

9-L. Insuficiência Renal Crônica

Glomerulopatia renal primária*
Glomerulopatia associada a doença sistêmica*
Doença intersticial†
Obstrução do trato urinário‡
Doenças vasculares
- Nefroesclerose
- Hipertensão maligna
- Necrose cortical
- Estenose, trombose, êmbolos da artéria renal
- Trombose da veia renal, trombose da veia cava inferior

Doenças transmitidas geneticamente
- Doença do rim policístico
- Nefrite hereditária
- Doença de Fabry
- Oxalose
- Cistinose
- Doença cística medular
- Rim esponjoso medular
- Síndrome de unha-patela
- Síndrome nefrótica congênita

Referências

1. Ver Bibliografia, 5.
2. Ver Bibliografia, 4.

*Ver 6-D.
†Ver 6-E.
‡Ver 6-G.

9-M. Indicações para Diálise

Critérios Bioquímicos

Sobrecarga de volume
K^+ sérico > 6 mEq/L (apesar da supervisão médica)
HCO_3^- sérico < 10 mEq/L, pH < 7,20
Uréia nitrogenada sangüínea > 80-100 mg/dL
Creatinina sérica > 8-10 mg/ dL
Depuração da creatinina < 10-15 mL/min

Critérios Sintomáticos

Sintomas no sistema nervoso central (p. ex., letargia, confusão, ataques de epilepsia, tremor)
Sintomas gastrointestinais (p. ex., náusea, vômitos)
Pericardite
Diátese sangüínea

Indicações Mistas (Condições não necessariamente Associadas a Insuficiência Renal)

Hipercalcemia
Hipermagnesemia
Hiperuricemia
Hipernatremia
Hipotermia
Overdose de drogas, ingestão de toxinas

Referência

1. Zawada ET: Indications for Dialysis, p. 3. Ver Bibliografia, 7.

9-N. Impotência

- Idade avançada
- Causas psicogênicas
- Causas testiculares (primárias ou secundárias)
  - Hipogonadismo congênito (especialmente síndrome de Froehlich, síndrome de Klinefelter, eunucoidismo hipogonadotrópico)
  - Hipogonadismo adquirido
    - Orquite viral
    - Traumatismo
    - Radiação
    - Insuficiência hepática
    - Doença pulmonar crônica
    - Insuficiência renal crônica
    - Doença granulomatosa (especialmente lepra)
  - Carcinoma testicular
  - Tumor hipofisário, especialmente quando associado a hiperprolactinemia
  - Insuficiência hipofisária
- Doença neurológica
  - Lesão do lobo temporal anterior
  - Doença da coluna cervical (p. ex., esclerose múltipla)
  - Polineuropatias periféricas e autonômicas (p. ex., diabética)
  - Perda da recepção sensorial
    - Tabes dorsal
    - Doença do gânglio da raiz dorsal
  - Lesões dos nervos erigentes
    - Cirurgia de *bypass* aórtico
    - Prostatectomia
    - Cirurgia do retossigmóide

Drogas
- Agentes anti-hipertensivos
  - Tiazídicos
  - β-bloqueadores
  - Clonidina
  - Metildopa
  - Guanadrel
- Antidepressivos (p. ex., tricíclicos, inibidores da monoaminoxidase)
- Agentes antipsicóticos (p. ex., fenotiazinas, haloperidol, tioridazina)
- Depressores do sistema nervoso central (p. ex., diazepam, clordiazepóxido, barbiturados)
- Drogas que viciam (p. ex., heroína, metadona)
- Agentes anticolinérgicos
- Antiandrogênicos (ex: finasterida, leuprolida, espironolactona)
- Estrogênios

Alcoolismo

Doença vascular (p. ex., síndrome de Leriche)

Priapismo prévio

Doença peniana
- Traumatismo
- Doença de Peyronie

Referência

1. McConnell JD, Wilson JD: Impotence, p. 286. Ver Bibliografia, 2.

9-O. Menorragia e Sangramento Vaginal Não-Menstrual

Sangramento ovulatório do meio do ciclo (variante normal)

Corpo lúteo inadequado (defeito na fase lútea)

Doença uterina ou endometrial
- Endometrite
- Endometriose
- Adenomiose uterina
- Pólipos endometriais
- Leiomiomas uterinos
- Carcinoma
- Aderência intra-uterina
- Dispositivo intra-uterino

Doença vaginal ou cervical
- Vaginite, cervicite

Cicatriz cervical
Carcinoma
Aborto
Gravidez ectópica
Lesões destrutivas ovarianas (p. ex., tumor, salpingo-ooforite crônica)
Lesão pituitária ou hipotalâmica (p. ex., tumor, sarcoidose)
Doença adrenal (hiper ou hipofunção)
Doença tireóidea (hiper ou hipofunção)

Sangramento Anovulatório
Sangramento por remoção de estrogênio
Sangramento por escape estrogênico
Terapia crônica contínua com estrogênio
Doença do ovário policístico
Tumor ovariano secretor de estrogênio
Sangramento por queda de progesterona (p. ex., baixas doses contínuas de contraceptivos orais)
Estresse, fatores psicogênicos

Referência

1. Carr BR, Bradshaw KD: Disorders of the Ovary and Female Reproductive Tract, p. 2097. Ver Bibliografia, 2.

Bibliografia

1. Brenner BM, Rector FC (eds): *Brenner and Rector's The Kidney,* 5/e. Philadelphia: WB Saunders, 1996.
2. Fauci AS, Braunwald EE, Isselbacher KJ, et al. (eds): *Harrison's Principles of Internal Medicine,* 14/e. New York: McGraw-Hill, 1998.
3. Maxwell MH, Kleeman CR, Narin RG (eds): *Clinical Disorders of Fluid and Electrolyte Metabolism,* 4/e. New York: McGraw-Hill, 1987.
4. Schrier RW (ed): *Renal and Electrolyte Disorders,* 5/ed. Philadelphia: Lippincott-Raven, 1997.
5. Schrier RW, Gottchalk CW (eds): *Diseases of the Kidney,* 6/e. Boston: Little, Brown and Company, 1997.
6. Rose BD: *Clinical Physiology of Acid-Base and Electrolyte Disorders,* 4/e. New York: McGraw-Hill, 1994.
7. Daugirdas JT, Int TS (eds): *Handbook of Dialysis,* 2/e Boston: Little, Brown and Company, 1994.
8. Neilson EG, Caouser WG (eds): *Immunologic Renal Diseases.* Philadelphia: Lippincott–Raven, 1997.

10 SISTEMA HEMATOLÓGICO

10-A. Anemia: Hipoproliferativa (Baixa Contagem de Reticulócitos)

Deficiência Nutricional

Deficiência de ferro
- Perda sangüínea crônica
- Gravidez
- Dieta deficitária
- Má-absorção
  - Gastrectomia subtotal
  - Síndromes de má-absorção
- Hemoglobinúria ou hemossiderinúria
  - Hemólise intravascular
- Hemodiálise

Deficiência de vitamina B_{12} (rara)
- Dieta deficitária
- Absorção ineficaz
  - Fator intrínseco insuficiente
    - Anemia perniciosa
    - Gastrectomia (total ou parcial)
    - Lesão da mucosa gástrica
    - Congênito
  - Síndromes de má-absorção
    - Espru, tropical ou não-tropical
    - Ressecção ileal
    - Ileíte regional
    - Doença infiltrativa regional (p. ex., linfoma)
    - Pancreatite crônica
    - Má-absorção seletiva familiar
    - Má-absorção medicamentosa

Absorção competitiva
Diphyllobothrium latum (verme de peixe)
Síndromes de alça cega
Necessidades aumentadas
Gravidez
Neoplasia
Deficiência de folato
Dieta deficitária (especialmente em alcoólatras, crianças)
Absorção deficiente
Síndromes de má-absorção
Espru, tropical ou não-tropical
Doença de Whipple
Ressecção do intestino delgado
Doença intestinal infiltrativa (p. ex., linfoma)
Esclerodermia
Amiloidose
Má-absorção medicamentosa (anticonvulsivantes)
Necessidades aumentadas
Gravidez
Crianças
Anemia hemolítica
Dermatite esfoliativa crônica
Neoplasia
Uremia
Metabolismo deficiente
Trimetoprim
Metotrexate
Pirimetamina
Álcool
Outras deficiências nutricionais
Vitamina A
Piridoxina (rara)
Vitamina C
Privação alimentar prolongada
Deficiência protéica *(kwashiorkor)*

Anemia de Doença Crônica
Infecção crônica
Endocardite bacteriana subaguda
Osteomielite
Pielonefrite crônica
Infecção pulmonar crônica
Tuberculose
Infecção fúngica crônica
Doença inflamatória pélvica

Doenças inflamatórias crônicas
- Artrite reumatóide
- Febre reumática
- Lúpus eritematoso sistêmico
- Vasculite
- Doença inflamatória intestinal
- Síndrome da imunodeficiência adquirida (SIDA) ou infecção pelo vírus da imunodeficiência humana (HIV)

Malignidade

Doença renal crônica

Doença hepática crônica

Disfunção endócrina
- Hipotireoidismo
- Hipertireoidismo
- Hipogonadismo
- Insuficiência adrenal
- Pan-hipopituitariamo
- Hiperparatireoidismo

Gravidez

Distúrbios da Medula Óssea

Congênitos
- Aplasia de célula vermelha (anemia Diamond-Blackfan)
- Anemias diseritropoiéticas congênitas
- Anemias sideroblásticas hereditárias

Aplásicos
- Pancitopenia (ver 7-L)
- Aplasia pura de células vermelhas
    - Congênita
    - Adquirida
        - Associada a timoma, leucemia linfóide crônica e outras
        - Medicamentosa

Tóxicos
- Megaloblásticos
    - Antimetabólitos (p. ex., 5-fluorouracil, 6-tioguanina, 6-mercaptopurina, azatioprina)
- Sideroblásticos (p. ex., álcool, chumbo, isoniazida, cloranfenicol)
- Aplásicos (ver 7-L)

Infiltrativos, com ou sem fibrose
- Infecção
    - Tuberculose
    - Doença fúngica

- Doença de Gaucher e outras doenças do armazenamento de lipídios
- Malignidade
  - Hematológica (leucemia, linfoma, mieloma)
  - Metástases para a medula óssea

Neoplasias

- Leucemia aguda e crônica
- Distúrbios linfoproliferativos
  - Linfoma, com acometimento da medula óssea
    - Doença de Hodgkin
    - Linfoma não-Hodgkin (LNH)
  - Mieloma da célula plasmática
  - Leucemia de célula cabeluda
- Distúrbios mieloproliferativos
  - Metaplasia agnogênica mielóide com fibrose
  - Trombocitemia essencial
  - Leucemia mielógena crônica
- Síndromes mielodisplásicas
  - Anemia refratária (AR)
  - AR com sideroblastos em anel
  - AR com excesso de blastos (AREB)
  - AREB em transformação
  - Leucemia mielomonocítica crônica

Outras

Anemia do corredor de maratona (fisiológica)

Referências

1. Aboulafia DM, Mitsuyasu RT: Hematologic Abnormalities in AIDS. *Hematol Oncol Clin N Am* 5:195, 1991.
2. Erslev AJ: Anemia of Chronic Renal Failure; Anemia of Endocrine Disorders; Anemia of Chronic Disorders, pp. 456, 462, 518. Ver Bibliografia, 2.
3. Fairbanks VF, Beutler E: Iron Deficiency, p. 490. Ver Bibliografia, 2.
4. Lee GR: The Anemia of Chronic Disorders, p. 1497. Ver Bibliografia, 1.
5. Herbert V: Hematologic Complications of Alcoholism I, II. *Semin Hematol*, vol. 17, 1980.
6. Dressendorfer RH, Wade CE, Amsterdam EA: Development of Pseudoanemia in Marathon Runners During a 20-day Road Race. *JAMA* 246:1215, 1981.
7. Ver Bibliografia, 3.
8. Lee GR: Inherited and Drug Induced Megaloblastic Anemia, p. 973. Ver Bibliografia, 2.

10-B. Anemia: Hiperproliferativa (Aumento da Contagem de Reticulócitos)

Perda Sangüínea

Hiperesplenismo

Anemia Hemolítica

Hereditária
- Anormalidades da membrana
  - Esferocitose hereditária
  - Eliptocitose hereditária
  - Estomatocitose hereditária
  - Acantocitose (abetalipoproteinemia)
  - Outras
- Deficiências enzimáticas
  - Glicose-6-fosfato desidrogenase
  - Piruvatocinase
  - Outras
- Hemoglobinopatias
  - Qualitativas
    - Anemia falciforme
    - Doença da hemoglobina C
    - Doença da hemoglobina instável
    - Outras
  - Síntese de cadeia defeituosa
    - Talassemia

Adquirida
- Não-imune
  - Traumática
    - Próteses valvares e outras anormalidades cardíacas
    - Hemoglobinúria da marcha
    - Queimaduras
    - Radiação ionizante
  - Anemia hemolítica microangiopática
    - Coagulação intravascular disseminada
    - Púrpura trombocitopênica trombótica (PTT)
    - Síndrome hemolítico-urêmica
    - Síndrome do anticorpo antifosfolipídio
    - Vasculite
    - Hipertensão maligna
  - Agentes infecciosos
    - Malária
    - *Clostridium perfringens*
    - *Bartonella*

        - Babesiose
        - Outras
    - Agentes químicos
        - Naftaleno
        - Arsina
        - Cobre
        - Cloratos
        - Venenos
        - Água destilada (intravenosa)
        - Outros
    - Hemoglobinúria paroxística noturna
    - Hipofosfatemia
    - Anemia *"spur cell"* (doença hepática)
- Imune
    - Mediado por anticorpo quente
        - Transfusão sangüínea incompatível
        - Doença hemolítica do recém-nascido
        - Idiopática
        - Secundária
            - Infecciosa
                - Viral [p. ex., vírus Epstein-Barr, citomegalovírus (CMV)]
            - Distúrbios colágeno-vasculares
                - Lúpus eritematoso sistêmico
                - Artrite reumatóide
            - Malignidade
                - Distúrbios linfoproliferativos
                - Tumores sólidos
            - Outros
                - Sarcoidose
                - Doença intestinal inflamatória
        - Drogas (muitas)
- Mediada por anticorpos frios
    - Idiopático
    - Secundário
        - Infeccioso
            - Viral (p. ex., vírus Epstein-Barr)
            - *Mycoplasma pneumoniae*
    - Malignidade
- Hemoglobinúria paroxística do frio

Referências

1. Lee GR: Introduction to the Hemolytic Anemias, p. 1109. Ver Bibliografia, 1.
2. Beutler E: Glucose-6-phosphate Dehydrogenase Deficiency, p. 564. Ver Bibliografia, 2.
3. Packman CH, Leddy JP: Acquired Hemolytic Anemia due to Warm-Reacting Autoantibodies; Cryopathic Hemolytic Syndromes; Drug Related Immunologic Injury of Erythrocytes, pp. 677, 685, 691. Ver Bibliografia, 2.

10-C. Policitemia

- Espúria
  - Diminuição do volume plasmático (p. ex., desidratação, queimaduras)
  - Eritrocitose por estresse (síndrome de Gaisböck)
- Secundária
  - Apropriada (associada hipoxia tecidual)
    - PO_2 arterial diminuído
      - Altitude
      - Doença pulmonar crônica
      - Hipoventilação pulmonar
      - Doença cardíaca cianótica congênita
    - PO_2 arterial normal
      - Carboxiemoglobinemia (p. ex., fumantes de cigarros)
      - Hemoglobinopatias (com afinidade aumentada pelo oxigênio)
      - Ingestão de cobalto
  - Inapropriada
    - Distúrbios renais
      - Hidronefrose
      - Cistos renais
      - Carcinoma de célula renal
    - Distúrbios endócrinos
      - Síndrome de Cushing
      - Hiperaldosteronismo primário
      - Feocromocitoma
      - Terapia com androgênio
    - Hepatoma
    - Hemangioblastoma cerebelar
    - Leiomioma uterino
    - Eritrocitose familiar
- Primária
  - Policitemia rubra vera

Referências

1. Means, Jr. RT: Polycythemia: Erythrocytosis, p. 1538. Ver Bibliografia, 1.
2. Erslev AJ: Erythrocyte Disorders–Erythrocytosis, p. 714. Ver Bibliografia, 2.
3. Beutler E: Polycythemia Vera, p. 324. Ver Bibliografia, 2.

10-D. Granulocitopenia

- Infecções
  - Virais
    - Influenza
    - Mononucleose infecciosa
    - Hepatite infecciosa
    - Rubéola
    - Catapora
    - Varíola
    - Poliomielite
    - Outras
  - Bacterianas
    - Bacteriemia persistente
    - Febre tifóide
    - Tularemia
    - Brucelose
  - Micobacteriana
    - Tuberculose miliar
  - Riquetsiana
  - Protozoário
    - Malária
- Agentes químicos, drogas, agentes físicos
  - Previsíveis
    - Agentes neoplásicos
    - Benzeno
    - Radiação ionizante
  - Idiossincrásicos
    - Aminopirina
    - Fenotiazinas
    - Drogas antitireóideas
    - Sulfonamidas
    - Anticonvulsivantes
    - Antibióticos
    - Etanol
    - Outros

Doenças sistêmicas
- Lúpus eritematoso sistêmico
- Síndrome de Felty
- SIDA ou infecção pelo HIV

Hiperesplenismo

Nutricional
- Deficiência de folato ou B_{12}
- Caquexia
- Alcoolismo

Disfunção da medula óssea
- Leucemias agudas (aleucêmicas)
- Distúrbios linfoproliferativos
- Mielofibrose
  - Primária: distúrbios mieloproliferativos
  - Secundária
    - Infiltração tumoral
    - Infecção
- Anemia aplásica
- Síndromes mielodisplásicas

Neutropenia imune
- Medicamentosa
- Doença vascular colagenosa (lúpus eritematoso sistêmico)
- Neoplasia
- Neutropenia auto-imune

Outras
- Neutropenia benigna dos negros
- Neutropenia idiopática crônica
- Neutropenia cíclica
- Neutropenia familiar benigna

Referências

1. Dale DC: Neutropenia, p. 815. Ver Bibliografia, 2.
2. Budman DR, Steinberg AD: Hematologic Aspects of Systemic Lupus Erythematosus. *Ann Intern Med* 86:220, 1977.
3. Aboulafia DM, Mitsuyasu RT: Hematologic Abnormalities in AIDS. *Hematol Oncol Clin N Am* 5:195, 1991.

10-E. Granulocitose

Reativa

Infecção
- Bacteriana (primariamente)

- Micobacteriana
- Fúngica
- Riquétsia
- Viral
- Espiroqueta
- Parasitária

Estímulo físico
- Exercícios
- Trauma
- Convulsões

Inflamação aguda e crônica
- Distúrbios vasculares colagenosos
- Reações de hipersensibilidade
- Gota
- Vasculite
- Nefrite
- Doença intestinal inflamatória
- Hepatite
- Pancreatite
- Dermatite

Neoplasia

Necrose tecidual
- Infarto do miocárdio
- Gangrena
- Queimaduras

Drogas, toxinas, especialmente
- Corticosteróides
- Epinefrina
- Lítio
- Endotoxina
- Histamina
- Chumbo
- Fatores de crescimento [fator estimulador de colônias de granulócitos (G-CSF), fator estimulador de colônias de macrófagos e granulócitos (GM-CSF)]

Distúrbios hematológicos
- Hemorragia
- Pós-esplenectomia, asplenia funcional
- Recuperação de agranulocitose
- Anemia hemolítica
- Infiltração da medula óssea (p. ex., tumor sólido, tuberculose)

Distúrbios metabólicos
- Cetoacidose diabética
- Síndrome de Cushing
- Eclâmpsia

- Uremia
- Tempestade tireóidea

Gravidez

Autonômica

Distúrbios mieloproliferativos

- Leucemia mielógena crônica
- Policitemia rubra vera
- Metaplasia mielóide agnogênica
- Trombocitemia essencial

Leucemia aguda

Causas Congênitas

Síndrome de Down

Referência

1. Dale DC: Neutrophilia, p. 824. Ver Bibliografia, 2.

10-F. Linfocitose

Infecções

- Virais
  - Mononucleose infecciosa
  - Linfocitose infecciosa
  - Infecção por CMV
  - Caxumba
  - Sarampo
  - Catapora
  - Hepatite viral
  - Outras
- Bacterianas
  - Coqueluche
  - Brucelose
  - Tuberculose
- Espiroqueta
  - Sífilis secundária e congênita
- Protozoário
  - Toxoplasmose

Distúrbios hematológicos

- Leucemia linfocítica aguda e crônica
- LNH com acometimento da medula

Hipersensibilidade a fármacos

- Fenitoína
- Ácido *p*-aminossalicílico

Outros
- Tireotoxicose
- Síndrome após derivação cardiopulmonar
- Doença sangüínea
- Púrpura trombocitopênica imune
- Anemia hemolítica imune

Referência

1. Kipps TJ: Lymphocytosis, p. 963. Ver Bibliografia, 2.

10-G. Linfocitopenia

Síndromes de imunodeficiência
- SIDA ou infecção pelo HIV
- Síndromes congênitas de imunodeficiência
  - Síndrome de Wiskott-Aldrich
  - Ataxia-telangiectasia
  - Síndrome de DiGeorge
- Imunodeficiência comum variável

Aumento da destruição de linfócitos
- Drenagem do ducto torácico
- Linfectasia intestinal
- Obstrução linfática intestinal (p. ex., linfoma)
- Doença de Whipple
- Insuficiência cardíaca grave do lado direito
  - Insuficiência tricúspide
  - Pericardite constritiva

Outras
- Sarcoidose
- Malignidade avançada
- Tuberculose miliar
- Insuficiência renal
- Anemia aplásica
- Distúrbios colagenosos vasculares
  - Lúpus eritematoso sistêmico
- Idiopática
  - Linfocitopenia-T $CD4^+$ idiopática

Referências

1. Kipps TJ: Lymphocytopenia, p. 963. Ver Bibliografia, 2.
2. Spivak JL, Bender BS, Quinn TC: Hematologic Abnormalities in the Acquired Immune Deficiency Syndrome. *Am J Med* 77:224, 1984.

10-H. Monocitose

- Infecções
  - Tuberculose
  - Endocardite bacteriana subaguda
  - Sífilis
- Distúrbios hematológicos
  - Síndromes mielodisplásicas
  - Leucemia não-linfocítica aguda (especialmente leucemia monocítica aguda)
  - Distúrbios mieloproliferativos
  - Distúrbios linfoproliferativos
    - Doença de Hodgkin
    - LNH
    - Mieloma
  - Histiocitose maligna
  - Pós-esplenectomia
  - Recuperação de neutropenia
    - Infecciosa
    - Medicamentosa
    - Pós-quimioterapia
    - Uso de fator de crescimento (GM-CSF)
  - Neutropenia familiar benigna
- Distúrbios colagenosos vasculares
  - Artrite reumatóide
  - Lúpus eritematoso sistêmico
  - Arterite temporal
  - Poliarterite nodosa
  - Polimiosite
- Malignidade
  - Qualquer tumor sólido
- Distúrbios gastrointestinais
  - Sprue
  - Colite ulcerativa
  - Enterite regional
  - Doença hepática alcoólica
- Outra
  - Sarcoidose

Referência

1. Lichtman MA: Monocytosis and Monocytopenia, p. 881. Ver Bibliografia, 2.

10-I. Eosinofilia

- Infecções
  - Bacterianas
    - Escarlatina
    - Tuberculose
    - Hanseníase
    - Outras
  - Parasitárias
    - Protozoários (p. ex., toxoplasmose, amebíase, malária)
    - Metazoários (p. ex., triquinose, filariose, esquistossomose)
    - Artrópodes (p. ex., escabiose)
- Distúrbios alérgicos
  - Febre do feno
  - Asma
  - Aspergilose broncopulmonar
  - Urticária
  - Edema angioneurótico
  - Doença sangüínea
  - Alergia à comida
- Distúrbios da pele
  - Psoríase
  - Eczema
  - Eritema multiforme
  - Dermatite herpetiforme
  - Dermatite esfoliativa
  - Pitiríase rósea
  - Ictiose
  - Pênfigo vulgar
  - Granuloma facial
- Reações medicamentosas
- Distúrbios hematológicos
  - Distúrbios mieloproliferativos
  - Distúrbios linfoproliferativos
  - Leucemia não-linfocítica aguda
  - Síndromes mielodisplásicas
  - Pós-esplenectomia
  - Síndromes hipereosinofílicas

Malignidade
- Tumores sólidos avançados

Distúrbios vasculares colagenosos
- Artrite reumatóide
- Poliarterite nodosa
- Vasculite
- Dermatomiosite
- Lúpus eritematoso sistêmico
- Fasciite eosinofílica

Distúrbios gastrointestinais
- Gastroenterite eosinofílica
- Colite ulcerativa
- Enterite regional

Outras
- Insuficiência supra-renal
- Síndrome de Loeffer
- Pneumonia eosinofílica crônica
- Sarcoidose
- Terapia por radiação
- Doença renal crônica
- Eosinofilia familiar
- Síndrome eosinofilia-mialgia

Referências

1. Wardraw AJ, Kay AB: Eosinopenia and Eosinophilia, p. 844. Ver Bibliografia, 2.
2. Chusid MJ, et al: The Hypereosinophilic Syndrome. *Medicine* 54:1, 1975.
3. Pearson DJ, Rosenow EC: Chronic Eosinophilic Pneumonia (Carrington's): A Follow-up Study. *Mayo Clin Proc* 53:73, 1978.

10-J. Trombocitopenia

Produção Diminuída

Distúrbios hematológicos primários
- Anemia aplásica
- Leucemia aguda
- Distúrbios linfoproliferativos

- Linfoma
- Mieloma
- Leucemia linfocítica crônica

Distúrbios mieloproliferativos
- Metaplasia mielóide agnogênica com mielofibrose
- Leucemia mielógena crônica (fase acelerada)

Síndromes mielodisplásicas

Aplasia megacariocítica seletiva

Infiltração da medula óssea
- Tumor sólido
- Infecção
  - Tuberculose
  - Outras
- Doença de Gaucher
- Osteopetrose

Drogas
- Supressão megacariocítica seletiva
  - Tiazidas
  - Álcool
  - Estrogênios
  - Interferon
- Mielossupressão não seletiva
  - Previsível (p. ex., quimioterapia antineoplásica)
  - Idiossincrásica (p. ex., fenilbutazona)

Trombocitopenia cíclica

Deficiência nutricional
- Folato
- Vitamina B_{12}
- Ferro (rara)

Infecções virais
- Influenza
- Rubéola
- Mononucleose infecciosa
- Febre hemorrágica tailandesa
- Dengue
- Outras

Hemoglobinúria noturna paroxística

Distúrbios hereditários
- Síndrome de Wiskott-Aldrich
- Anomalia de May-Heglin

Causas congênitas
- Anemia de Fanconi
- Trombocitopenia amegacariocítica com malformações congênitas
- Rubéola congênita ou infecção por CMV
- Ingestão materna de tiazida

Destruição Aumentada

- Congênita: não-auto-imune
  - Eritroblastose fetal
  - Pré-eclampsia materna
  - Infecção viral congênita
  - Hemangioma cavernoso gigante
- Congênita: imune
  - Infecções
    - Bacteriana
      - Sepse
      - Febre tifóide
    - Viral
      - Mononucleose infecciosa
      - CMV
      - Herpes
    - Malária
    - Riquétsia
      - Febre macular das Montanhas Rochosas
  - Síndrome do choque tóxico
  - Anemia hemolítica microangiopática
    - Coagulação intravascular disseminada
    - PTT
    - Síndrome hemolítico-urêmica
    - Vasculite
  - Medicamentos
  - Circulação extracorpórea
  - Anafilaxia
- Adquirida: imune
  - Induzida por drogas
    - Quinina/quinidina
    - Sais de ouro
    - Heparina
    - Tiazidas
    - Sulfonamidas
    - Indometacina
    - Outras
  - Associada a neoplasia
    - Distúrbios linfoproliferativos
    - Tumores sólidos
  - Distúrbios vasculares colagenosos
    - Lúpus eritematoso sistêmico
    - Artrite reumatóide
  - SIDA ou infecção pelo HIV
  - Púrpura pós-transfusão
  - Púrpura trombocitopênica auto-imune idiopática
    - Aguda
    - Crônica

Sarcoidose
Tireoidite de Hashimoto
Hipertireoidismo

Seqüestro/Diluição
Hiperesplenismo
Hipotermia
Circulação extracorpórea
Transfusão sangüínea maciça

Referências

1. George J: Thrombocytopenia Due to Diminished or Defective Platelet Production, p. 1281. Ver Bibliografia, 2.
2. George J, El-Harake M: Thrombocytopenia Due to Enhanced Platelet Destruction by Non-Immunologic and Immunologic Mechanisms, p. 1290. Ver Bibliografia, 2.
3. George J: Thrombocytopenia: Pseudothrombocytopenia Hypersplenism, and Thrombocytopenia Associated with Massive Transfusion, pp. 1355. Ver Bibliografia, 2.
4. Aboulafia DM, Mitsuyasu RT: Hematologic Abnormalities in AIDS. *Hematol Oncol Clin N Am* 5:195, 1991.

10-K. Trombocitose

Primária
Distúrbios mieloproliferativos
  Trombocitemia essencial
  Policitemia vera
  Leucemia mielógena crônica
  Metaplasia mielóide agnogênica com mielofibrose

Secundária
Distúrbios inflamatórios crônicos
  Distúrbios colagenosos vasculares
    Artrite reumatóide
    Poliarterite nodosa
    Granulomatose de Wegener
    Outras vasculites
  Infecções crônicas
    Tuberculose
    Osteomielite
    Outras

- Infecções crônicas
- Doença intestinal inflamatória
    - Colite ulcerativa
    - Cirrose hepática

Malignidade
Hemorragia aguda
Deficiência de ferro
Esplenectomia
Recuperação de trombocitopenia (rebote)
- Mielossupressiva medicamentosa
- Deficiência de folato ou vitamina B_{12}
- Induzida por álcool

Referência

1. Williams WJ: Thrombocytosis, p. 1361.
   Ver Bibliografia, 2.

10-L. Pancitopenia

Anemias aplásicas
- Congênita
    - Anemia de Fanconi
- Medicamentosa ou química ou ambas
    - Benzeno
    - Cloranfenicol
    - Fenilbutazona
    - Sais de ouro
    - Quimioterapia citotóxica
    - Álcool
    - Outras
- Exposição à radiação
- Idiopática
- Infecção
    - Viral, especialmente hepatite
- Imunológica

Neoplasia hematológica
- Leucemia (aleucêmica)
- Distúrbios linfoproliferativos
    - Linfoma com acometimento da matriz
    - Mieloma de células plasmáticas
    - Leucemia de células pilosas

- Distúrbios mieloproliferativos
  - Metaplasia mielóide agnogênica com mielofibrose
- Síndromes mielodisplásicas

Infiltração/substituição da medula
- Infecção
  - Tuberculose
  - Fúngica
- Doença de Gaucher e outras doenças do armazenamento de lipídios
- Tumor sólido
- Osteopetrose

Deficiências nutricionais
- Vitamina B_{12}
- Folato

Outras
- Doenças vasculares do colágeno
  - Lúpus eritematoso sistêmico
- Hemoglobinúria noturna paroxística
- Hiperesplenismo
- Sepse bacteriana
- Infecção viral
- SIDA ou infecção pelo HIV
- Sarcoidose

Referências

1. Williams DM: Pancytopenia, Aplastic Anemia, and Pure Red Cell Aplasia, p. 1449. Ver Bibliografia, 1.
2. Shaduck RK: Aplastic Anemia, p. 238. Ver Bibliografia, 2.

10-M. Linfadenopatia

Benigna

Infecção
- Bacteriana (qualquer)
  - Micobacteriana
  - *Bartonella* (doença da arranhadura do gato)
- Fúngica
- Viral
- Protozoário
- Riquétsia
- Clamídia

Inflamação local
- Traumatismo
- Dermatite

Reação de hipersensibilidade
- Doença sangüínea
- Reação medicamentosa
  - Fenitoína

Distúrbios vasculares do colágeno
- Lúpus eritematoso sistêmico
- Artrite reumatóide
- Dermatomiosite

Distúrbios endócrinos
- Hipertireoidismo

SIDA ou infecção pelo HIV

Sarcoidose

Outras
- Síndrome do linfonodo mucocutâneo
- Linfadenopatia angioimunoblástica
- Anemia hemolítica auto-imune

Maligna

Leucemia aguda

Distúrbios linfoproliferativos
- Linfoma
- Mieloma de célula plasmática
- Leucemia linfocítica crônica
- Leucemia de células pilosas

Distúrbios mieloproliferativos
- Leucemia mielógena crônica
- Metaplasia mielóide agnogênica

Tumores sólidos

Referência

1. McCurley TL, Greer JP: Diagnostic Approach to Malignant Disorders of Hematopoietic-Lymphoid System, p. 1827. Ver Bibliografia, 1.

10-N. Esplenomegalia

Infecciosa
- Bacteriana
- Viral
- Riquetsiana
- Fúngica
- Protozoária

Inflamatória
- Distúrbios vasculares do colágeno
- Reações de hipersensibilidade

- Doença sangüínea
- Reações medicamentosas

Neoplasias hematológicas
- Leucemia aguda
- Distúrbios linfoproliferativos
  - Linfoma
  - Leucemia linfocítica crônica
  - Leucemia de células pilosas
- Doenças mieloproliferativas
- Síndromes mielodisplásicas

Neoplasias não-hematológicas
- Primárias
- Secundárias

Distúrbios hematológicos não-malignos
- Anemia hemolítica auto-imune
- Anemias hemolíticas congênitas
  - Hemoglobinopatias
  - Esferocitose hereditária
- Anemias megaloblásticas
- Anemia por deficiência de ferro
- Linfadenopatia angioimunoblástica

Esplenomegalia congestiva
- Hipertensão porta
- Compressão ou trombose da veia porta ou esplênica
- Insuficiência cardíaca congestiva
- Síndrome de Budd-Chiari

Distúrbios infiltrativos
- Doença de Gaucher e outras doenças de armazenamento de lipídios
- Distúrbios histiocíticos
- Amiloidose
- Tumores sólidos metastáticos

Outros
- SIDA ou infecção pelo HIV
- Sarcoidose
- Trauma/ hemorragia esplênica
- Cistos esplênicos
- Abscesso esplênico

Referências

1. Chapman WC, Newman M: Disorders of the Spleen, p. 1969. Ver Bibliografia, 1.
2. Jandl JH: The Spleen and Hypersplenism, p. 407. Ver Bibliografia, 3.

10-O. Distúrbios da Hemostase

Distúrbios Plaquetários

- Distúrbios quantitativos plaquetários (ver 7-J)
- Distúrbios qualitativos plaquetários
  - Congênitos
    - Síndrome de Bernard-Soulier
    - Trombastenia de Glanzmann
    - Doença de von Willebrand
  - Adquiridos
    - Uremia
    - Mieloproliferativo
    - Síndromes mielodisplásicas
    - Disproteinemias
    - Medicamentosos
      - Aspirina
      - Antiinflamatórios não-esteróides
      - Dextrano
      - Hidroxietil amido
      - Dipiridamol
      - Sulfimpirazona
      - Outras
    - Circulação extracorpórea

Distúrbios da Coagulação

- Congênitos
  - Deficiência dos fatores
    - VIII (hemofilia A)
    - IX (hemofilia B)
    - XI
    - V
    - VII
    - X
    - II
    - Deficiência combinada dos fatores dependentes de vitamina K
  - Distúrbios do fibrinogênio
    - Afibrinogenemia
    - Hipofibrinogenemia
    - Disfibrinogenemia
  - Doença de von Willebrand
- Adquiridos
  - Deficiência de vitamina K
    - Síndromes de má-absorção
    - Terapia antibiótica de amplo espectro
    - Icterícia colestática

- Dieta deficitária
- Doença hemorrágica do recém-nascido
- Uso/abuso de anticoagulante oral

Deficiência de fator X e amiloidose
Anticoagulantes circulantes
- Fator VIII
  - Associado hemofilia A
  - Distúrbios auto-imunes
  - Distúrbios linfoproliferativos/disproteinemias
  - Gravidez
  - Terapia medicamentosa
    - Penicilina
- Fator IX e outros
- Anticoagulante lúpico
  - Com deficiência do fator II

Coagulopatias consuntivas
- Coagulação intravascular disseminada

Doença hepática
Disfibrinogenemia adquirida
Estados fibrinolíticos
Administração de heparina
Transfusão sangüínea maciça

Referências

1. Coller BS: Hereditary Qualitative Platelet Disorders, pp. 1364. Ver Bibliografia, 2.
2. Shattil SJ, Bennett JS: Acquired Qualitative Platelet Disorders, p. 1386. Ver Bibliografia, 2.
3. Green D: Disorders of the Vitamin K-Dependent Coagulation Factors, p. 1481. Ver Bibliografia, 2.
4. Hayer LW: Acquired Anticoagulants, p. 1485. Ver Bibliografia, 2.
5. Ver Bibliografia, 4.

10-P. Estados de Hipercoagulabilidade

Congênita

Deficiência de antitrombina III
Deficiência de proteína C
Deficiência de proteína S
Homocistinúria
Disfibrinogenemias
Hiperlipidemia

Adquirida

Uso de contraceptivos orais
Anticoagulante lúpico
Distúrbios mieloproliferativos
- Trombocitemia essencial
- Policitemia vera

Hemoglobinúria noturna paroxística
Trombocitopenia associada a heparina
Infusão de concentrado de complexo de protrombina
Síndrome nefrótica
Gravidez
Coagulação intravascular disseminada (CID)
PTT
Malignidade (com CID) (síndrome de Trousseau)
Anemia falciforme
Síndromes de hiperviscosidade
Trombose venosa prévia
Traumatismo venoso

Referências

1. Bauer KA: The Hypercoagulable State, p. 1531. Ver Bibliografia, 2.
2. Schafer AI: The Hypercoagulable States. *Ann Intern Med* 102:814, 1985.

10-Q. Distúrbios da Síntese de Imunoglobulina

Hipogamaglobulinemia

Congênita
- Agamaglobulinemia ligada ao X
- Deficiência seletiva de IgA
- Imunodeficiência combinada grave

- Adquirida
  - Imunodeficiência variável comum
  - Distúrbios linfoproliferativos
    - Mieloma de células plasmáticas
    - Linfoma
    - Leucemia linfocítica crônica
  - Terapia de radiação
  - Quimioterapia antineoplásica
  - Associada a timoma

Hipergamaglobulinemia

- Policlonal
  - Doença inflamatória crônica
    - Infecções crônicas
    - Distúrbios vasculares do colágeno
    - Malignidade
    - Cirrose hepática
    - Hepatite ativa crônica
    - SIDA ou infecção pelo HIV
    - Doença inflamatória intestinal
    - Sarcoidose
    - Outras
  - Linfadenopatia angioimunoblástica
- Monoclonal
  - Malignidades linfoproliferativas
    - Mieloma de células plasmáticas
    - LNH
    - Leucemia linfocítica crônica
    - Macroglobulinemia
    - Doença de cadeias pesadas
  - Amiloidose
  - Gamopatia monoclonal de significado indeterminado

Referências

1. Rosen RS: Immunodeficiency Diseases, p. 968. Ver Bibliografia, 2.
2. Baird SM: Plasma Cell Neoplasms – General Considerations, p. 1097. Ver Bibliografia, 2.

Bibliografia

1. Lee GR, et al (eds): *Wintrobe's Clinical Hematology,* 10/e. Philadelphia: Lippincott Williams & Wilkins, 1998.
2. Williams WJ, et al (eds): *Hematology,* 5/e. New York: McGraw-Hill, 1995.
3. Jandl JH (ed): *Blood: Textbook of Hematology.* Boston: Little, Brown and Company, 1987.
4. Ratnoff OD, Forbes CD (eds): *Disorders of Hemostasis.* Philadelphia: WB Saunders, 1991.

11 SISTEMA MUSCULO-ESQUELÉTICO

11-A. Dor no Ombro

Fratura
Contusão
Lesões ou separação da articulação acromioclavicular
Tendinite do manguito rotatório ou síndrome de colisão
Bursite
Tendinite bicipital (cabeça longa)
Dor referida
- Irritação diafragmática
  - Doença biliar
  - Infarto do miocárdio
  - Sangue ou gás no peritônio ou na cavidade pleural
  - Abscesso subfrênico
  - Traumatismo esplênico
  - Neoplasia
  - Doença pleuropulmonar inflamatória do lobo inferior
- Câncer pulmonar apical (síndrome de Pancoast)
- Radiculopatia cervical e neurite braquial
- Angina do peito ou infarto do miocárdio, ou ambos

Osteoartrite
Artrite infecciosa
Artrite reumatóide
Artrite cristalina
Artrite associada a doença vascular do colágeno
Ruptura do manguito rotador
Instabilidade anterior e posterior do ombro
Síndrome ombro-mão
Neoplasia, primária ou metastática
Oclusão local arterial, venosa ou linfática

Capsulite adesiva
Síndromes do desfiladeiro torácico
  Síndromes da primeira costela e cervical e síndrome do escaleno anterior
  Síndrome de hiperabdução
  Síndrome costoclavicular
Síndromes de mialgias e artralgias – fibrosites
Dor psicogênica
Disestesias do sono
Anormalidades congênitas ou de desenvolvimento
Postural

Referências

1. Thornhill T: The Painful Shoulder, p. 491. Ver Bibliografia, 1.
2. Canoso, pp. 238–253. Ver Bibliografia, 3.
3. Neviaser RJ (ed): Management of Shoulder Problems. *Orthop Clin North Am* 18(3):373–444, 1987.

11-B. Dor nas Costas

Causas funcionais, mecânicas: desequilíbrio postural
  Ântero-posterior (p. ex., gravidez)
  Lateral (p. ex., escoliose, comprimento desigual das pernas)
Traumatismo
  Estiramento ou torção ("mau jeito") lombar
  Hérnia de disco lombossacra
  Fratura vertebral (compressão ou outra)
  Subluxação das facetas das articulações
Osteoartrite, espondilose
Artrite reumatóide
Fibromialgia
Polimialgia reumática
Espondilite ou sacroileíte, ou ambos
  Espondilite anquilosante
  Espondilite colítica (enteropática)
  Artrite psoriática
  Síndrome de Behçet
  Síndrome de Reiter
  Febre familiar do Mediterrâneo
  Sífilis
  Ocronose
Estenose espinhal
  Congênita
  Degenerativa

- Iatrogênica (pós-laminectomia, pós-fusão, pós-quimionucleólise).
- Pós-traumática
- Doença de Paget
- Osteodistrofia renal

Tumor espinhal ou vertebral
- Benigno (p. ex., hemangioma, meningioma, osteoma osteóide)
- Maligno
  - Primário (p. ex., mieloma múltiplo, ependimoma, sarcoma osteogênico)
  - Metastático, especialmente
    - Próstata
    - Linfoma não-Hodgkin, linfoma de Hodgkin
    - Mama
    - Leucêmico
    - Pulmão
    - Rim
    - Tireóide
    - Trato gastrointestinal

Infecção (p. ex., infecção do espaço de disco, osteomielite vertebral, abscesso epidural)
- Bacteriana (geralmente secundária a disseminação hematogênica)
- Brucelose
- Espiroquetas
- Parasitas
- Herpes zoster
- Micobactéria
- Fúngica

Causas congênitas
- Hipertrofia facetária
- Vértebra transicional
- Espinha bífida
- Espondilose, espondilolistese

Hiperparatireoidismo

Osteomalácia (p. ex., raquitismo resistente à vitamina D)

Osteoporose (primária, endócrina, nutricional, por drogas)

Doença de Scheuermann (epifisite)

Envenenamento por rádio

Osteogênese imperfecta

Dor referida
- Doença vascular (especialmente aneurisma da aorta abdominal, síndrome de Leriche)
- Dor no quadril
- Inflamação ou tumor pélvico ou prostático, endometriose

- Tumor ou hematoma retroperitoneal
- Doença renal
  - Cálculo
  - Infecção
  - Tumor
  - Doença de rim policístico
- Doença abdominal (p. ex., intestinal, pancreática, da vesícula biliar)
- Cardiorrespiratória (embolia pulmonar, pleurite, isquemia coronária, pneumonite)

Distúrbios hematológicos
- Hemoglobinopatias (p. ex., anemia falciforme, mielofibrose)

Causas psiconeuróticas
- Histeria
- Fingir de doente para fugir de alguma obrigação

Referências

1. Engstram J, Bradford D: Back and Neck Pain, pp. 73–79. Ver Bibliografia, 1.
2. Wiesel S, et al: The Current Approach to the Medical Diagnosis of Low Back Pain. *Orthop Clin North Am* 22(2):315, 1991.

11-C. Mialgias

Fibrosite

Doença do tecido conjuntivo
- Polimialgia reumática
- Artrite reumatóide
- Polimiosite, dermatomiosite
- Lúpus eritematoso
- Poliarterite nodosa
- Esclerodermia

Infecção sistêmica, especialmente
- Doença viral
  - Influenza
  - Infecção por coxsackievírus
  - Vírus da imunodeficiência humana (HIV)
  - Dengue
  - Infecção por arbovírus
  - Hepatite
  - Raiva
  - Poliomielite
  - Febre reumática
  - Salmonelose

- Tularemia
- Brucelose
- Mormo
- Triquinose
- Leptospirose
- Febre tifóide
- *Campylobacter*
- Malária

Rabdomiólise (ver 10-D)
Drogas (p. ex., anfotericina B, clofibrato, carbenoxolona, cloroquina, cimetidina, glicocorticóides, zidovudina, contraceptivos orais)
Hipotireoidismo
Hiperparatireoidismo
Miopatia hipoglicêmica
Deficiência enzimática congênita [fosforilase (doença de McArdle), fosfofrutoquinase]
Polineuropatia (p. ex., doença de Guillain-Barré)
Doença aterosclerótica isquêmica (p. ex., claudicação intermitente)

Referência

1. Fauci, pp. 120, 429, 1136, 1844. Ver Bibliografia, 1.

11-D. Fraqueza Muscular

Aguda ou Subaguda*

Anormalidades eletrolíticas
- Hipercalemia
- Hipocalemia
- Hipercalcemia
- Hipermagnesemia
- Hipofosfatemia

Rabdomiólise
- Esforço muscular extremo
- Convulsões prolongadas
- Hipertermia
- Lesão de esmagamento extensa ou infarto muscular
- Influenza
- Hipocalemia
- Hipofosfatemia
- Miopatia alcoólica
- Veneno de cobra
- Ingestão de toxina industrial
- Mioglobinúria familiar
- Miopatias metabólicas (p. ex., doença de McArdle)

Polimiosite, dermatomiosite

Infecção, especialmente
- Viral
  - Influenza
  - Infecção por coxsackievírus
  - Raiva
  - Poliomielite
  - Herpes zoster
- Triquinose
- Toxoplasmose
- Botulismo
- Difteria
- Hanseníase
- Cisticercose
- Esquistossomose
- Tripanossomíase
- Síndrome de Landry-Guillain-Barré-Strohl

Neuropatia periférica, aguda (ver 11-P)
Tireotoxicose
Terapia com corticosteróide
Envenenamento com organofosforados

Crônica

Distrofias musculares progressivas, especialmente
- Oculofaríngea
- De Duchenne
- Fascioescapuloumeral
- Da cintura escapular
- Miotônica

Distúrbios endócrinos
- Hipertireoidismo ou hipotireoidismo
- Hiperparatireoidismo
- Deficiência de vitamina D (p. ex., raquitismo por deficiência de vitamina D)
- Terapia com corticosteróides
- Síndrome de Cushing e doença de Addison
- Acromegalia

Doença do tecido conjuntivo
- Lúpus eritematoso
- Artrite reumatóide
- Polimiosite, dermatomiosite
- Síndrome de Sjögren
- Doença mista do tecido conjuntivo

Miopatia alcoólica
Polimiopatia crônica
- Doenças do armazenamento de glicogênio (p. ex., doença de McArdle)
- Doença de core central

Miopatia mitocondrial
- Distúrbios do metabolismo de lipídios (p. ex., deficiência de carnitina)
- Paralisia periódica familiar com miopatia progressiva

Atrofia neuromuscular progressiva
- Esclerose lateral amiotrófica
- Esclerose múltipla
- Doença de Werdnig-Hoffman
- Atrofia muscular peroneal (doença de Charcot-Marie-Tooth)
- Neuropatia periférica crônica (p. ex., arsênico, chumbo, nutricional) (ver 11-P)

Intermitente ou Transitória, ou Ambas

Anormalidades eletrolíticas
- Hipocalemia
- Hipercalemia
- Hipofosfatemia
- Hipercalcemia
- Hipermagnesemia
- Hipercalêmica (distúrbios dos canais de sódio)
- Paralisia periódica hipocalêmica (distúrbios dos canais de sódio)

Drogas
- Aminoglicosídeos (especialmente neomicina, estreptomicina, canamicina, polimixina B)
- Esteróides
- Vincristina, zidovudina, ciclosporina
- Cloroquina
- Bretílio
- Clofibrato, pravastatina, genfibrosil, niacina, lovastatina

Miastenia grave

Síndrome de Eaton-Lambert

Miopatia tireotóxica aguda

Paralisia tireotóxica periódica

Paramiotonia congênita

Adinamia episódica hereditária

Referências

1. Mendell J, Griggs R, Ptacek L: Diseases of Nerve and Muscle, pp. 2473–2483. Ver Bibliografia, 1.
2. Miller M, Phelps P: Weakness, p. 388. Ver Bibliografia, 2.

*Desenvolvem-se por dias a semanas (ver a seção Intermitente ou Transitória, ou Ambas).

11-E. Artrite Poliarticular

- Artrite reumatóide*
- Artrite reumatóide juvenil*
- Espondilite anquilosante*
- Doenças colagenovasculares
  - Lúpus eritematoso*
  - Esclerodermia*
  - Polimiosite, dermatomiosite*
  - Doença mista do tecido conjuntivo
  - Poliarterite nodosa (rara)*
  - Púrpura de Henoch-Schönlein (rara)*
  - Granulomatose de Wegener (rara)*
  - Outras vasculites (rara; p. ex., granulomatose alérgica)*
  - Polimialgia reumática*
- Doenças mediadas imunologicamente
  - Doença sangüínea*
  - Púrpura hiperglobulinêmica*
  - Hipogamaglobulinemia*
  - Induzida por interferon α
  - Crioglobulinemia mista (rara)*
- Doenças sistêmicas
  - Síndrome de Sjögren*
  - Síndrome de Reiter*
  - Psoríase*
  - Síndrome de Behçet*
  - Doença intestinal inflamatória*
    - Colite ulcerativa
    - Enterite regional
  - *Bypass* intestinal*
  - Doença pancreática
    - Carcinoma
    - Pancreatite
  - Doença de Whipple*
  - Febre familiar do Mediterrâneo*
  - Amiloidose
  - Sarcoidose*
  - Distúrbios hematológicos
    - Leucemia*
    - Linfoma*
    - Mieloma múltiplo*
    - Hemofilia
    - Hemoglobinopatias (especialmente anemia falciforme, talassemia)*

- Doenças de armazenamento (p. ex., doença de Gaucher, doença de Fabry, hiperlipoproteinemia)*
  - Ocronose
  - Hemocromatose
  - Doença de Wilson
  - Acromegalia
  - Hipotireoidismo
  - Transplante renal
- Doença degenerativa das articulações
- Traumatismo
- Artropatia neuropática (p. ex., tabes dorsal, diabetes melito, siringomielia)
- Tumor de articulação
  - Sinovite vilonodular pigmentada
  - Hemangioma
  - Sarcoma
- Infecção*
  - Bacteriana (especialmente gonococos, estafilococos, pneumococos)
  - Viral (especialmente hepatite B, caxumba, rubéola, arboviroses, parvovírus, retrovírus)
  - Tuberculose
  - Fúngica (*candida* com acesso venoso central ou superalimentação)
  - Riquetsiana
  - Parasitária
  - Doença de Lyme
- Outras
  - Gota*
  - Pseudogota*
  - Osteoartropatia hipertrófica
  - Hidrartrose intermitente*
  - Reumatismo palíndromo*
  - Radiação
  - Recidiva de policondrite*
  - Poliartrite tropical aguda*
  - Síndrome de Tietze
- Reumatismo não-articular
  - Bursite*
  - Periartrite*
  - Tendinite*
  - Tenossinovite*
  - Epicondilite
  - Miosite
  - Fibrosite
  - Fasciite

Referências

1. Ver Bibliografia, 2.
2. Nesher G, Ruchlemer: Alpha-Interferon–Induced Arthritis. *Semin Arthitis Rheum* 27(6):360–365, 1998.

*Geralmente inflamatória (isto é, articulações dolorosas, inchadas, duras, sempre eritematosas e quentes).

11-F. Artrite Monoarticular (Oligoarticular)

- Artrite reumatóide juvenil
- Espondilite anquilosante
- Artrite reumatóide (rara)
- Doenças sistêmicas
  - Psoríase
  - Síndrome de Behçet
  - Doença intestinal inflamatória (colite ulcerativa, enterite regional)
  - Doença pancreática (carcinoma, pancreatite)
  - Doença de Whipple
  - Febre familiar do Mediterrâneo
  - Doenças hematológicas
    - Leucemia
    - Linfoma
    - Distúrbios de sangramento-coagulação (hemofilia, doença de von Willebrand, uso de anticoagulantes)
    - Hemoglobinopatias (especialmente anemia falciforme, talassemia)
  - Doenças de armazenamento (p. ex., de Gaucher, de Fabry)
  - Acromegalia
  - Amiloidose
- Doença articular degenerativa
- Traumatismo
- Artropatia neuropática (p. ex., tabes dorsal, diabetes melito, siringomielia)
- Tumores articulares (p. ex., sinovite vilonodular pigmentada, hemangioma, sarcoma)
- Infecção
  - Bacteriana (especialmente por gonococos, estafilococos, pneumococos)
  - Viral (especialmente hepatite B, rubéola, caxumba)
  - Tuberculose
  - Fúngica
  - Riquetsiana
  - Parasitária

Outras
- Gota
- Pseudogota
- Hidrartrose intermitente
- Corpo articular frouxo
- Corpo estranho
- Reumatismo palíndromo
- Radiação
- Recidiva de policondrite

Reumatismo não-articular
- Bursite
- Periartrite
- Tendinite
- Tenossinovite
- Epicondilite
- Miosite
- Fibrosite
- Fasciite

Referência

1. McCune WJ: Monoarticular Arthritis, p. 371. Ver Bibliografia, 2.

11-G. Características do Líquido Sinovial

	Normal	Não-Inflamatório	Inflamatório	Purulento	Hemorrágico
Cor	Clara a amarelo-pálida	Xantocrômico	Xantocrômico a branco	Branca	—
Limpidez	Transparente	Transparente	Translúcido a opaco	Opaca	—
Viscosidade	Alta	Alta	Baixa	Baixa*	—
Coágulo de mucina	Bom	Bom a razoável	Razoável a pouco	Pouca	—
Coágulo espontâneo	Nenhum	Quase sempre	Quase sempre	Quase sempre	—
Leucócitos/mm^3	< 150	< 3.000	3.000 – 5.000	> 50.000	—
% de polimorfos	< 25	< 25	> 70	> 90	—
Glicose (mg/dL)	Aproximadamente igual ao sérico	Aproximadamente igual ao sérico	> 25, menor do que o sérico	> 50, menor do que o sérico	—
Cultura	Negativa	Negativa	Negativa	Quase sempre positiva	—
Condições nas quais os achados estão propícios a acontecer	—	Osteoartrite	Artrite reumatóide	Artrite bacteriana	Traumatismo
		Traumatismo	Doenças do tecido conjuntivo (LES, PSS, DM/ PM)	Artrite tuberculosa	Anticoagulação

Artropatia neuropática	Artrite viral		Artropatia neuropática: articulações de Charcot
Sinovite cristal subaguda ou crônica	Espondilite anquilosante		Tumores de articulações (sinovite vilonodular pigmentada ou hemangioma)
LES	Espondiloartropatias soronegativas (síndrome de Reiter, artrite psoriática, artrite da doença inflamatória intestinal)		Distúrbios hematológicos (especialmente hemofilia, doença ou traço de anemia falciforme)
Esclerodermia	Gota ou pseudogota aguda		Prótese articular
Polimialgia reumática	Febre reumática		
Eritema nodoso	Síndrome de Behçet		
Poliarterite nodosa			
Amiloidose			

DM/PM, dermatomiosite/ polimiosite; PSS, esclerose sistêmica progressiva; LES, lúpus eritematoso sistêmico.
*Pode estar alta em infecções com estafilococos coagulase positivo.
Designação dos grupos por Ropes MW, Bauer W: Synovial Fluid Changes in Joint Diseases. Cambridge, MA: Harvard University Press, 1953. Tabela modificada de McCarty DJ, McCarty WJ (eds): Arthritis and Allied Conditions, 12/e. Filadélfia: Lea & Febiger, 1993: 64-65; e de Schumacher HR 9ed): Primer on Rheumatic Diseases, 9/e. Atlanta: Anthritis Foundation, 1988: 55-60.

11-H. Distúrbios Associados

Geralmente com Osteoartropatia Hipertrófica

- Neoplasia
  - Intratorácica
    - Pulmão
    - Pleura
    - Mediastino (doença de Hodgkin)
    - Timo
  - Esôfago, estômago
  - Intestino
  - Fígado
- Outros distúrbios pulmonares
  - Abscesso pulmonar
  - Empiema
  - Pneumonite intersticial crônica
  - Pneumoconiose
  - Sarcoidose
  - Bronquiectasia
  - Tuberculose
  - Fibrose cística
- Idiopático, hereditário (paquidermoperiostose)

Geralmente sem Osteoartropatia Hipertrófica

- Genética
- Endocardite bacteriana subaguda
- Cardiopatia congênita cianótica
- Doença hepática crônica (p. ex., cirrose biliar)
- Distúrbios intestinais
  - Colite ulcerativa
  - Enterite regional
  - Psilose, esteatorréia
  - Disenteria bacteriana ou amebiana
  - Tuberculose intestinal
- Hiperparatireoidismo
- Doença de Graves (acropaquia tireoidiana)
- Traumatismo ocupacional (operação de britadeira)

Unilateral

- Aneurisma da aorta ou subclávia, anônimo ou artéria braquial
- Subluxação do ombro
- Hemiplegia
- Tumor pulmonar apical ou axilar

Unidigital

Lesão do nervo mediano
Sarcoidose
Gota tofosa

Referência

1. Altman RD, Tenenbaum J: Hypertrophic Osteoarthropathy, pp. 1514–1520. Ver Bibliografia, 2.

11-I. Fenômeno de Raynaud

- Doença de Raynaud
- Doença arterial crônica
  - Aterosclerose
  - Tromboangiite obliterante
  - Trombose
  - Embolismo
- Doença pulmonar venoclusiva ou hipertensão pulmonar primária
- Doença vascular do colágeno
  - Esclerodermia
  - Lúpus eritematoso
  - Artrite reumatóide
  - Poliarterite nodosa
  - Doença mista do tecido conjuntivo
  - Polimiosite, dermatomiosite
  - Síndrome de Sjögren
- Exposição ocupacional
  - Vibração (p. ex., instrumento pneumático)
  - Percussão (p. ex., digital)
  - Polimerização por cloreto de vinil
- Drogas, toxinas
  - Metais pesados (chumbo, arsênico, tálio)
  - Metissergida, componentes do esporão do centeio
  - Bloqueadores β-adrenérgicos
  - Quimioterapia (bleomicina, vimblastina, cisplatina)
- Distúrbios hematológicos
  - Disproteinemias (p. ex., mieloma múltiplo, macroglobulinemia de Waldenström)
  - Policitemia vera, trombocitopenia essencial
  - Leucemia
  - Crioglobulinemia
  - Fenômeno de aglutinação no frio

Distúrbios neurológicos
- Neuropatia periférica
- Hemiplegia
- Herniação de disco cervical
- Tumor da medula espinhal
- Esclerose múltipla
- Mielite transversa
- Siringomielia

Síndrome do túnel do carpo
Síndrome do desfiladeiro torácico
Distrofia simpática reflexa pós-traumática
Lesão pós-frio (p. ex., ulceração causada pelo frio)
Acromegalia
Mixedema
Doença de Fabry

Referências

1. Fauci, pp. 1401–1402. Ver Bibliografia, 1.
2. Seibold JR: Scleroderma, p. 1133. Ver Bibliografia, 1.

11-J. Osteomalacia

Deficiência de vitamina D
- Deficiência dietética
- Exposição solar ineficiente
- Má-absorção (p. ex., insuficiência pancreática, doença do intestino delgado, pós-gastrectomia)

Metabolismo de vitamina D desordenado (hereditário ou adquirido)
- Insuficiência renal crônica
- Terapia anticonvulsivante
- Doença hepática crônica (p. ex., cirrose biliar)

Resistência periférica à vitamina D (p. ex., raquitismo dependente de vitamina D)
Acidose crônica (p. ex., acidose tubular renal distal, ingestão de acetazolamida crônica, ureterossigmoidostomia)
Depleção de fosfato
Desequilíbrio na reabsorção tubular renal de fosfato
- Hipofosfatemia familiar ligada ao X
- Síndrome de Fanconi (hereditária ou adquirida)
- Tumor com fosfatúria
- Neurofibromatose
- Neonatal (transitória)

Intoxicações (cádmio, chumbo, tetraciclina fora de validade, alumínio)

Miscelânea
- Osteopetrose
- Hipofosfatasia
- Fluorose
- Condições dependentes de magnésio
- Hiperalimentação parenteral
- Transplante renal
- Tumor associado a doença renal
- Deficiência de cálcio causada por bifosfonatos

Referências

1. Raisy LG: Metabolic Bone Disease, p. 1228. Ver Bibliografia, 4.
2. Krane SM, Holick MF: Metabolic Bone Disease, p. 2253. Ver Bibliografia, 1.

11-K. Osteoporose*

Envelhecimento (especialmente pós-menopausa)

Imobilização

Causas nutricionais
- Deficiência de cálcio ou vitamina D, ou ambos
- Desnutrição, má-absorção
- Pós-gastrectomia
- Escorbuto
- Nutrição parenteral total
- Gravidez e lactação
- Antiácidos que contêm alumínio

Excesso de corticosteróides
- Síndrome ou doença de Cushing
- Terapia com esteróide

Outros distúrbios endócrinos
- Hipogonadismo (p. ex., síndrome Klinefelter, síndrome de Turner, ooforectomia precoce)
- Tireotoxicose
- Acromegalia
- Hiperparatireoidismo
- Hipopituitarismo
- Diabetes melito

Anormalidades hereditárias da matriz óssea
- Homocistinúria
- Síndrome de Marfan
- Síndrome de Ehlers-Danlos
- Osteogênese imperfecta
- Síndrome de Menkes

Artrite reumatóide
Espondilite anquilosante
Malignidade, especialmente
- Linfoma
- Leucemia
- Mieloma múltiplo
- Macroglobulinemia de Waldenström
- Mastocitose sistêmica
- Carcinomatose

Terapia com heparina (crônica)
Doença pulmonar obstrutiva crônica
Acidose crônica (especialmente acidose tubular renal, acidose metabólica secundária a dieta rica em proteínas)
Alcoolismo
Insuficiência hepática, cirrose (alcoólica ou outra)
Metotrexato
Terapia anticonvulsivante crônica
Insuficiência renal crônica (osteodistrofia renal)
Doença de Paget (com lesões líticas predominantemente)
Juvenil (idiopática)
Fibrose cística
Síndrome de Riley-Day
Síndrome de Menkes
Síndrome de Down
Hipofosfatasia, variante adulta
Maratonistas femininas
Tabagismo

Referências

1. Raisy LG, et al: Metabolic Bone Disease. Endo 1998, p. 1225. Ver Bibliografia, 4.
2. Ver Bibliografia, 5.
3. Eastell R: Treatment of Postmenopausal Osteoporosis. *N Engl J Med* 338(11):736–746, 1998.

*Pouca massa óssea e deterioração da microarquitetura do tecido ósseo, levando a intensificação da fragilidade óssea e maior risco de fratura.

Fonte: Consensus Development Conference: Diagnosis, Prophylaxis, and Treatment of Osteoporosis. *Am J Med* 94:636–638, 1993.

11-L. Anticorpos contra Antígenos Nucleares ou Citoplasmáticos

Doença	Anticorpos mais comumente associados
Lúpus eritematoso sistêmico	Anti-DNA nativo (dupla hélice) Anti-hélice única de DNA Anti-Z DNA Anti-histona (especialmente lúpus medicamentoso) Anti-Ku Anti-ribonucleoproteínas (anti-snRNP; p. ex., anti-SM) Anti-Ro/SS-A Anti-LA/SS-B Anti-RNA polimerase (anti-RNAP)
Esclerose sistêmica progressiva	Anticinetocore (centrômero) Antitopoisomerase I (scl-70) Anti-RNA polimerase (anti-RNAP) Anti-RNP
Polimiosite/ esclerodermia síndrome de superposição	Anticorpos específicos para miosite (MSA) Anti-RNAt-sintetase (anti-Jo, PI-7, PL-12, EJ, OJ) Anti-Mi-2 Anti-SnRNP Anti-PM-Sci
Doença mista do tecido conjuntivo	Anti-RNP (anti-UI snRNP)
Síndrome de Sjögren	Anti-Ro/SS-A Anti-La/SS-B

Referências

1. Peng SL, Hardin JA, Craft J: Antinuclear Antibodies, pp. 250–265. Ver Bibliografia, 2.
2. Schumacher HR (ed): *Primer on Rheumatic Diseases,* 9/e. Atlanta: Arthritis Foundation, 1988:35.
3. Reichlin M: Significance of Ro Antigen System. *J Clin Immunol* 6(5):339, 1986.

11-M. Fator Reumatóide

Envelhecimento
Artrite reumatóide
Lúpus eritematoso sistêmico

Esclerose sistêmica progressiva
Dermatomiosite, polimiosite
Infecções
- Sífilis
- Influenza
- Endocardite bacteriana subaguda
- Mononucleose infecciosa
- Bronquite bacteriana
- Hepatite viral
- Tuberculose
- Hanseníase
- Infecção parasitária (p. ex., esquistossomose, calazar)
- Após imunização extensa
- Doença de Lyme
- Síndrome da imunodeficiência adquirida (SIDA)
- Citomegalovírus
- Rubéola
- Doença periodontal

Síndrome de Sjögren (com ou sem artrite)
Hepatite ativa crônica e cirrose
Linfoma
Macroglobulinemia de Waldenström
Púrpura hipergamaglobulinêmica
Crioglobulinemia mista
Doença pulmonar crônica
- Pneumoconiose (p. ex., silicose, asbestose)
- Sarcoidose
- Fibrose intersticial, idiopática

Múltiplas transfusões
Transplante renal

Referências

1. Lipsky PE: Rheumatoid Arthritis, p. 1437. Ver Bibliografia, 1.
2. Koopman, p. 1121. Ver Bibliografia, 6.

11-N. Critérios do Lúpus Eritematoso Sistêmico

Eritema facial (exantema em borboleta)
Lúpus eritematoso discóide
Fotossensibilidade
Artrite não-erosiva
Ulceração oral ou orofaríngea
Serosite (pleurite ou pericardite, ou ambas)
Psicoses ou convulsões, ou ambas

Proteinúria > 0,5 g/dia ou restos celulares na urina (célula vermelha, hemoglobina, ranular, tubular, misto)

Distúrbios hematológicos

Anemia hemolítica, leucopenia (leucócitos < 4.000/mm^3), linfopenia (< 1.500/mm^3), ou trombocitopenia (< 100.000/mm^3)

Anticorpo antinuclear

Distúrbio imunológico: preparação da célula do lúpus eritematoso positiva, anticorpos antiDNA, anticorpos anti-SM, ou testes para a sífilis crônica falso positivos.

*O diagnóstico do lúpus sistêmico pode ser feito se 11 dos critérios estiverem presentes de forma seriada ou simultânea, durante qualquer intervalo de observação.

Fonte: Tan EM, et al: The 1982 Revised Criteria for the Classification of Systemic Lupus Erythematosus (SLE). *Arthritis Rheum* 25:1271, 1982.

Bibliografia

1. Fauci AS, et al: *Harrison's Principles of Internal Medicine,* 14/e. New York: McGraw-Hill, 1998.
2. Kelly WN, et al: *Textbook of Rheumatology,* 5/e. Philadelphia: WB Saunders, 1997.
3. Canoso J: *Rheumatology in Primary Care.* Philadelphia: WB Saunders, 1997.
4. Wilson J, Foster D, Kronenberg H, Larsen PR: *Williams Textbook of Endocrinology,* 9/e. Philadelphia: WB Saunders, 1998.
5. Carey CF, Lee HL, *Woeltje* KF (eds): *The Washington Manual of Medical Therapeutics,* 29/e. Philadelphia: Lippincott-Raven, 1998.
6. Koopman WJ (ed): *Arthritis and Allied Conditions,* 12/e. Philadelphia: Lea & Febiger, 1997.
7. Fitzpatrick TB, et al. (eds): *Textbook of Rheumatology,* 3/e. Philadelphia: WB Saunders, 1989.
8. Johnson BL: *Ethnic Skin, Medical and Surgical.* St. Louis: Mosby, 1998.
9. Wilson JD, et al. (eds): *Harrison's Principles of Internal Medicine,* 12/e. New York: McGraw-Hill, 1991.
10. Sauer GC, Hall JC: *Manual of Skin Diseases.* Philadelphia: Lippincott-Raven, 1996.

12 SISTEMA NERVOSO

12-A. Tonteira e Vertigem

Tonteira

Hiperventilação
Ansiedade, causas psicossomáticas
Hipoxia
Anemia
Distúrbios visuais
- Óculos incorretos
- Diplopia com parestesia súbita do músculo extra-ocular

Hipotensão (especialmente ortostática)
Hipertensão
Arritmia cardíaca
Neuropatia periférica
Mielopatia
Concussão
Idade
Síncope por qualquer causa (ver 11-D)

Vertigem Verdadeira

Infecção
- Labirintite (bacteriana, viral, por sífilis)
- Colesteatoma
- Otite média crônica com fístula do ouvido médio
- Neuropatia ou neurite vestibular
- Herpes-zoster auricular

Distúrbios vasculares
- Oclusão ou insuficiência vertebrobasilar
- Malformações vasculares

- Oclusão ou espasmo da artéria auditiva interna ou labiríntica
- Enxaqueca
- Hemorragia dentro do sistema labiríntico, tronco cerebral ou cerebelo (p. ex., secundária a sangramento por diátese, leucemia, hipertensão)

Doença de Ménière
Vertigem posicional benigna de Bárány
Drogas e toxinas

- Álcool
- Quinina
- Ácido etacrínico
- Antibióticos aminoglicosídeos (especialmente estreptomicina, gentamicina)
- Salicilatos
- Benzeno
- Arsênico
- Arsenamina

Traumatismo

- Fratura do osso temporal
- Concussão do labirinto
- Pós-cirúrgico (área interna ou ouvido)
- Fístula perilinfática

Tumor, especialmente

- Neuroma acústico
- Carcinoma epidermóide
- Carcinoma metastático (especialmente de mama, rim, pulmão, estômago)
- Tumor do corpo glômico

Outras

- Posições incomuns de cabeça ou pescoço
- Impactação de cerume
- Mal estar de movimento
- Mal estar do espaço
- Esclerose múltipla
- Paralisia de músculo extra-ocular
- Siringobulbia
- Tabes dorsal
- Ataxia de Friedreich
- Encefalite
- Aura de convulsão ou convulsão do lobo temporal
- Psicogênica

Referências

1. Deafness, Dizziness, and Disorders of Equilibrium, p. 747. Ver Bibliografia, 1.

2. Wazen JJ: Dizziness and Hearing Loss in General, p. 30. Ver Bibliografia, 2.
3. Longridge NS: Approach to the Patient with Dizziness and Vertigo, p. 2320. Ver Bibliografia, 3.

12-B. Cefaléia

- Contração muscular (tensão)
- Enxaqueca
- Cefaléia histaminérgica
- Causas vasculares não-enxaquecosas
    - Esforço (atividade física)
    - Rinite vasomotora
    - Tosse (p. ex., síndrome Arnold-Chiari)
    - Febre
    - Hipertensão
    - Hipotensão
    - Hipoxia ou hipercapnia, ou ambos (p. ex., doença pulmonar obstrutiva crônica, doença infiltrativa pulmonar, síndrome de apnéia do sono, altas altitudes)
    - Anemia
    - Doença cerebrovascular (trombose, embolia, hemorragia)
    - Pós-convulsão
    - Pós-punção lombar
    - Causas endócrinas
        - Hipoglicemia
        - Hipotireoidismo
        - Hipertireoidismo
        - Insuficiência adrenal
        - Tumores secretores de serotonina, carcinóides
        - Síndrome pré-menstrual
        - Síndrome do ovário policístico
- Drogas e toxinas
    - Teofilina
    - Cafeína e abstinência de cafeína
    - Nitratos
    - Nitritos (p. ex., cachorro-quente)
    - Dextroanfetaminas
    - Efedrina
    - Contraceptivos orais
    - Reserpina
    - Inibidores da monoaminoxidase mais catecolaminas
    - Glutamato monossódico (GMS)
    - Histamina
    - Abstinência de esteróide

- Abstinência de álcool
- Dissulfiram (Antabuse) mais álcool
- Chumbo
- Benzeno
- Monóxido de carbono
- Tetracloreto de carbono
- Inseticidas

Causas intracranianas
- Tumor
- Malformações arteriovenosas
- Aneurisma (com ou sem hemorragia)
- Hematoma subdural
- Encefalite, abscesso cerebral
- Pseudotumor cerebral
- Pós-traumática
- Outras lesões (p. ex., sarcoidose)
- Malformação de Arnold-Chiari
- Inflamação craniana
  - Irritação ou inflamação meníngea
    - Infecção (p. ex., bacteriana, viral, tuberculose, fúngica)
    - Infiltração carcinomatosa
    - Injeção intratecal
  - Pós-hemorragia subaracnóide
  - Vasculite (p. ex., arterite temporal, lúpus, poliarterite nodosa)

Causas cranianas e do pescoço
- Lesões da calota craniana
- Cavidades (traumatismo, inflamação)
- Ouvidos (externo, médio, interno)
- Olhos (inflamação, traumatismo, pressão intra-ocular aumentada, refração inadequada)
- Dentes, maxila (infecção, traumatismo, má-oclusão da articulação temporomandibular)
- Espinha cervical, ligamentos, músculos (traumatismo, espondilose cervical, espondilite anquilosante, tumor)
- Neuralgia (p. ex., pós-herpética, trigêmeo, glossofaríngeo)

Psicogênicos, psiquiátricos

Doenças sistêmicas
- Mononucleose infecciosa
- Lúpus eritematoso sistêmico
- Tireoidite de Hashimoto
- Doença intestinal inflamatória
- Síndrome da imunodeficiência adquirida (SIDA) – enfermidade relatada

Referências
1. Lance JW: Approach to the Patient with Headaches, p. 206. Ver Bibliografia, 3.
2. Headache and Other Craniofacial Pain, p. 148. Ver Bibliografia, 1.
3. Raskin NH: Headache, p. 42. Ver Bibliografia, 2.

12-C. Parestesias

Neuropatia periférica (ver 11-Q), especialmente associada a
- Diabetes melito
- Alcoolismo
- Deficiência de tiamina

Trauma, compressão de nervo periférico (p. ex., herniação do disco intervertebral, síndrome de saída do ducto torácico, síndrome do túnel do carpo)

Doença vascular periférica aterosclerótica

Doença da medula espinhal
- Compressão da medula espinhal ou da raiz do nervo
- Esclerose múltipla
- Tabes dorsal
- Degeneração subaguda combinada da medula espinhal (anemia perniciosa, deficiência de vitamina B_{12})
- Síndrome de Strachan

Lesões corticais ou talâmicas

Distúrbios metabólicos
- Hipocalcemia
- Alcalose respiratória

Referências
1. Other Somatic Sensations, p. 130. Ver Bibliografia, 1.
2. Thompson HG, Rowland LP: Diagnosis of Pain and Paresthesia, p. 27. Ver Bibliografia, 2.

12-D. Síncope

Causas Neurológicas ou Mecânicas, ou Ambas

Mediada por estimulação vagal ou insuficiência autonômica, ou ambas
- Reação vasovagal (quase sempre associada com forte emoção ou dor)
- Repouso ou inatividade prolongados
- Neuropatia periférica com acometimento autonômico (p. ex., diabetes, amiloidose, tabes dorsal) (ver 11-Q)

- Drogas (p. ex., nitratos, agentes anti-hipertensivos, bloqueadores ganglionares, álcool)
- Síncope do seio carotídeo
- Síncope da micturição (eliminação de urina)
- Síncope ao engolir
- Síncope de esforço
- Síncope de defecação ou da estimulação intestinal
- Estimulação das vias respiratórias (p. ex., sucção)
- Pressão do globo ocular
- Neuralgia do glossofaríngeo
- Siringomielia
- Síndrome Shy-Drager
- Simpatectomia
- Insuficiência autonômica primária

Convulsão
Trauma craniano
Redução do débito cardíaco ou do retorno venoso
- Hipovolemia
- Hipotensão
- Manobra de Valsalva
  - Tosse
  - Expiração forçada voluntária contra a glote fechada
  - Levantamento de peso
- Mixoma atrial ou trombo
- Tamponamento cardíaco

Causas Cardiopulmonares

Arritmias cardíacas (ver 2-O)
- Bradiarritmias (p. ex., síndrome do seio doente)
- Taquiarritmias (especialmente fibrilação ventricular, taquicardia ventricular, taquicardia ventricular, taquicardia atrial paroxística)
- Bloqueio atrioventricular

Embolia pulmonar
Infarto do miocárdio com choque cardiogênico
Tamponamento pericárdico
Estenose aórtica
Estenose pulmonar
Hipertensão pulmonar primária
Doença cardíaca congênita
Cardiomiopatias (ver 2-H)
Choque (ver 2-K)
Mixoma atrial ou trombo
Trombose ou obstrução de prótese valvar

Causas Cerebrovasculares
Doença aterosclerótica de vasos carotídeos e/ou cerebrais (especialmente insuficiência vertebrobasilar)
Roubo da subclávia
Arterite de Takayasu
Encefalopatia hipertensiva
Anormalidades da espinha cervical (p. ex., espondilose cervical)

Causas Metabólicas
Anemia
Hipoxia
Hiperventilação
Hipoglicemia
Insuficiência supra-renal

Causas Psicológicas
Ansiedade, histeria

Referências
1. Pedley TA, Ziegler DK: Syncope and Seizure, p. 12. Ver Bibliografia, 2.
2. Friedman HH: Syncope, p. 395. Ver Bibliografia, 4.

12-E. Surdez

Sensorineural (Orelha Interna)
Idade
Exposição prolongada a sons altos
Drogas
- Salicilatos
- Antibióticos aminoglicosídeos (especialmente neomicina, amicacina)
- Furosemida, ácido etacrínico
- Quinina
- Cisplatina

Infecção
- Meningite
- Infecção crônica da orelha média ou interna
- Colesteatoma
- Labirintite
  - Bacteriana
  - Viral (p. ex., caxumba)
  - Sífilis (geralmente congênita)
  - Herpes-zoster auricular

Doença auto-imune (p. ex., poliarterite nodosa, síndrome de Cogan)
Doença de Ménière
Fraturas do osso temporal
Otosclerose coclear
Tumor do oitavo nervo ou do ângulo cerebelopontino (especialmente neuroma acústico)
Infarto do oitavo nervo
Esclerose múltipla
Causas congênitas ou hereditárias (p. ex., rubéola congênita, síndrome de Alport)
Qualquer lesão da via auditiva central (p. ex., pequenos infartos, esclerose múltipla)

Condutiva
Impactação de cerume e corpos estranhos
Otosclerose
Otite média crônica, colesteatoma
Traumatismo (incluindo fratura do osso temporal, sangramento dentro da orelha média)
Mucopolissacaridose
Neoplasia

Referências

1. Deafness, Dizziness, and Disorders of Equilibrium, p. 247. Ver Bibliografia, 1.
2. Wazen JJ: Dizziness and Hearing Loss, p. 80. Ver Bibliografia, 2.

12-F. Ataxia

Sinais Cerebelares Simétricos e Progressivos
Agudos (horas a dias)
- Tóxicos
  - Álcool
  - Lítio
  - Fenitoína
  - Barbitúricos
  - Carbamazepina
- Intermação
- Cerebelite viral

- Distúrbio epilético
- Síndrome pós-infecciosa
- Hipoglicemia
- Hiponatremia
- Encefalopatia hipóxica
- Traumatismo craniano

Subagudos (dias a semanas)
- Tóxicos
  - Arsênico-bismuto
  - Mercúrio
  - Chumbo
  - Cola e tintas inaladas
  - Exposição a tolueno
  - Tinta em *spray*
  - Quimioterápicos
  - Tálio
  - Organofosforados
- Nutricional alcóolica (p. ex., deficiência de vitaminas B_1 e B_2)
- Doença de Lyme
- Outras infecções (p. ex., virais, toxoplasmose)
- Crônicos (meses a anos)
  - Síndrome paraneoplásica
  - Hipotireoidismo
  - Tabes dorsal
  - Ataxia hereditária
  - Sífilis meningovascular
  - Deficiência de vitamina E

Sinais Cerebelares Focais e Ipsilaterais

Agudos (horas a dias)
- Vascular
- Hemorragia cerebelar
- Hematoma subdural
- Infarto
- Vasculite
- Abscesso cerebelar

Subagudos (dias a semanas)
- Esclerose múltipla aguda
- Neoplasia primária ou metastática
- SIDA – leucoencefalopatia multifocal progressiva relatada ou linfoma

Crônicos (meses a anos)
- Gliose estável causada por placa desmielinizante ou derrame cerebral
- Malformações de Arnold-Chiari ou Dandy-Walker

Referências

1. Rosenberg RN: Ataxic Disorders, p. 2363. Ver Bibliografia, 5.
2. Bressman SB: Ataxias, p. 686. Ver Bibliografia, 2.

12-G. Estado Confusional Agudo ou Coma, ou Ambos*

Geralmente sem Sinais Lateralizantes, Reflexos do Tronco Cerebral Normais

Abstinência de droga após intoxicação crônica, especialmente
- Álcool
- Barbitúricos
- Outros sedativos

Intoxicação por drogas, especialmente
- Atropina
- Anfetaminas
- Barbitúricos e outros neuroepiléticos
- Brometo
- Cafeína
- Monóxido de carbono
- Corticosteróides
- Lítio
- Metoclopramida
- Narcóticos
- Escopolamina
- Antidepressivos tricíclicos

Doença infecciosa, especialmente
- Septicemia
- Meningite
- Pneumonia
- Febre tifóide
- Doença de Creutzfeldt-Jakob
- Febre reumática
- Leucoencefalopatia multifocal progressiva

Distúrbios do sistema nervoso central
- Hematoma subdural bilateral
- Doença cerebrovascular (especialmente envolvendo os lobos parietal ou temporal ou a parte superior do tronco cerebral)
- Encefalite viral (não-herpética)
- Hemorragia subaracnóide
- Hidrocefalia
- Trauma craniano (p. ex., concussão)

- Convulsões e estado pós-convulsivo
- Embolia gordurosa
- Enxaqueca
- Meningite carcinomatosa

Coma ou catatonia histérica

Causas metabólicas

- Pancreatite
- Síndrome de hiperviscosidade
- Insuficiência adrenal
- Hiponatremia ou hipernatremia
- Hipocalcemia ou hipercalcemia
- Hipomagnesemia ou hipermagnesemia
- Hipofosfatemia ou hiperfosfatemia
- Hipocalemia ou hipercalemia
- Hipoxia
- Hipercarbia
- Insuficiência cardíaca congestiva e outros estados de hipoperfusão (ver 2-K)
- Hipoglicemia ou hiperglicemia
- Encefalopatia hepática
- Uremia
- Hipotireoidismo ou hipertireoidismo
- Doença de Wernicke
- Porfiria
- Acidose ou alcalose metabólica grave
- Hipotermia ou hipertermia grave
- Hiposmolaridade ou hiperosmolaridade
- Encefalopatia hipertensiva
- Síndrome de Reye
- Doença febril
- Psicose aguda (p. ex., pós-operatória, pós-parto)
- Demência preexistente com estresse superposto (ver 11-H)

Geralmente com Sinais Lateralizantes, Reflexos do Tronco Cerebral Normais

Hemorragia intracerebral

Infarto cerebral extenso com edema

Encefalite por herpes vírus

Tumor (especialmente com edema)

Abscesso cerebral com edema

Vasculite com infarto

Encefalopatia metabólica com lesão focal preexistente

Apoplexia hipofisária

Púrpura trombocitopênica trombótica (PTT)

Convulsão focal ou estado pós-convulsivo

Lesão Cerebelar ou do Tronco Cerebral com Múltiplos Reflexos Anormais

Hemorragia
Neoplasia
Infarto
Contusão
Abscesso
Desmielinização
Encefalite
Enxaqueca da artéria basilar
Overdose de drogas severa

*Modificado de Wilson JD, et al. (eds): Harrison's Principles of Internal Medicine, 14/e. Nova York: McGraw-Hill, 1998, p. 133.

12-H. Demência*

- Doenças degenerativas
    - Doença de Alzheimer
    - Arteriosclerose cerebral, múltiplos acidentes cerebrovasculares
    - Doença de Pick (demência frontal temporal)
    - Psicose de Korsakoff
    - Doença desmielinizante [p. ex., esclerose múltipla, doença de Schilder (esclerose cerebral difusa)]
    - Esclerose lateral amiotrófica
    - Paralisia supranuclear progressiva (síndrome de Steele-Richardson-Olszewski)
- Causas metabólicas
    - Encefalopatia hipóxica
    - Hipoglicemia
    - Hipocalcemia (p. ex., hipoparatireoidismo)
    - Degeneração hepatocerebral (coma pós-hepático)
    - Anemia perniciosa, degeneração combinada subaguda da medula espinhal
    - Intoxicação por metal pesado
    - Pelagra
    - Mixedema
    - Doença de Cushing
    - Intoxicação crônica por barbitúricos
    - Intoxicação por brometo
    - Demência por diálise
    - Encefalopatia mitocondrial
- Causas infecciosas
    - Abscesso cerebral

- Meningoencefalite crônica (p. ex., criptococose, neurossífilis)
- Encefalite viral (especialmente herpes simples)
- SIDA
- Leucoencefalopatia multifocal progressiva
- Doença de Creutzfeldt-Jakob

Tumor intracraniano
Traumatismo craniano (p. ex., contusão, hemorragia, hematoma subdural)
Vasculite
Epilepsia mioclônica
Hidrocefalia com pressão normal
Doenças hereditárias

- Coréia de Huntington
- Doença de Wilson
- Doenças do armazenamento de lipídios (p. ex., Tay-Sachs, leucodistrofias)
- Mucopolissacaridoses

Pseudodemências

- Depressão
- Hipomania
- Esquizofrenia
- Histeria

Referências

1. Sacktor NC, Mayeux R: Delirium and Dementia, p. 1. Ver Bibliografia, 2.
2. Miller BC: Chronic Dementing Conditions, p. 2390. Ver Bibliografia, 3.

*Deterioração das funções cognitiva e intelectual com pequeno ou nenhum distúrbio de consciência ou percepção.

12-I Tremor

Tremor em repouso (presente em repouso, diminui com o movimento)

- Doença de Parkinson
- Parkinsonismo pós-encefalite
- Doença de Wilson
- Fenotiazinas (discinesia tardia)
- Metoclopramida
- Antidepressivos inibidores seletivos da recaptação de serotonina (ISRS)
- Tumor cerebral

Tremor de ação (presente com o movimento, diminui com o repouso)

Fisiológico (ansiedade, fadiga)
Essencial (senil ou familiar, ou ambos)
Doença cerebelar
Abstinência de álcool ou opiáceos

Tremor ortostático

Meningoencefalite (p. ex., viral, neurossífilis parética)
Hipertireoidismo
Febre
Feocromocitoma
Hipoglicemia
Doença de Parkinson (raramente)
Síndrome carcinóide
Broncodilatadores, agonistas β
Xantinas (p. ex., café, chá)
Esteróides
Ácido valpróico
Intoxicação por brometo e bismuto
Lítio

Tremor atáxico ou de intenção (aumenta na fase terminal do movimento voluntário) (ver 11-F)

Doença cerebelar
Esclerose múltipla
Lesões vasculares subtalâmicas e do mesencéfalo

Referências

1. Tremor, Myoclonus Spasms and Tics, p. 85. Ver Bibliografia, 1.
2. Greene P: Essential Tremor, p. 712. Ver Bibliografia, 2.

12-J. Coreoatetose

Doenças hereditárias, especialmente

Doença de Wilson
Doença de Huntington
Neuroacantocitose
Ataxia-telangiectasia
Doença de Lesch-Nyhan
Doença do armazenamento de lipídios (p. ex., Niemann-Pick)
Distonia muscular deformante
Coréia não-progressiva hereditária

Drogas

Fenotiazinas
Haloperidol

- L-Dopa
- Diidroxifenilalanina
- Bromocriptina
- Anticolinérgicos

Pós-infecciosa (coréia de Sydenham)
- Febre reumática
- Difteria
- Rubéola
- Coqueluche

Gravidez (coréia gravídica)
Terapia com estrogênio (p. ex., contraceptivos orais)
Esclerose múltipla
Encefalopatia hipóxica
Kernicterus
Coréia senil
Lesão ou hipoxia perinatal
Hipoparatireoidismo
Hipertireoidismo
Degeneração hepatocerebral não-wilsoniana (coma pós-hepático)
Lúpus eritematoso
Periarterite nodosa
Síndrome antifosfolipídio
Encefalomielite disseminada aguda (pós-infecciosa, pós-vacinal)
Coma hiperosmolar não-cetótico
Degeneração corticoestriatoespinhal
Hemorragia ou infarto subtalâmico (hemibalismo)

Referência

1. Fahn S: Sydenham and Other Forms of Chorea, p. 699. Ver Bibliografia, 2.

12-K. Nistagmo

Pendular*

Congênito
Espasmo oscilante
Associado a perda da visão central bilateral antes de 2 anos de idade
- Albinismo
- Aniridia
- Coriorretinite bilateral
- Catarata congênita
- Cicatriz da córnea
- Atrofia óptica

Esclerose múltipla
Trabalho prolongado em local com pouca luz (nistagmo do mineiro)

Espasmo[†]
Não-patológico
- Olhar fixo lateral extremo
- Esforço para fixar o olhar em objetos em movimento (nistagmo opticocinético)
- Estimulação labiríntica (p. ex., água fria no canal auditivo)

Drogas
- Barbitúricos
- Álcool
- Fenitoína
- Haloperidol
- Fenotiazinas
- Meperidina
- Intoxicações por lítio, tálio e organofosforados

Doença labiríntica-vestibular (p. ex., toxicidade por aminoglicosídeos) (ver 11-A)
Lesões cerebelares (p. ex., doença de Wernicke, tumor do ângulo cerebelopontino)
Encefalite
Deficiência grave de magnésio
Doença vascular envolvendo o tronco cerebral (especialmente infarto hipertensivo, oclusão da artéria cerebelar póstero-inferior)
Doença desmielinizante (p. ex., esclerose múltipla)
Tumor do tronco cerebral e outras lesões
Siringobulbia
Síndromes paraneoplásicas
Meningioma, cisto meníngeo
Malformação de Arnold-Chiari
Síndrome de Parinaud
Congênito

Referência

1. Disorders of Ocular Movement and Papillary Functions, p. 237. Ver Bibliografia, 1.

*Ambos componentes iguais.
†Componentes rápido e lento.

12-L. Convulsões

Causas Vasculares e do Sistema Nervoso Central

Doença cerebrovascular (ver 11-N)
- Trombose
- Embolia
- Hemorragia (intracerebral ou subaracnóide)
- Vasculite (especialmente lúpus eritematoso, poliarterite nodosa, doença mista do tecido conjuntivo)
- Infarto antigo
- Tromboflebite
- Malformação arteriovenosa

Tumor cerebral (especialmente tumor metastático, meningioma, astrocitoma)

Infecção cerebral
- Encefalite
- Meningite (especialmente bacteriana)
- Abscesso cerebral
- Encefalopatia da síndrome da imunodeficiência humana (HIV)
- Neurossífilis
- Doença de Creutzfeldt-Jakob

Traumatismo craniano

Encefalopatia hipóxica

Diminuição do fluxo sangüíneo cerebral (p. ex., hipotensão, síndrome de Stokes-Adams, síndrome do seio carotídeo)

Encefalopatia hipertensiva

Eclâmpsia

Doença de Alzheimer

Doença de Pick

Esclerose múltipla

Causas Metabólicas

Febre

Abstinência de álcool

Abstinência de barbitúricos

Abstinência de benzodiazepínicos ou outros sedativos

Drogas, toxinas
- Anfetaminas
- Heroína
- Cocaína
- Fenciclidina
- Metilfenidato
- Fenotiazinas
- Antidepressivos tricíclicos

- Lidocaína
- Aminofilina
- Salicilatos
- *Ergot* (esporão do centeio)
- Digitálicos
- Eritropoietina
- Bupropiona
- Ciclosporina
- Penicilinas e antibióticos β-lactâmicos
- Quinolonas
- Isoniazida
- Ciclosserina
- Fisostigmina, outros anticolinérgicos
- Vincristina
- Lítio
- Chumbo
- Mercúrio
- Arsênico
- Tálio
- Estricnina
- Cânfora

Hipoglicemia
Hiperglicemia
Hiponatremia
Hipernatremia (ou correção rápida da hipernatremia)
Hipocalcemia
Hipomagnesemia
Alcalose (respiratória ou metabólica)
Uremia
Desequilíbrio dialítico
Insuficiência hepática
Síndrome de Reye
Tireotoxicose
Hipotireoidismo
Deficiência de piridoxina
Pelagra

Doenças Congênitas ou Hereditárias

Infecção congênita

- Toxoplasmose
- Citomegalovírus
- Sífilis
- Rubéola (materna)

Hipoxia ou traumatismo neonatal, *kermicterus*
Síndrome de Down

Doença do armazenamento de lipídio (p. ex., doença de Gaucher)
Esclerose tuberosa
Doença de Sturge-Weber
Fenilcetonúria
Porfiria intermitente aguda
Argininossuccinicaciduria

Epilepsia Idiopática

Generalizada
- Tônico-clônica (grande mal)
- Ausência (pequeno mal)
- Síndrome Lennox-Gastaut
- Epilepsia mioclônica juvenil
- Espasmos infantis (síndrome de West)
- Atônica

Parcial ou focal
- Simples (sem perda da consciência)
  - Motora
  - Somatossensorial
  - Autonômica
  - Psíquica
- Complexa (com diminuição da consciência)

Síndromes epilépticas especiais
- Mioclônica
- Epilepsia reflexa
- Afasia adquirida com distúrbio convulsivo
- Histeria

Referências

1. Pedley TA, Scheue ML, Walczak TS: Epilepsy, p. 845. Ver Bibliografia, 2.
2. Epilepsy and Other Seizure Disorders, p. 273. Ver Bibliografia, 1.

12-M. Doença cerebrovascular

Trombose ou Oclusão Vascular, ou Ambos

Trombose aterosclerótica
Hipotensão em presença de doença aterosclerótica na carótida (p. ex., hipovolemia, ataque de Stokes-Adams, infarto do miocárdio)
Vasculite (especialmente arterite)
- Infecciosa
  - Meningite bacteriana subaguda

Sífilis meningovascular
Meningite tuberculosa
Meningite fúngica
Meningite por protozoários e parasitas (p. ex., malária, triquinose, esquistossomose)
Relacionada com o HIV
Não infecciosa
Lúpus eritematoso sistêmico
Poliarterite nodosa
Síndrome de Sjögren
Arterite necrotizante
Arterite granulomatosa (p. ex., Wegener)
Granulomatose linfomatóide
Arterite temporal
Doença de Takayasu
Síndrome de Behçet
Tromboflebite cerebral e/ou trombose do seio venoso (geralmente associada a infecção da orelha, seios, face ou meninge)
Contraceptivos orais
Distúrbios hematológicos
Anemia falciforme
Deficiência de fator C ou S
Policitemia vera
PTT
Trombocitose
Estados hiperproteinêmicos ou de hiperviscosidade
Estados de hipercoagulabilidade
Anticorpos antifosfolipídios
Coagulação intravascular disseminada
Traumatismo da artéria carótida
Radiação
Traumatismo fechado do crânio
Eclâmpsia
Pós-arteriografia
Uso de cocaína, heroína e anfetamina
Aneurisma dissecante da artéria carótida (p. ex., secundário a necrose cística medial ou aneurisma dissecante da aorta)
Pressão secundária a hematoma intracerebral
Síndrome de enxaqueca
Displasia fibromuscular
Doença de Fabry
Homocistinúria
Doença de Moyamoya
Doença de Binswanger

Encefalopatia mitocondrial, acidose lática, episódios parecidos com infarto cerebral (MELAS)

Embolismo

Arritmias atriais (especialmente fibrilação atrial – em geral com doença reumática valvular ou doença aterosclerótica cardiovascular)
Doença valvular cardíaca reumática e outras, especialmente estenose mitral (com ou sem fibrilação atrial)
Infarto do miocárdio com trombo mural
Complicações da cirurgia cardíaca (p. ex., embolia aérea, plaquetas, gordura, silicone)
Válvula cardíaca protética
Cardiomiopatia (ver 2-H)
Endocardite
- Bacteriana
- Não-bacteriana (p. ex., associada a carcinomatose ou lúpus eritematoso sistêmico)

Cardiopatia congênita
Embolismo aterosclerótico de outras artérias
- Artérias carótidas ou aorta (p. ex., secundário a massagem carotídea ou arteriografia)
- Artérias vertebrais ou basilares

Trombose da veia pulmonar
Embolia gordurosa
Embolia aérea
Embolia tumoral
Tromboembolismo venoso com *shunt* cardíaco ou pulmonar da direita para a esquerda (embolia paradoxal)
Mixoma atrial
Triquinose

Hemorragia

Hipertensão (incluindo encefalopatia hipertensiva)
Aneurisma (ruptura ou sem ruptura)
- Sacular ("em amora")
- Fusiforme (aterosclerótico)
- Micótico

Malformação arteriovenosa, com ruptura ou sem ruptura
Distúrbios hemorrágicos (p. ex., trombocitopenia, trombocitose, coagulopatia, coagulação intravascular disseminada, terapia anticoagulante)
Traumatismo intracraniano (p. ex., hematoma extradural ou subdural agudo, hemorragia intraparenquimatosa)

Hemorragia intratumoral
Infarto hemorrágico
Doença do tecido conjuntivo (especialmente lúpus eritematoso sistêmico e poliarterite nodosa)

Referências

1. Cerebrovascular Disease, p. 669. Ver Bibliografia, 1.
2. Yatsee PM: Other Cerebrovascular Syndromes, p. 257. Ver Bibliografia, 3.

12-N. Paralisia e Paresia

Agudas (Desenvolvem-se em Horas)

Lesão na medula espinhal
Hemorragia na medula espinhal (secundária a malformações vasculares, coagulopatia, terapia anticoagulante, trauma)
Infarto da medula espinhal (secundário a trombose, embolia, vasculite da artéria espinhal)
Aneurisma dissecante da aorta
Trombose aórtica
Mielite necrotizante aguda
Hipocalemia grave (K^+ sérico < 2,5 mEq/L)
Paralisia periódica hipocalêmica ou hipercalêmica
Hipermagnesemia

Subagudas (Desenvolvem-se em Dias)

Síndrome de Guillain-Barré
Mielite
- Viral (especialmente pólio, raiva, herpes-zoster)
- Pós-infecciosa (especialmente após sarampo, varíola, varicela)
- Meningomielite piogênica subaguda
- Mielite desmielinizante aguda (p. ex., esclerose múltipla)
- Mielite necrotizante aguda

Rabdomiólise
- Lesão por esmagamento
- Atividade muscular excessiva
- Infarto muscular secundário a pressão e isquemia prolongadas
- Polimiosite, viral ou idiopática

Polineuropatia diftérica
Botulismo

Abscesso epidural ou da medula espinhal
Compressão da medula espinhal (p. ex., secundária a tumor)

Lentas (Desenvolvem-se em Semanas a Meses)
Neuropatia periférica grave (ver 11-Q)
Múltiplos acidentes vasculares cerebrais (hemiplegia bilateral)
Polimiosite
- Associada a infecção
  - Infecção viral
  - Sífilis
  - Tuberculose
  - Toxoplasmose, outras infecções por protozoários ou fúngicas
  - Triquinose, outras infecções helmínticas
- Associada com doença do tecido conjuntivo (p. ex., lúpus eritematoso sistêmico, artrite reumatóide, síndrome de Sjögren)
- Associada a carcinoma
- Idiopática

Espondilose cervical
Espondilite anquilosante
Doença de Paget
Doença de Pott
Degeneração combinada subaguda da medula espinhal
Neurossífilis (meningomielite sifilítica, tabes dorsal)
Aracnoidite espinhal (p. ex., após hemorragia subaracnóide, meningite, injeção no espaço subaracnóide)
Granuloma ou infecção epidural crônica (p. ex., tuberculose, parasitária, fúngica)
Lesão elétrica ou por irradiação na medula espinhal
Esclerose múltipla
Siringomielia
Esclerose lateral amiotrófica

Início na Infância (ou no Adulto Jovem)
Congênitas
- Diplegia cerebral espástica
- Anormalidades na medula espinhal ou vertebral

Hereditárias
- Doença de Werdnig-Hoffmann
- Distrofias musculares
- Ataxia de Friedreich
- Polineuropatias crônicas

Doença de Niemann-Pick
Doença de Tay-Sachs

Referências

1. Clacy RK, Aminoff MJ: Weakness, Abnormal Movements and Imbalance, p. 107. Ver Bibliografia, 5.
2. Sweeney VP: Approach to the Patient with Sensory Loss and Weakness, p. 2361. Ver Bibliografia, 3.

12-O. Hemiplegia (Hemiparesia)

Acidente cerebrovascular (ver 11-N)
- Trombose
- Embolia
- Hemorragia
- Malformação arteriovenosa

Ataque isquêmico transitório
Síndrome de enxaqueca
Traumatismo craniano (p. ex., contusão cerebral, hematoma subdural ou epidural)
Paralisia de Todd
Tumor cerebral (primário ou metastático)
Infecção (p. ex., abscesso cerebral, encefalite, empiema subdural, meningite)
Coma hiperosmolar não-cetótico
Encefalopatia hipertensiva
Vasculite
Doença desmielinizante (p. ex., esclerose múltipla, mielite necrotizante aguda)
Doença hereditária (p. ex., leucodistrofias)
Lesão perinatal congênita
Sarcoidose

Referências

1. Rowland LP: The Syndromes Caused by Weak Muscles, p. 47. Ver Bibliografia, 2.
2. Motor Paralysis, p. 39. Ver Bibliografia, 1.

12-P. Neuropatia Periférica

Motora Primária Aguda (Pode Haver Acometimento Sensorial)

Síndrome de Guillain-Barré
Mononucleose infecciosa
Hepatite viral
Porfiria
Difteria
Toxinas (p. ex., componentes organofosforados, tálio e vacina para raiva, tifóide e varíola)

Sensorimotora Subaguda

Alcoolismo com deficiência nutricional associada
Beribéri
Outras deficiências de vitaminas (B_2, B_3, B_6, B_{12}, E)
Drogas, toxinas
- Arsênico
- Mercúrio
- Tálio
- Lítio
- Ouro
- Platina
- Acrilamida
- Chumbo
- Solventes industriais
- Monóxido de carbono
- Bloqueadores neuromusculares (uso prolongado)
- Nitrofurantoína
- Vincristina
- Hidralazina
- Metronizadol
- Fenitoína
- Isoniazida
- Etionamida
- Dissulfiram
- Cisplatina
- Amiodarona
- Talidomida
- Taxol
- Suramina
- Cloranfenicol
- Pirodoxina
- Dapsona
- Doxorrubicina
- Colchicina

Cloroquina
Nucleosídeos (ddC, ddI)
Diabetes melito
Aterosclerose
Vasculite (p. ex., poliarterite nodosa, lúpus eritematoso sistêmico, granulomatose de Wegener, artrite reumatóide)
Sarcoidose
Polineurite idiopática assimétrica subaguda
Neuropatia vasculítica não-sistêmica

Sensorimotora crônica
Carcinoma, linfoma, leucemia
Amiloidose
Paraproteinemia (especialmente mieloma múltiplo, macroglobulinemia, crioglobulinemia)
Uremia
Beribéri
Alcoolismo
Diabetes melito
Doença de Lyme
Infecção por HIV
Isquemia
Doença neuropática grave
Doença do tecido conjuntivo (especialmente lúpus eritematoso sistêmico)
Mixedema
Lepra
Polirradiculoneuropatia desmielinizante inflamatória crônica
Doença hereditária
Doença de Charcot-Marie-Tooth
Neuropatias autonômicas e sensoriais hereditárias
Doença de Dejerine-Sottas
Neuropatia hereditária com labilidade a paralisias de pressão
Doença de Refsum
Abetalipoproteinemia e doença de Tangier
Leucodistrofia metacromática
Síndrome de Roussy-Lévy
Doença de Fabry
Disautonomia familiar (síndrome de Riley-Day)
Neuropatias amilóides familiares
Ataxia-telangiectasia
Neuropatias porfíricas

Referências

1. Adams, p. 1117. Ver Bibliografia, 1.
2. Feosby TE: Disorders of the Peripheral Nervous System, p. 2441. Ver Bibliografia, 3.

12-Q. Síndrome do Túnel do Carpo

Idiopática
Fibrose e tenossinovite dos tendões flexores
Fratura (p. ex., de Colles)
Traumatismo ocupacional (p. ex., operadores de britadeira e digitadores)
Artrite degenerativa
Cisto sinovial ou tumor benigno no punho
Gravidez
Insuficiência cardíaca congestiva (com edema)
Amiloidose (p. ex., mieloma múltiplo)
Artrite reumatóide
Esclerodermia
Lúpus eritematoso sistêmico
Diabetes melito
Hipotireoidismo
Tuberculose, outras doenças granulomatosas (p. ex., hanseníase, sarcoidose)
Gota
Doença de Paget
Acromegalia
Mucopolissacaridoses
Fasciite eosinofílica

Referências

1. Diseases of the Peripheral Nerves, p. 1160. Ver Bibliografia, 1.
2. Eisen AA: Mononeuropathies Caused by Entrapment, Compression, and Other Physical Injuries, p. 2451. Ver Bibliografia, 3.

12-R. Características do Líquido Cerebroespinhal Típico de Várias Doenças

Condição	Pressão (cm H_2O)	Leucócitos/ mm^3	Tipo predominante de Leucócitos	Glicose (mg/ dL)	Proteína (mg/dL)	Outros
Normal	5–20	< 5	100% linfócitos	50–75% do valor sérico	< 50	Lactato, 10–20 mg/dL
Meningite						
Bacteriana	Geralmente ↑	100–200.000	85–95% neutrófilos	< 40, ou <40% da glicose sérica	45–500	Lactato > 35 mg/dL; culturas bacterianas positivas, coloração de Gram, contagem por imunoeletroforese, ELISA, PCR
Viral	Normal a ↑	10–500	Linfócitos (às vezes neutrófilos precocemente)	Normal, ocasionalmente ↓	50–200	Culturas virais
Tuberculosa	↑	50–500	Linfócitos (ocasionalmente neutrófilos)	< 40	100–200	Cultura micobacteriana positiva ou coloração de Ziehl-Neelsen, ou ambas

Fúngica (± abscesso)	Normal a ↑	25–1.000	Linfócitos	20–40	25–500	Antígeno, anticorpo e preparados fúngicos são quase sempre úteis
Neurossífilis (meningo-vascular ou parética)	Normal I ↑	200–500	Linfócitos	Normal	40–200	↑ γ-globulinas, testes sorológicos positivos (teste de VDRL geralmente, teste de absorção do anticorpo fluorescente para treponema)
Encefalite herpética	Normal a ↑	20–500	Linfócitos	Normal, às vezes ↓	50–100	↑ Hemácias, reação de cadeia de polimerase xantocromia para herpes, ADN algumas vezes positivo
Abscesso cerebral[a]	↑ a ↑↑	20–300 (pode ser >50.000 se romper)	10–80 % neutrófilos	Normal	75–100	Punção lombar geralmente contra-indicada

(Continua)

12-R. Características do Líquido Cerebroespinhal Típico de Várias Doenças *(Cont.)*

Condição	Pressão (cm H_2O)	Leucócitos/ mm^3	Tipo predominante de Leucócitos	Glicose (mg/ dL)	Proteína (mg/dL)	Outros
Neoplasia[a]	Geralmente ↑	< 100	Linfócitos	40–80	50–1.000	Citologia positiva
Hemorragia cerebral	Geralmente ↑	↑ em proporção às hemácias (pode ser 2.000–3.000)	Linfócitos	Normal, ocasionalmente ↓	↑↑ (< 1.000)	↑↑ Hemácias xantocromia ou sangue macroscópico
Esclerose múltipla	Normal	< 100 (geralmente < 20)	Linfócitos	Normal	< 100	↑ γ-globulinas (> 12% das proteínas totais): ↑ proteína básica da mielina, bandas oligoclonais podem estar presentes
Síndrome de Guillain-Barré	Normal	Normal (às vezes 10–100 linfócitos)	Linfócitos	< 80	50–1.000	As proteínas podem estar normais nos primeiros poucos dias

↓, diminuído; ↑ aumentado; ↑↑ muito aumentado.
[a]Se o diagnóstico for suspeito, a punção lombar está contra-indicada, a não ser após a realização da tomografia computadorizada.

12-S. Mapa Esquemático de Dermátodos

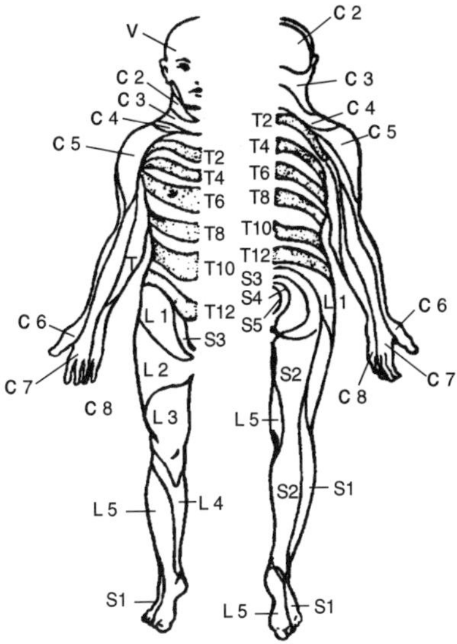

Fonte: Gatz AJ: Manter's Essentials of Clinical Neuroanatomy and Neurophysiology, 4/e. Filadélfia: FA Davis Co, 1970, p. 23.

Bibliografia

1. Adams RD, Victor M: *Principles of Neurology,* 5/e. New York: McGraw-Hill, 1993.
2. Rowland LP (ed): *Merritt's Textbook of Neurology,* 9/e. Baltimore: Williams & Wilkins, 1995
3. Kelley WN: *Textbook of Internal Medicine,* 3/e. Philadelphia: Lippincott-Raven, 1997.
4. Friedman HH: *Problem-Oriented Medical Diagnosis,* 6/e. Philadelphia: Little, Brown and Company, 1996.
5. Wilson JD, et al. (eds): *Harrison's Principles of Internal Medicine,* 14/e. New York: McGraw-Hill, 1998.
6. Plum F, Posner JB: *Diagnosis of Stupor and Coma,* 3/e. Philadelphia: FA Davis Co, 1980.

13 SISTEMA RESPIRATÓRIO

13-A. Tosse

Aguda

Infecção respiratória alta viral
- Faringite
- Rinite
- Traqueobronquite
- Bronquiolite
- Otite serosa

Refluxo gastroesofagiano

Bacteriana e outras infecções
- Traqueobronquite
- *Bordetella pertussis*
- Sinusite, especialmente maxilar
- Otite média ou externa
- Pneumonia
- Abscesso pulmonar

Asma

Inalação de irritantes (ambientais, ocupacionais)
- Fumaça/nevoeiro
- Vapores nocivos
- Ar extremamente quente ou frio

Edema pulmonar

Embolia pulmonar

Pneumonite por aspiração

Inalação de corpo estranho

Inflamação da laringe

Doença da orelha média ou externa

Inflamação aguda pleural, pericárdica, mediastínica, diafragmática

Crônica

(Pode haver mais de uma etiologia)

- Síndrome de gotejamento pós-nasal
  - Sinusite bacteriana crônica
  - Rinite não alérgica perene
  - Rinite alérgica sazonal ou perene
  - Rinite vasomotora
  - Rinite pós-infecciosa
  - Sinusite fúngica alérgica
  - Rinite não-alérgica
    - Uso abusivo de medicação (legal ou ilegal)
    - Irritantes ambientais
    - Gravidez
- Asma
- Refluxo gastroesofágico
- Bronquiectasia
- Neoplasias (especialmente endobrônquica ou laríngea), malignas ou benignas
- Abscesso pulmonar
- Doença intersticial pulmonar
- Aspiração recorrente
  - Hérnia de hiato
  - Acalasia
- Medicamentosa
  - Inibidores da enzima conversora de angiotensina
  - β-bloqueadores seletivos e não-seletivos
  - Amiodarona
- Edema pulmonar crônico
- Estenose mitral
- Inflamação crônica ou tumor da laringe
- Pneumonia crônica, especialmente tuberculosa e fúngica
- Fibrose cística
- Doença da orelha média e externa, crônica
- Miscelânea
  - Cisto broncogênico/mediastínico
  - Divertículo de Zenker
  - Aneurisma aórtico
  - Irritação do nervo vagal aferente
  - Osteófitos
  - Fio de marcapasso
  - Inflamação crônica pericárdica, pleural, mediastínica ou diafragmática
- Tosse psicogênica/habitual

Referências

1. Ver Bibliografia, 4.
2. Braman SS, Corrao WM: Cough: Differential Diagnosis and Treatment. Clin Chest Med 8:177, 1987.
3. Thompson BT, Kazemi H: Pulmonary Problems, p. 168. Ver Bibliografia, 1.

13-B. Dispnéia

Aguda

Causas pleuro-pulmonares
- Doença pulmonar obstrutiva
- Asma
- Traqueobronquite aguda
- Pneumonite
- Congestão e edema pulmonar (ver 12-L)
- Tromboembolismo/vasculites pulmonares
- Pneumotórax
- Pleurisia e/ou derrame pleural
- Aspiração gástrica ou de outro líquido
- Inalação de gás nocivo (incluindo monóxido de carbono)
- Obstrução das vias respiratórias superiores (ver 12-C)
- Colapso de segmentos pulmonares
- Angioedema
- Aspiração de corpo estranho
- Traumatismo torácico
  - Contusão pulmonar
  - Fraturas de costelas
  - Tórax instável

Causas não pulmonares
- Distúrbios psicogênicos (p. ex., ansiedade)
- Tensão de oxigênio inspirado diminuída (p. ex., em altas altitudes)
- Disfunção neuromuscular aguda
- Choque
- Febre
- Anemia aguda
- Pressão intracraniana aumentada
- Acidose metabólica
- Tamponamento cardíaco

Crônica

Causas pleuropulmonares
- Doença pulmonar obstrutiva crônica
  - Bronquite crônica

- Enfisema
- Fibrose cística
- Asma
- Edema ou congestão pulmonar (ver 12-L)
- Fibrose intersticial (qualquer causa)
- Pneumonia crônica
- Doença vascular pulmonar
  - Embolia pulmonar recorrente
  - Hipertensão pulmonar
  - Malformação arteriovenosa
- Malignidade
  - Carcinoma broncogênico
  - Doença metastática pulmonar
- Doença da musculatura respiratória
  - Disfunção do nervo frênico
  - Doença neuromuscular
    - Miastenia grave
    - Poliomielite
    - Síndrome de Guillain-Barré
    - Distrofia muscular
- Anormalidades da parede torácica
  - Pectus escavatum
  - Cifoescoliose
- Doença pleural
  - Derrame
  - Fibrotórax
  - Neoplasia primária ou metastática
- Bronquiectasia
- Doença de preenchimento alveolar
  - Proteinose alveolar
  - Microlitíase alveolar
  - Pneumonia lipóide
- Ressecção pulmonar
- Obstrução das vias respiratórias superiores

Causas não-pulmonares
- Anemia
- Obesidade
- Distúrbios psicogênicos
- Massa abdominal (p. ex., tumor, gravidez)
- Ascite
- Acidose metabólica
- Doença da tireóide
- *Shunt* arteriovenoso
- Doença cardíaca congênita
- Hemoglobina anormal

Referências

1. Ingram RH, Braunwald E: Dyspnea and Pulmonary Edema, pp. 190–194. Ver Bibliografia, 3.
2. Stulbarg MS, Adams L: Dyspnea, pp. 511–528. Ver Bibliografia, 5.
3. Ver Bibliografia, 6.

13-C. Chiado

Asma

- Extrínseca
- Intrínseca
- Induzida pelo frio ou por exercício
- Medicamentosa
  - Aspirina
  - β-bloqueadores
  - Acetilcisteína
  - Indometacina
  - Tartrazina

Outras Etiologias

- Obstrução respiratória periférica
  - Bronquite crônica ou aguda
  - Bronquiolite
  - Bronquiectasia
  - Fibrose cística
  - Pneumonia
- Embolia pulmonar
- Asma cardíaca (ver 12-L)
- Aspiração
  - Corpo estranho
  - Conteúdo gástrico
- Irritantes inalatórios
  - Diisocianato de tolueno
  - Dióxido sulfúrico
- Anafilaxia
- Obstrução das vias respiratórias superiores
  - Extrínseca
    - Aumento da tireóide, tumor, hemorragia
    - Linfoma
    - Edema ou hemorragia dos tecidos subcutâneos do pescoço
    - Edema retrofaríngeo, hemorragia, abscesso

Intrínseco
Epiglotite
Corpo estranho
Fratura da traquéia, estreitamento, traqueomalacia
Tumor, traumatismo, edema, espasmo da laringe
Disfunção ou paralisia das cordas vocais
Amiloidose
Funcional
Discinesia laríngea
Obstrução das vias respiratórias superiores
Extrínseca
Hemorragia ou tumor do mediastino
Câncer de esôfago
Compressão vascular
Aneurisma aórtico
Anomalias congênitas
Intrínseco
Estreitamento, tumor da traquéia, traqueomalacia
Infiltrados pulmonares com eosinofilia
Síndrome de Loeffler
Eosinofilia tropical
Pneumonia eosinofílica crônica
Aspergilose broncopulmonar
Poliarterite nodosa
Angioedema
Idiopático
Edema angioneurótico hereditário
Síndrome carcinóide

Referências

1. Thompson BT, Kazemi H: Pulmonary Problems, p. 173. Ver Bibliografia, 1.
2. Hollingsworth HM: Wheezing and Stridor. *Clin Chest Med* 8:231–240, 1987.

13-D. Hemoptise*

Pseudo-hemoptise

Sangramento originário do trato gastrointestinal superior
Lesões das vias respiratórias superiores
Epistaxe
Sangramento gengival
Carcinoma da orofaringe

- Carcinoma da laringe ou outras lesões
- Telangiectasia hemorrágica hereditária

Infecção por *Serratia marcescens*
Traumatismo das vias respiratórias

De Origem Traqueobrônquica
Bronquite crônica ou aguda
Bronquiectasia
Carcinoma broncogênico
Adenoma brônquico
Corpo estranho
Neoplasia metastática endobrônquica
Traumatismo brônquico
Fibrose cística
Broncolitíase
Amiloidose

De Origem do Parênquima Pulmonar
Pneumonia
- Bacteriana
- Tuberculose

Embolia/Infarto pulmonar
Neoplasia
Abscesso pulmonar
Infecções fúngicas (especialmente aspergiloma)
Contusão ou laceração pulmonar
Síndrome de Goodpasture
Granulomatose de Wegener
Hemossiderose pulmonar idiopática
Lesão inalatória (gases tóxicos)
Seqüestro
Cisto broncogênico
Infestação parasitária (p. ex., *Paragonimus westermani*)
Endometriose pulmonar

Distúrbios Vasculares ou Cardíacos
Congestão e edema pulmonar
Estenose mitral grave
Aneurisma aórtico
Hipertensão pulmonar primária
Malformação arteriovenosa
Síndrome de Eisenmenger
Vasculite pulmonar
Doenças vasculares do colágeno (lúpus)
Síndrome de Behçet

Doença venoclusiva pulmonar
Telangiectasia pulmonar

Distúrbios Hematológicos
Coagulopatia
- Congênita
- Adquirida, incluindo terapia anticoagulante

Trombocitopenia (ver 8-J)

Referências

1. Weinberger SE, Braunwald E: Cough and Hemoptysis, pp. 194–198. Ver Bibliografia, 3.
2. Cahill BC, Ingbar DH: Massive Hemoptysis. *Clin Chest Med* 15:147, 1994.
3. Israel RH, Poe RH: Hemoptysis. *Clin Chest Med* 8:197–205, 1987.

*Cinco à 15% dos pacientes se mantêm sem diagnóstico, apesar da extensa avaliação.

13-E. Cianose*

Cianose Central
Dessaturação arterial
- Diminuição da tensão do oxigênio inspirado
- Doenças pulmonares
  - Hipoventilação alveolar
  - Distúrbio de ventilação-perfusão
  - Difusão de oxigênio deficiente
- *Shunt* anatômico (direita para a esquerda)
  - Doença cardíaca congênita
  - Fístulas arteriovenosas pulmonares
  - Outros *shunts* intrapulmonares

Anormalidades da hemoglobina
- Metemoglobinemia
- Sulfemoglobinemia
- Hemoglobina com baixa afinidade pelo oxigênio (p. ex., hemoglobina do Kansas)

Pseudocianose
- Policitemia vera
- Argiria
- Hemocromatose

Cianose Periférica
Débito cardíaco diminuído
Exposição ao frio (incluindo o fenômeno de Raynaud)
Obstrução arterial
Obstrução e/ou estase venosa

Referências
1. Braunwald E: Cyanosis, Hypoxia, and Polycythemia, pp. 205–210. Ver Bibliografia, 3.
2. Guenter CA: Respiratory Function of the Lungs and Blood, 179–180. Ver Bibliografia, 7.

* Indica ≥ 5 mg de hemoglobina insaturada ou ≥ 1,5 mg de metemoglobina presente.

13-F. Dor Pleurítica*

Doença da Parede Torácica
Estrutura óssea
- Costocondrite (síndrome de Tietze)
- Fratura ou tumor da costela
- Cartilagem fraturada
- Periostite
- Hematoma periosteal
- Xifoidalgia
- Espondilite torácica causada por artrite, infecção, traumatismo

Tecidos moles
- Infecção
- Espasmo muscular (intercostal ou peitoral)
- Miosite
- Fibromiosite

Estruturas neurais
- Neurite intercostal
- Herpes-zoster
- Causalgia
- Síndrome da parede torácica anterior

Doença Pleuropulmonar†
Pleurite infecciosa, especialmente viral
Pleurodinia idiopática
Embolia e infarto pulmonar
Pneumonia
Pneumotórax
Traumatismo

Neoplasia
- Primária
- Metastática
- Invasão direta

Doença imunomediada
- Lúpus eritematoso sistêmico
- Síndrome de lesão pós-cardíaca
- Artrite reumatóide
- Vasculite

Irritação diafragmática
- Pancreatite
- Abscesso (subfrênico, esplênico, hepático)

Asbestose
Pleurite urêmica
Pleurite por radiação
Polisserosite familiar
Síndrome do lobo médio

Doença Mediastínica

Pneumomediastino
Mediastinite
Perfuração esofágica
Escleroterapia das varizes esofágicas
Pericardite
Tumor primário ou metastático

Referências

1. Ver Bibliografia, 8.
2. Thompson BT, Kazemi H: Pulmonary Problems, pp. 171–173. Ver Bibliografia, 1.
3. Donat WE: Chest Pain: Cardiac and Noncardiac Causes. *Clin Chest Med* 8:241–252, 1987.

*Dor pleurítica é definida como uma dor acentuada pela respiração, tosse ou espirro.

†A maioria dos distúrbios que causam efusões exsudativas também causa dor pleurítica. Ver em 12-G para uma lista mais completa.

13-G. Derrame Pleural: Exsudato

Derrame Pleural Exsudativo

- Infecção
  - Bacteriana
    - Empiema (ver 12-J)
    - Derrame parapneumônico
  - Tuberculose
  - Viral
  - Fúngica
  - Parasitária (amebíase, equinococose, paragonimíase)
  - Micoplasma, actinomicose, nocardiose
  - Riquétsia (febre Q)
- Neoplasia
  - Pulmão*
  - Mama*
  - Linfoma*
  - Neoplasia ovariana (síndrome de Meigs)
  - Metástase (sarcoma, melanoma)
  - Sarcoma de Kaposi
  - Malignidade pleural primária
- Doença tromboembólica
  - Embolia pulmonar
  - Infarto pulmonar
- Doença imunomediada
  - Doença reumatóide
  - Lúpus eritematoso sistêmico
  - Síndrome de Churg-Strauss
  - Lúpus medicamentoso
  - Granulomatose de Wegener
  - Sarcoidose
  - Síndrome de lesão pós-cardíaca
  - Linfadenopatia angioimunoblástica
  - Síndrome de Sjögren
  - Síndrome de mialgia-eosinofilia
  - Febre familiar do Mediterrâneo
- Distúrbios intra-abdominais
  - Pancreatite
  - Perfuração esofágica
  - Abscessos intra-abdominais (p. ex., hepático, esplênico, subfrênico)
  - Após transplante hepático
  - Escleroterapia de varizes esofágicas
  - Pós-cirurgia abdominal
  - Estado pós-parto

Doença pleural medicamentosa
- Nitrofurantoína
- Metissergida
- Dantrolene
- Bromocriptina
- Interleucina-2
- Procarbazina
- Metotrexate
- Amiodarona

Inalação de pó inorgânico
- Asbestose

Outras causas
- Síndrome da unha amarela
- Pleurite urêmica
- Pleurite por irradiação
- Mixedema
- Pneumotórax espontâneo
- Pulmão aprisionado
- Derrame pleural pós-parto
- Amiloidose
- Hiperestimulação ovariana

Hemotórax

Traumático
- Traumatismo penetrante ou não-penetrante
- Iatrogênico

Não-traumático
- Malignidade, especialmente metastática
- Terapia anticoagulante para êmbolos pulmonares
- Espontâneo
  - Secundário a distúrbios de sangramento (hemofilia, trombocitopenia)
  - Ruptura de aneurisma vasos ou intratorácicos
  - Ruptura de pseudocisto pancreático
  - Endometriose torácica
  - Idiopático
- Êmbolos pulmonares

Quilotórax

Traumático
- Traumatismo penetrante ou não-penetrante
- Cirurgia
- Iatrogênico

Malignidade (causa 50% dos quilotórax)
- Linfoma (responsável por mais de 75% dos quilotórax malignos)

Malignidade metastática
Sarcoma de Kaposi na síndrome da imunodeficiência adquirida (SIDA)
Trombose da veia cava superior/veia subclávia
Idiopática
Congênita
Linfangiomatose pulmonar
Pseudoquilotórax

Referências

1. Connors AF, Altose MD: Pleural Disease, p. 1839. Ver Bibliografia, 9.
2. Ver Bibliografia, 10.

*Causa 75% dos derrames pleurais malignos.

13-H. Efusão Pleural: Transudato

Doença cardíaca
Insuficiência cardíaca congestiva
Sobrecarga de líquidos
Pericardite constritiva
Obstrução da veia cava superior ou veia ázigos
Doença renal
Síndrome nefrótica
Glomerulonefrite aguda
Obstrução do trato urinário
Diálise peritoneal
Doença hepática
Cirrose com ascite
Doença tromboembólica
Embolia pulmonar*
Outros
Síndrome de Meigs*
Mixedema*
Sarcoidose
Desnutrição grave (com hipoalbuminemia)
Iatrogênica (p. ex., cateter venoso no espaço pleural)
Após transplante pulmonar

Referências

1. Connors AF, Altose MD: Pleural Disease, p. 1839. Ver Bibliografia, 9.
2. Light, pp. 83–93. Ver Bibliografia, 10.

*A maioria é exsudato.

13-I. Derrame Pleural: Exsudato *versus* Transudato*

Características de um derrame exsudativo
- Razão proteína líquido pleural – sérica > 0,5
- Desidrogenase láctica (LDH) do líquido pleural maior do que dois terços do limite superior dos níveis séricos normais de LDH
- Razão LDH líquido pleural – sérica > 0,6

Referências

1. Light RW, et al: Pleural Effusions: The Diagnostic Separation of Transudates and Exudates. *Ann Intern Med* 77:507, 1972.
2. Ver Bibliografia, 10.

*Um exsudato apresenta uma ou mais dessas três características; um transudato não apresenta qualquer dessas características.

13-J. Empiema

Causas Pulmonares

Pneumonia (mais por bactéria anaeróbica que por aeróbica)
Obstrução brônquica
- Tumor
- Corpo estranho

Disseminação hematogênica de infecção
Fístula broncopleural
Ruptura de abscesso
Pneumotórax espontâneo
Bronquiectasias
Doença reumatóide

Causas mediastínicas

Perfuração esofágica
Abscesso
- Linfonodo
- Osteomielite
- Pericardite

Causas Subdiafragmáticas

Abscesso (hepático, pancreático, esplênico, retrogástrico)
Peritonite

Inoculação Direta

Pós-operatório
- Hemotórax infectado
- Coto brônquico extravasando (pós-lobectomia ou pós-pneumectomia)

Trauma torácico penetrante
- Corpo estranho no espaço pleural

Inoculação iatrogênica
- Toracocentese
- Dreno torácico

Referências

1. Snider GL, Saleh SS: Empyema of the Thorax in Adults: Review of 105 Cases. *Chest* 54:410, 1968.
2. Ver Bibliografia, 10.

13-K. Pneumotórax

Pneumotórax espontâneo primário

Pneumotórax espontâneo secundário
- Doença pulmonar obstrutiva
  - Obstrução crônica das vias respiratórias
  - Asma
- Malignidade
  - Carcinoma primário pulmonar
  - Doença metastática pleural
- Doença infecciosa
  - Abscesso pulmonar
  - Tuberculose
  - *Pneumocystis carinii* em pacientes com SIDA
- Infarto pulmonar
- Doença pulmonar difusa
  - Fibrose pulmonar idiopática
  - Granuloma eosinofílico
  - Esclerodermia
  - Doença reumatóide
  - Esclerose tuberosa
  - Sarcoidose
  - Linfangiomiomatose
  - Hemossiderose pulmonar idiopática
  - Proteinose alveolar
  - Xantomatose
  - Cirrose biliar

Pneumoconiose
Silicose
Beriliose
Doença congênita
Fibrose cística
Síndrome de Marfan
Pneumotórax catamenial
Pneumotórax neonatal
Pneumotórax iatrogênico
Pneumotórax traumático
Traumatismo torácico penetrante
Barotrauma
Compressão torácica súbita
Traumatismo abdominal fechado
Uso abusivo de drogas (tentativas de injeção na veia subclávia/jugular interna)

Referência

1. Ver Bibliografia, 10.

13-L. Edema Pulmonar

Pressão Microvascular Elevada

Cardiogênico (ver 2-G)
Sobrecarga de volume (especialmente quando associado a pressão oncótica plasmática baixa)
Neurogênica
Traumatismo craniano
Hemorragia intracerebral
Pós-ictal
Obstrução venosa pulmonar
Mediastinite crônica
Retorno venoso pulmonar anômalo
Estenose venosa pulmonar congênita
Doença venoclusiva idiopática

Pressão Microvascular Normal (Síndrome de Angústia Respiratória do Adulto)

Infecção
Sepse
Pneumonia
Bacteriana

    - Viral
    - Por micoplasma
    - Fúngica
    - *P. carinii*
    - Doença dos legionários
  - Tuberculose miliar
  - Síndrome do choque tóxico
  - Malária
- Aspiração de líquido
  - Conteúdo gástrico
  - Água (quase-afogamento em água doce ou salgada)
  - Meios de contraste hipertônicos
  - Álcool etílico
- Choque, especialmente séptico (ver 2-K)
- Traumatismo múltiplo e queimaduras
- Distúrbios hematológicos
  - Coagulação intravascular disseminada
  - Leucoaglutininas relacionadas com transfusão
  - Leucemia
  - Púrpura trombocitopênica trombótica
  - Transfusão sangüínea não-filtrada (controversa)
- Gases tóxicos inalados
  - Oxigênio (altas concentrações)
  - Fumaça
  - Dióxido de nitrogênio
  - Cloro
  - Fosfogênio
  - Ozônio
  - Óxidos metálicos
  - Gases ácidos
  - Monóxido de carbono
  - Hidrocarbonetos
  - Cádmio
  - Amônia
- Embolia
  - Trombo
  - Gordura
  - Ar
  - Líquido amniótico
- Pancreatite aguda
- *Overdose* de droga
  - Narcóticos
  - Propoxifeno
  - Clordiazepóxido
  - Aspirina

Etclorvinol
Barbitúricos
Colchicina
Lesão pulmonar medicamentosa (ver 12-N)
Paraquat
Nitrofurantoína
Amiodarona
Lesão imunológica
Síndrome de Goodpasture
Lúpus eritematoso sistêmico
Associada a alta pressão pleural negativa
Pós-toracocentese
Após expansão de pneumotórax
Asma brônquica aguda
Obstrução completa das vias respiratórias superiores (p. ex., enforcamento)
Obstrução linfática pulmonar
Doença fibrótica e inflamatória (p. ex., silicose)
Carcinomatose linfangítica
Após transplante pulmonar
Outras
Pneumonite aguda por irradiação
Contusão pulmonar
Após *bypass* cardiopulmonar
Cetoacidose diabética
Substância vasoativa circulante (p. ex., histamina)
Dextrano
Corante do linfangiograma (mecanismo controverso)
Eclampsia

Mecanismos Desconhecidos
Edema pulmonar por alta altitude

Referências
1. Honig EG, Ingram RH: Acute Respiratory Distress Syndrome, p. 1483. Ver Bibliografia, 3.
2. Matthay MA, Hopewell PC: Critical Care for Acute Respiratory Failure. Ver Bibliografia, 9.
3. Hudson LD: Causes of the Adult Respiratory Distress Syndrome: Clinical Recognition. *Clin Chest Med* 3:195, 1982.

13-M. Insuficiência Respiratória

Distúrbios do Sistema Nervoso Central

Intoxicação medicamentosa
- Sedativos
- Tranqüilizantes
- Analgésicos
- Anestésicos

Distúrbios vasculares, estados de hipoperfusão
- Sangramento ou infarto intracraniano (especialmente do tronco cerebral)
- Choque (ver 2-K)

Distúrbios do controle central da respiração
- Hipoventilação alveolar primária
- Síndrome da apnéia obstrutiva do sono

Traumatismo
- Lesão da medula espinhal
- Lesão encefálica
- Pressão intracraniana aumentada

Infecção
- Encefalite viral
- Poliomielite bulbar

Outras
- Estado epiléptico
- Mixedema

Distúrbios Neuromusculares

Distúrbios do nervo periférico e das células do corno anterior
- Síndrome de Guillain-Barré
- Poliomielite
- Esclerose lateral amiotrófica

Distúrbios da junção mioneural
- Miastenia grave
- Tétano
- Drogas semelhantes ao curare
- Drogas anticolinesterásicas

Distúrbios musculares
- Fraqueza muscular causada, por exemplo, por hipofosfatemia, hipocalemia
- Fadiga muscular
- Polimiosite, dermatomiosite
- Distrofias musculares
- Miotonia

Distúrbios Pleurais e da Parede Torácica

Cifoescoliose
Traumatismo torácico
- Tórax instável
- Fraturas múltiplas de costelas
- Pós-toracotomia

Distúrbios pleurais
- Grandes derrames pleurais (ver 12-G, 12-H)
- Pneumotórax hipertensivo
- Fibrose maciça

Distúrbios Pulmonares

Limitação crônica do fluxo aéreo
- Enfisema pulmonar
- Bronquite crônica
- Asma, especialmente estado asmático

Distúrbios alveolares
- Pneumonia
- Pneumonite por aspiração
- Edema pulmonar (ver 12-L)
  - Pressão microvascular elevada
  - Pressão microvascular normal (síndrome da angústia respiratória do adulto)
- Mecanismos combinados ou incertos

Obstrução aguda das vias respiratórias
- Corpo estranho
- Obstrução das vias respiratórias superiores (ver 12-C)
- Epiglotite
- Queimaduras respiratórias
- Gases nocivos
- Broncoespasmo agudo (ver 12-C)

Distúrbios intersticiais
- Alveolite fibrosante
- Fibrose intersticial e outros distúrbios difusos (ver 12-N)
- Neoplasia extensa

Distúrbios vasculares
- Êmbolos pulmonares (especialmente trombos, gordura)
- Vasculite obliterante
  - Hipertensão pulmonar primária
  - Esclerodermia

Referências

1. Matthay MA, Hopewell PC: Critical Care for Acute Respiratory Failure, pp. 379–396. Ver Bibliografia, 9.
2. Pontoppidan H, Geffin B, Lowenstein E: Acute Respiratory Failure. *N Engl J Med* 287:690, 743, 799, 1972.

13-N. Doença Intersticial Pulmonar

Doença Intersticial de Etiologia Conhecida

- Poeiras inorgânicas
  - Sílica
  - Silicatos, especialmente asbesto, talco, caulim, terra diatomácea
  - Alumínio
    - Alumínio em pó
    - Bauxita
  - Antimônio
  - Carbono
    - Carvão
    - Granito
  - Berílio
  - Pó misturado
  - Pó de metais, especialmente titânio, tungstênio, cádmio

- Poeiras orgânicas (pneumonite por hipersensibilidade)
  - Pulmão de agricultor
  - Pulmão umidificado
  - Bagaçose
  - Vários outros (ver referência 2)
- Gases, fumaças, vapores, aerossóis
  - Gases
    - Oxigênio
    - Dióxido sulfúrico
    - Gás de cloro
  - Fumaças
    - Óxidos de zinco, cádmio, cobre e outros
    - Mercúrio
    - Diisocianato de tolueno
  - Aerossóis
    - Gorduras
    - Piretro
    - Inseticida
- Drogas
  - Agentes quimioterápicos
    - Bussulfan
    - Bleomicina
    - Ciclofosfamida
    - Metotrexato
    - Nitrosouréias
    - Procarbazina
    - Mitomicina

Antibióticos
- Nitrofurantoína
- Sulfonamidas
- Penicilina

Outras
- Difenilidantoína
- Drogas causadoras de lúpus medicamentoso
- Sais de ouro
- Amiodarona
- Metissergida
- Carbamazepina
- Propranolol

Venenos
- Paraquat

Infecções
Lesão por irradiação (aguda ou crônica)
Reação do enxerto versus hospedeiro
Edema pulmonar crônico
Uremia crônica
Síndrome de angústia respiratória do adulto (ver 12-L)

Doenças Intersticiais de Etiologia Desconhecida

Fibrose pulmonar idiopática
Sarcoidose
Doença vascular do colágeno/doenças auto-imunes
- Artrite reumatóide
- Esclerose sistêmica progressiva
- Lúpus eritematoso sistêmico
- Polimiosite-dermatomiosite
- Síndrome de Sjögren

Vasculite
- Granulomatose de Wegener
- Granulomatose linfomatóide
- Síndrome de Churg-Strauss
- Vasculite por hipersensibilidade
- Síndromes superpostas

Doença pulmonar eosinofílica
- Granuloma eosinofílico
- Pneumonia eosinofílica crônica
- Síndrome hipereosinofílica

Hemossiderose pulmonar idiopática
Síndrome de Goodpasture
Linfoadenopatia imunoblástica
Pneumonite intersticial linfocítica
Linfangiomiomatose
Amiloidose

Proteinose alveolar
Granulomatose broncocêntrica
Distúrbios hereditários
- Fibrose intersticial familiar
- Esclerose tuberosa
- Neurofibromatose
- Síndrome de Hermansky-Pudlak
- Doença de Niemann-Pick
- Doença de Gaucher

Doença hepática
- Hepatite crônica ativa
- Cirrose biliar primária

Doença intestinal
- Doença de Whipple
- Colite ulcerativa
- Doença de Crohn
- Doença de Weber-Christian

Referências

1. Reynolds HY: Interstitial Lung Diseases, p. 1095. Ver Bibliografia, 3.
2. Fulmer JD, Katzenstein AA: The Interstitial Lung Diseases, pp. 1.
3. King TE, Chemisck RM, Schwarz MI: IP F and Other Interstitial Lung Diseases of Unknown Etiology, pp. 1827–1849. Ver Bibliografia, 5.

13-O. Hipertensão Pulmonar

Hipertensão Arterial Pulmonar (Pré-Capilar)

Hipoxemia alveolar com vasoconstrição
- Maioria das causas de insuficiência respiratória (ver 12-M)
- Doença pulmonar obstrutiva crônica
  - Bronquite/bronquiolite crônica
  - Enfisema
  - Asma
  - Fibrose cística
  - Bronquiectasia
- Distúrbios alveolares
  - Pneumonia
  - Pneumonite por aspiração
  - Edema pulmonar (ver 12-L)
  - Distúrbios de preenchimento alveolar crônico
- Obstrução das vias respiratórias superiores (ver 12-C)
- Hipoventilação alveolar

        - Distúrbios neuromusculares (ver 11-D)
        - Distúrbios do sistema nervoso central (ver 12-M)
        - Obesidade
        - Hipoventilação alveolar primária
        - Síndrome de apnéia obstrutiva do sono
    - Distúrbios pleurais e da parede torácica
        - Deformidade torácica
            - Cifoescoliose
            - Toracoplastia
            - Poliomielite
            - Distrofia muscular
        - Doença pleural (especialmente fibrotórax)
    - Hipertensão pulmonar por alta altitude
- Restrição do leito vascular
    - Extrínseca
        - Doença intersticial difusa (ver 12-N)
            - Sarcoidose
            - Outras doenças granulomatosas
            - Fibrose intersticial
        - Neoplasia
            - Metastática
            - Carcinoma de células alveolares
    - Intrínseca
        - Doença tromboembólica pulmonar
            - Trombótica
            - Neoplasia metastática
            - Séptica
            - Gordura
            - Material estranho (p. ex., talco)
            - Líquido amniótico
            - Síndrome de anticorpo antifosfolipídio
            - Parasitária
                - Esquistossomose
                - Filariose
        - Arterite pulmonar
            - Síndrome de Raynaud
            - Esclerodermia
            - Pele calcinosa, fenômeno de Raynaud, disfunção esofágica, esclerodactilia e síndrome de telangiectasia (CREST)
            - Doença reumatóide
            - Lúpus eritematoso sistêmico
            - Polimiosite, dermatomiosite
            - Arterite de Takayasu
            - Arterite granulomatosa

- Vascular pulmonar induzido por toxinas
  - Uso de droga intravenosa
  - Uso de cocaína
  - L-Triptofano
  - Agentes anoréxicos
- Trombose causada por anemia falciforme
- Vírus da imunodeficiência humana associado a hipertensão pulmonar

Fluxo aumentado
- Ducto arterioso patente
- Defeito do septo atrial
  - Fisiologia de Eisenmenger
- Defeito do septo ventricular
- Aneurisma do seio de Valsalva

Fluxo diminuído
- Tetralogia de Fallot

Destruição do leito vascular (p. ex., enfisema)
Hipertensão pulmonar primária

Hipertensão Venosa Pulmonar (Pós-Capilar)

Doença cardíaca
- Insuficiência ventricular esquerda (ver 2-G)
- Doença da válvula mitral
  - Estenose mitral
  - Insuficiência mitral
- Obstrução atrial esquerda
  - Mixoma ou outro tumor
  - Anel estenótico supravalvular
  - Trombo
- *Cor triatriatum*

Doença pericárdica
- Tamponamento pericárdico
- Pericardite restritiva

Doença venosa pulmonar
- Neoplasia ou granuloma mediastínico
- Fibrose do mediastino
- Mediastinite
- Retorno venoso pulmonar anômalo
- Estenose venosa pulmonar congênita
- Doença venoclusiva pulmonar idiopática

Referências

1. Fraser, p. 1833. Ver Bibliografia, 2.
2. Greenberg HE, Scharf SM. Pulmonary Hypertension: Pathophysiology and Clinical Disorders, pp. 1285–1304. Ver Bibliografia, 9.

3. Rich S: Primary Pulmonary Hypertension, pp. 1466–1468. Ver Bibliografia, 3.
4. Mitzner WA: Pulmonary Circulation: General Principles and Dx Approach, L-2, p. 2. Ver Bibliografia, 11.

13-P. Massas Mediastínicas por Compartimento Predominante

Anterior

Tireóide subesternal
Timoma
Linfoma
Neoplasia de células germinativas (p. ex., dermóide)
Aneurisma da aorta ascendente
Hematoma
Cisto broncogênico

Médio

Linfoma
Neoplasia metastática (pulmonar ou extrapulmonar)
Linfadenopatia sarcóide
Doença granulomatosa infecciosa
Cisto broncogênico
Dilatação vascular
  Veia cava superior
  Veia ázigos
  Artéria pulmonar
Aneurisma do arco aórtico
Anomalia vascular
Cisto pleuropericárdico
Hiperplasia de linfonodo
Adenopatia associada à mononucleose
Neoplasia primária ou da traquéia
Hematoma

Ângulo Cardiofrênico Anterior

Tumor ou cisto pleuropericárdico
Hérnia do forame de Morgagni
Camada adiposa
Aumento de linfonodo diafragmático (p. ex., linfoma)

Massa pulmonar parenquimatosa
Aneurisma cardíaco
Necrose gordurosa pericárdica

Posterior

Tumor neurogênico
Meningocele
Lesão esofagiana
- Neoplasia
- Divertículo
- Megaesôfago de qualquer etiologia (p. ex., acalasia)
- Hérnia hiatal

Hérnia de Bochdalek
Lesão da coluna torácica
- Neoplasia
- Espondilite infecciosa
- Fratura com hematoma

Hematopoiese extramedular
Aneurisma de aorta descendente
Abscesso mediastínico
Pseudocisto pancreático
Hiperplasia de linfonodo
Hematoma
Lesão cística
- Cisto neuroentérico
- Cisto gastroentérico
- Ducto torácico
- Cisto broncogênico

Alargamento Difuso do Mediastino

Carcinoma broncogênico
Hemorragia mediastínica
Mediastinite granulomatosa
- Idiopática
- Tuberculose
- Histoplasmose

Lipomatose mediastínica
Pneumomediastino
Mediastinite aguda

Referência

1. Wychulis AR, et al: Surgical Treatment of Mediastinal Tumors: A 40- Year Experience. *J Thorac Cardiovasc Surg* 62:379, 1971.

13-Q. Nódulo Pulmonar Solitário

Neoplasia
- Carcinoma broncogênico
- Malignidade metastática
- Hamartoma
- Adenoma brônquico
- Linfoma
- Plasmocitoma
- Amiloidose
- Outras neoplasias raras

Infecção
- Tuberculose
- Histoplasmose
- Aspergilose (impactação mucóide)
- Criptococose
- *Dirofilaria immitis*

Distúrbios imunes
- Nódulo reumatóide
- Granulomatose de Wegener

Distúrbios do desenvolvimento
- Cisto brônquico
- Fístula arteriovenosa
- Seqüestro
- Veias pulmonares varicosas
- Atresia brônquica

Outras
- Infarto pulmonar
- Pneumonia lipóide
- Hematoma

Referência

1. Fraser, p. 2170. Ver Bibliografia, 2.

13-R. Nódulo Pulmonar Solitário: Diferença entre Lesões Malignas e Benignas

	Benignas	Malignas
ACHADOS CLÍNICOS		
Idade*	< 40	> 45
Sintomas	Ausentes	Presentes
História	Exposição à tuberculose	Fumantes
	Exposição à histoplasmose	Malignidade extratorácica
	Não-fumantes	Malignidade prévia
	Uso de óleo mineral	
ACHADOS RADIOGRÁFICOS		
Tamanho	< 2 cm	> 2 cm
Bordas*	Regular, bem definido	Pouco definidas, lobuladas
Calcificação*	Laminada, "pipoca", ou pontilhado múltiplo	Raro, excêntrico se aparecer
Tempo para dobrarem*	< 1 ou > 16 meses	1–16 meses

*Esses fatores são os mais importantes para distinguir lesões malignas das benignas.
Fonte: Modificado de Fraser RG, Paré JAP, eds: *Diagnosis of Diseases of the Chest*, 3/e. Filadélfia: Saunders, 1989, p. 1390.

13-S. Hemidiafragma Elevado

Pseudo-elevação

Derrame subpulmonar
Neoplasia diafragmática

Elevação Verdadeira

Condições intratorácicas
- Atelectasia segmentar ou lobar
- Pneumonia
- Infarto pulmonar
- Fratura de costela
- Pleurisia

Paralisia ou paresia causada por disfunção do nervo frênico
- Carcinoma broncogênico ou malignidade mediastínica
- Traumatismo cirúrgico ou não-cirúrgico

- Distúrbios neurológicos
  - Mielite
  - Encefalite
  - Herpes-zoster
  - Poliomielite
  - Miotonia
  - Doença sangüínea após antitoxina tetânica
  - Difteria
- Pressão extrínseca
  - Tireóide subesternal
  - Aneurisma aórtico
- Infecção
  - Tuberculose
  - Pneumonia
  - Empiema ou pleurite
  - Infecção do pescoço ou da coluna cervical
- Terapia com radiação
- Idiopático

Patologia intra-abdominal
- Abscesso subfrênico ou hepático
- Pancreatite
- Outras lesões de massas intra-hepáticas, especialmente malignidade
- Outras massas intra-abdominais
- Infarto esplênico

Eventração

Ruptura traumática do diafragma

Referências

1. Riley EA: Idiopathic Diaphragmatic Paralysis. *Am J Med* 32:404, 1962.
2. Felson B, p. 421. Ver Bibliografia, 12.

13-T. Fatores Associados a Maior Risco de Complicações Pulmonares Pós-Operatórias

Fatores Gerais

- Tabagismo (especialmente 1 maço de cigarros por dia há mais de 10 anos)
- Bronquite crônica
- Idade avançada mais doença concomitante (não apenas a idade)
- Uso abusivo de álcool
- Radiografia de tórax anormal

Fatores cirúrgicos

Cirurgia torácica (especialmente com ressecção do pulmão funcional)
Cirurgia do abdome superior
Tempo de anestesia excedendo 3 a 4 horas, tipo de anestesia
Pancurônio intra-operatório

Função pulmonar (valor preditivo variável)
Capacidade vital forçada < 70% do previsto
Volume expiratório forçado em 1 segundo do previsto < 70%
Volume expiratório forçado em 1 segundo/capacidade vital forçada < 65%
Ventilação voluntária máxima < 50% do previsto
Capacidade de difusão do monóxido de carbono < 50% do previsto
$\dot{V}O_2$ máxima < 15 mL/min/kg

Gases sangüíneos arteriais
$PaCO_2$ > 45 mm Hg
Hipoxemia não é um indicador confiável

Nível de hemoglobina > 16 g/dL
Asma
Miastenia grave
Lesão da medula espinhal
Infecções respiratórias agudas

Referências

1. Smetana GW: Preoperative Pulmonary Evaluation. N Engl J Med 340:937–944, 1999.
2. Hansen JE, Wasserman K: Preoperative Evaluation of the Surgical Patient, pp. 379–396. Ver Bibliografia, 9.
3. Frost E: Preanesthetic Assessment of the Patient with Respiratory Disease. Anesth Clin North Am 8:657–677, 1990.

Bibliografia

1. Samiy AH, Douglas RG, Barondess JA (eds): *Textbook of Diagnostic Medicine.* Philadelphia: Lea & Febiger, 1987.
2. Fraser RG, et al. (eds): *Diagnosis of Diseases of the Chest,* 3/e. Philadelphia: WB Saunders, 1989.
3. Fauci AS, Braunwald E, Isselbacher KJ, et al. (eds): *Harrison's Principles of Internal Medicine,* 14/e. New York: McGraw-Hill, 1997.
4. Irwin RS, Curley FJ, Grossman RF: *Diagnosis and Treatment of Symptoms of the Respiratory Tract.* Armonk, NY: Futura, 1997.

5. Murray JF, Nadle JA: *Textbook of Respiratory Disease.* Philadelphia: WB Saunders, 1994.
6. Mahler DA: *Dyspnea. New* York: Futura, 1990.
7. Guenter CA, Welch MA (eds): *Pulmonary Medicine.* Philadelphia: Lippincott, 1982.
8. Reich NE, Fremont, RE: *Chest Pain: Systemic Differentiation and Treatment.* New York: Macmillan, 196 1.
9. Wolinsky E, Baum GL (eds): *Textbook of Pulmonary Diseases,* 5/*e.* Boston: Little, Brown and Company, 1994.
10. Light RW: *Pleural Diseases,* 3/e. Baltimore: Williams & Wilkins, 1995.
11. Bone R (ed): *Pulmonary and Critical Care Medicine.* St. Louis: Mosby, 1998.
12. Felson B: *Chest Radiology.* Philadelphia: Saunders, 1973.

ÍNDICE REMISSIVO